TRAITÉ

DE L'ALIMENTATION

DES

BÊTES BOVINES

Clichy. — Imprimerie PAUL DUPONT et Cie, rue du Bac-d'Asnières 12.

TRAITÉ
DE L'ALIMENTATION

DES

BÊTES BOVINES

D'APRÈS

LES DONNÉES DE LA SCIENCE ET DE LA PRATIQUE

PAR

LE DR JULIUS KÜHN

recteur de l'Institut agricole de l'Université de Halle, ancien agriculteur praticien

TRADUIT DE L'ALLEMAND SUR LA CINQUIÈME ÉDITION

PAR F.-H. ROBLIN

AVEC 61 FIGURES DANS LE TEXTE

« L'œil du maître engraisse le bétail. »

PARIS
G. MASSON, ÉDITEUR
LIBRAIRE DE L'ACADÉMIE DE MÉDECINE
17, PLACE DE L'ÉCOLE-DE-MÉDECINE

1873.

AVANT-PROPOS DU TRADUCTEUR.

Depuis plusieurs années déjà, pendant les mauvaises années de fourrages que nous venons de traverser surtout, le livre du docteur Julius Kühn : *Die zweckmæssigste Ernæhrung des Rindviehes*, m'a rendu de très-grands services dans l'exploitation des betes bovines. J'en publie aujourd'hui la traduction dans l'espoir d'être utile aux agriculteurs français.

Je dois remercier publiquement l'éminent docteur qui a bien voulu m'accorder l'autorisation de traduire son livre et même en faire revoir la traduction par le docteur Carl Freytag, professeur à l'Institut agricole de Halle.

ROBLIN.

Vanzé, par Decize (Nievre), le 15 décembre 1872.

TRAITÉ
DE L'ALIMENTATION
DES BÈTES BOVINES

INTRODUCTION

L'exploitation rationnelle des animaux est la base fondamentale du succès en agriculture et du rendement général d'une exploitation agricole. Elle assure aux champs une fertilité sans cesse croissante : les fourrages mieux utilisés par les animaux donnent plus et de meilleur fumier, ce qui rend possible une culture plus intensive ou une culture industrielle productive plus étendue.

Il fut un temps où l'entretien des animaux était regardé comme un mal nécessaire. Les animaux étaient considérés comme de simples machines à engrais. De conséquence en conséquence, avec une semblable manière d'envisager les choses, on arriva à négliger presque complétement les animaux. Une alimentation mal réglée sous le rapport de la quantité et de la qualité ne permit d'obtenir que des engrais d'un prix de revient élevé, et le mal présumé ne fit que s'aggraver ; il n'en pouvait être autrement. On en vint à trouver, à la suite d'une meilleure connaissance des conditions de nutrition des plantes, que la pierre philosophale pour l'agriculteur : c'était de se passer omplétement de fumier et

de le remplacer par du guano, de la poudre d'os et autres
engrais industriels. On se fourvoyait de plus en plus en
envisageant les choses à un point de vue aussi étroit.

Et cependant, sans méconnaître la haute valeur des engrais
industriels pour la culture intensive, l'exploitation d'animaux
multipliés, alimentés et soignés convenablement est, en elle-
même, une des branches les plus rémunératrices de l'agriculture ; les surfaces consacrées aux fourrages dans des conditions convenables peuvent souvent procurer une rente plus
élevée que celles consacrées à la culture des céréales, et le
fumier d'étable obtenu au moyen d'une exploitation rationnelle
des animaux est le moyen le plus économique de fertiliser
nos champs. L'expérience a montré d'ailleurs que le meilleur
procédé pour obtenir la plus haute utilisation des engrais
industriels était de les employer simultanément ou alternativement avec l'engrais produit par les animaux, avec le fumier.

On ne saurait obtenir assurément un entretien uniforme
et surtout un accroissement de fertilité du sol à l'aide du
fumier obtenu par la pratique habituelle : il ne peut opérer
une restitution continuelle des substances que les récoltes
ont arrachées au sol. Les éléments exportés avec les grains,
avec les pommes de terre, etc., ne se retrouvent plus dans
le fumier. Nous ne rendons aux champs que ce que les
fourrages et les litières leur ont enlevé, et encore pas tout
à fait, puisque nous exportons avec les produits animaux
une partie des éléments des fourrages qui proviennent de
nos champs. Nous verrons plus loin dans quelles conditions
l'achat de fourrages concentrés devient rémunérateur, et
comment il est possible de restituer ainsi les matières
exportées avec les produits vendus, aussi bien et souvent
plus économiquement qu'en achetant des engrais industriels.

Pour que l'alimentation des animaux procure tout l'avantage qu'elle peut apporter par elle-même et dont elle fait
profiter l'ensemble de l'exploitation agricole, la condition
première et indispensable, comme on le verra plus loin, est

une *extension suffisante de la culture des fourrages*. On ne saurait jamais attirer trop longtemps et trop souvent l'attention sur ce sujet. *Ce n'est pas du nombre des animaux, mais de la richesse et de la bonté continuelle de leur alimentation que dépend leur rendement.* On redoute, en général, encore beaucoup trop d'étendre la culture des fourrages au préjudice de celle des produits de marché. On ne se souvient pas assez que la culture des céréales, faite sur une surface proportionnellement restreinte, mais complétement fumée, assure des récoltes plus riches et plus certaines que la culture faite sur de plus grandes surfaces, mais avec une fumure insuffisante. Et, d'ailleurs, même avec le développement et l'extension actuelle du commerce, d'après les indications même de la statistique (*V.* LINGENTHAL, *Agrarstatistik*, p. 44), il ne faut pas compter sur une augmentation durable des prix du froment. Les prix des produits animaux et surtout de la viande ne font, au contraire, que s'accroître et s'accroîtront encore davantage. L'exploitation rationnelle des animaux a précisément pour but de *produire une* marchandise d'excellente qualité susceptible d'être transportée par les nombreux chemins de fer jusque dans les marchés les plus éloignés.

S'il importe de donner des fourrages riches et bons, le choix de l'*espèce d'animaux* à entretenir est aussi d'une très-grande importance pour le rendement. Convient-il d'exploiter telle ou telle espèce, le bœuf ou le mouton, ou bien est-il préférable, comme il arrive pour les grandes fermes, d'exploiter à la fois les deux espèces, et alors dans quel rapport numérique doivent-elles se trouver? Il n'est possible d'en décider qu'avec une connaissance complète des besoins des animaux domestiques, qu'avec une appréciation judicieuse de la masse des fourrages disponibles ou susceptibles d'être produits avantageusement dans des circonstances locales données, qu'en tenant compte des débouchés et des autres conditions qui se rattachent à ces questions.

Dans la plupart des cas, l'estimation, la pondération de toutes les circonstances assigne un rendement élevé à l'*exploitation du bœuf*. Dans les endroits où le lait trouve un débouché avantageux, dans le voisinage des grandes villes, dans les localités où on se livre plus ou moins à la fabrication du beurre et du fromage, il convient de produire du lait plutôt que de se livrer à l'élevage ou à l'engraissement. Dans les fermes situées dans les bas-fonds, sous le climat humide des montagnes, dans celles qui possèdent un sol excellent pour le trèfle, une étendue restreinte, l'exploitation du bœuf est suffisamment indiquée. En général, une appréciation prudente et judicieuse du prix de revient et du prix de vente parle en faveur de l'exploitation du bœuf partout où la situation, le sol, les conditions de capital et de débouché établissent une agriculture très-intensive. L'exploitation du bœuf est d'ailleurs beaucoup plus favorable que celle des bêtes à laines pour la production du fumier. Quand bien même la quantité et la qualité des engrais ne dépendraient que de la quantité et de la qualité des litières et des fourrages employés, il ne faut pas oublier que le bœuf, si facile à mettre en stabulation permanente, donne plus et de meilleur fumier que le mouton au pâturage, que le fumier du bœuf est plus varié et trouve un emploi plus avantageux à cause de sa qualité pour les plantes cultivées.

Pour donner de bons résultats, l'exploitation du bœuf, comme toute autre exploitation, doit être dirigée d'une façon rationnelle. La connaissance de règles empiriques ne suffit pas en pareil cas ; elle doit être le plus souvent accompagnée de *connaissances scientifiques sur les conditions de nutrition du bœuf*. Nous allons donc étudier la physiologie de la nutrition pour apprendre à connaître les bases sur lesquelles l'exploitation des animaux doit s'appuyer pour atteindre le plus complétement possible les divers buts pratiques d'utilisation.

PHYSIOLOGIE DE LA NUTRITION

La propriété caractéristique de chaque organisme est de
se développer. C'est de commencements invisibles, de
petites cellules microscopiques que provient le corps des
plantes et des animaux. La masse de leurs substances organiques s'accroît sans cesse, malgré l'élimination continuelle
des parties usées, jusqu'à ce que l'organisme ait atteint le
maximum de son développement, se maintient pendant un
certain temps à l'état stationnaire, puis toutes les fonctions
organiques s'éteignent et la mort arrive.

Cette masse de matières sans cesse croissante, puis stationnaire, de l'organisme ne se produit pas d'elle-même :
l'animal *doit recevoir du dehors, au moyen d'aliments, tous
les éléments chimiques de son corps.* Si cet apport de matières est défectueux, la formation de l'organisme le devient
également. *Une alimentation convenable sous le rapport de
la richesse et de la qualité est la condition fondamentale du
développement normal et complet de l'animal. Elle est la
base de tout succès dans l'exploitation des animaux en général, dans celle du bœuf en particulier.*

Dans le règne organique on rencontre les éléments chimiques en partie isolés (corps simples), le plus souvent
réunis deux à deux pour former des acides et des bases,
qui combinés ensemble forment des sels. Les corps simples ne servent ni à l'alimentation des plantes ni à celle
des animaux. La plante n'absorbe guère que des substances
chimiques combinées deux à deux, comme l'acide carbonique,
l'ammoniaque, l'eau; elle absorbe encore certains sels.

L'animal au contraire est incapable de tirer exclusivement sa nourriture de substances inorganiques combinées deux à deux, quatre à quatre. Ces substances doivent être d'abord transformées dans les plantes en combinaisons particulières que nous appelons principes immédiats ; exemple : albumine, gluten, fécule, sucre, sels à acides organiques. *La plante est ainsi le grand atelier de préparation, le laboratoire des éléments nutritifs de l'animal* (1). C'est avec les éléments de la plante que l'animal construit son corps suivant la loi de développement. Il sépare sous forme d'excréments solides tout ce dont il n'a pu tirer parti, et sous forme d'urine et de matières rejetées par suite de l'activité de la peau et des poumons, tout ce qu'il a usé. Les substances usées et excrétées par l'animal, comme son corps après la mort, se détruisent au bout d'un temps plus ou moins long pour redevenir de l'eau, de l'acide carbonique, de l'ammoniaque et des sels, pour reproduire les mêmes substances inorganiques dont la plante a vécu. Admirable circulation de la matière ! Ce qui faisait primitivement partie constituante de l'air atmosphérique et du sol, devient plante verte, revêt bientôt de nouvelles formes, prend part à de nouvelles combinaisons dans le corps animal pour retourner sous sa forme primitive au sol et à l'atmosphère et recommencer à nouveau la circulation.

Quelques éléments seulement entrent dans cette circulation, et cependant, les formes, les combinaisons qui se trouvent dans le règne végétal et dans le règne animal varient à l'infini. Admirons la sagesse et la grandeur du Créateur qui a tout distribué d'une manière si simple et en même temps si variée ; mais souvenons-nous que la con-

---

(1) On ne saurait objecter la division des animaux en carnivores et en herbivores, car il faut remarquer que les carnivores vivent en définitive des herbivores, et par suite reçoivent indirectement leur alimentation du règne végétal.

naissance des rapports qui lient toutes ces choses ensemble est d'une très-grande importance pour le but que nous nous proposons !

Mais si toutes les matières dont l'animal se compose et dont il a besoin pour son développement et son entretien doivent se trouver en quantité suffisante et dans un rapport judicieux dans les substances alimentaires végétales employées à son alimentation, il nous faut restituer au sol tout ce que les matières végétales lui ont arraché, si nous voulons le conserver toujours fertile. En vendant les céréales, les animaux de nos exploitations, nous exportons continuellement une certaine partie des éléments qui proviennent de nos champs et qui retournent, il est vrai, à la terre, mais non plus à la nôtre. Pour ne pas appauvrir nos champs de plus en plus il nous faut remédier à cette perte, soit en important suffisamment de fourrages, soit en ajoutant des engrais industriels tels que guano, poudre d'os, cendres, etc. Ces derniers ont donc une haute importance à côté des engrais fournis par les animaux.

Une étude plus complète des parties constituantes du corps animal par rapport aux parties constituantes des plantes qui servent à son alimentation, en tenant compte des changements qu'ils éprouvent lors de leur entrée dans le corps animal, conduira à des idées scientifiques plus précises sous ce rapport.

ÉLÉMENTS CONSTITUANTS DU CORPS ANIMAL.

On peut considérer les parties constituantes du corps animal à un double point de vue, à celui des formes organiques et à celui des éléments chimiques qui le constituent.

Lorsqu'on pousse la division de chaque organe du corps animal aussi loin que possible, on arrive à des parties extrê-

mement fines, visibles seulement au microscope, appelées
formes élémentaires du corps animal. Si l'on en recherche
au contraire la composition chimique, on rencontre les éléments nutritifs groupés en grande partie sous forme de
combinaisons particulières qui ne se rencontrent que dans le
corps animal. On les désigne sous le nom de *principes immédiats chimiques* du corps animal. Pour se faire une idée
claire des phénomènes de la vie animale, il est nécessaire
d'examiner les animaux à ces deux points de vue.

FORMES ÉLÉMENTAIRES.

L'organe fondamental de l'animal ainsi que de la plante est
la cellule. C'est une vésicule composée d'une enveloppe extérieure et de son contenu; elle possède la faculté de se
transformer et de s'accroître.

Tout le corps animal naît et se développe d'une cellule (*cellule primordiale*). La figure 1 A repré-
sente une cellule primordiale animale.
Chez les animaux supérieurs le contenu de la cellule primordiale se divise en deux parties de forme sphé-
rique en vue du développement ultérieur de l'animal. On a appelé ce

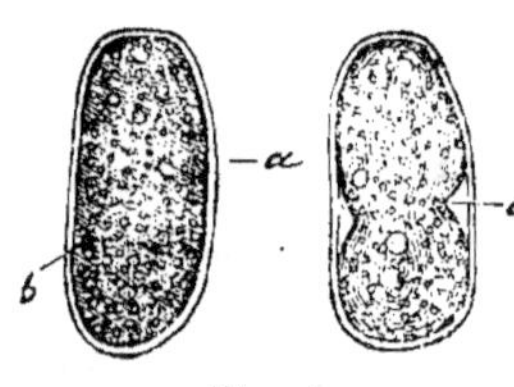
Fig. 1.

mode de division *division par segmentation* et on désigne
les deux parties formées par le contenu de la cellule sous
le nom de *sphères de segmentation*. Cette division se
répète isolément sur chaque nouvelle cellule : ainsi les
deux sphères de segmentation de la cellule primordiale
forment bientôt quatre sphères, ces dernières huit au-

Fig. 1. Cellules primordiales animales d'*Anguillula Dipsaci m.*; voir
mon ouvrage : *Les maladies des plantes cultivées*, p. 179 (Die Krankheiten der Kulturgewachse). — *A a*, paroi cellulaire; *A b*, contenu cellulaire. *B* permet de reconnaître en *c* un commencement de segmentation.
Grossissement, 200 fois.

tres, etc., de sorte que de la cellule primordiale naît une innombrable quantité de nouvelles cellules. Elles changent plus tard de forme et de contenu pour donner naissance aux divers tissus et organes du corps animal. L'organisme composé de nombreuses cellules, groupées et assemblées de tant de façons, provient donc d'une simple cellule.

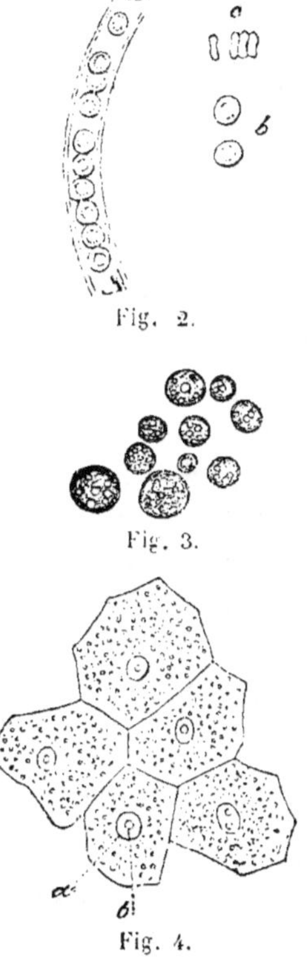

Fig. 2.

Fig. 3.

Fig. 4.

La forme originaire de la cellule se conserve dans diverses parties du corps telles que les globules du sang (fig. 2 *b*), les globules de chyle (fig. 3). Plusieurs tissus présentent aussi dans leurs parties la forme cellulaire, les membranes muqueuses par exemple (fig. 4). Les autres cellules affectent pour la plupart la forme fibreuse et tubulaire.

Une vive activité organique règne dans ces parties élémentaires si petites du corps ; après avoir acquis leur forme définitive elles ont encore besoin d'être continuellement renouvelées. Sans cesse, pendant toute la vie, de nouvelles formations se produisent et les matières devenues inutiles sont éliminées.

Les cellules formées et transformées de diverses façons se réunissent en groupes particuliers affectés à l'accomplissement de certaines fonctions

Fig. 2. Globules du sang du bœuf. — a, portion d'un vaisseau capillaire provenant du cerveau d'un veau; *b*, globules du sang hors du vaisseau vus à plat; c, les mêmes vus de côté. Grossissement, 450 fois.

Fig. 3. Corpuscules de chyle (dits de lait) d'un veau à divers degrés de développement. Grossissement, 450 fois.

Fig. 4. Parcelle de membrane muqueuse d'un palais de veau. Les cellules laissent voir en a leur nucléus, en *b* leur nucléole. Grossissement, 230 fois.

dans l'économie des animaux. On désigne ces groupes de cellules sous le nom de *tissus*. Assemblés eux-mêmes de différentes manières ils constituent les *organes* des animaux. Les plus importants de ces tissus sont le tissu osseux et le tissu cartilagineux, le tissu conjonctif, le tissu musculaire, le tissu nerveux et le tissu muqueux.

Le tissu osseux et le tissu cartilagineux forment le squelette du corps des animaux supérieurs, la base solide sur laquelle s'appuient tous les autres tissus et organes.

Le tissu cartilagineux est pliant et élastique. Il se compose de cellules qui se multiplient par segmentation lors de l'accroissement du cartilage et se répandent dans une substance de même nature (*substance intercellulaire*). Elles contiennent un ou plusieurs nucléus, en partie aussi de la graisse. La figure 5 montre la coupe d'un cartilage d'une cuisse de veau.

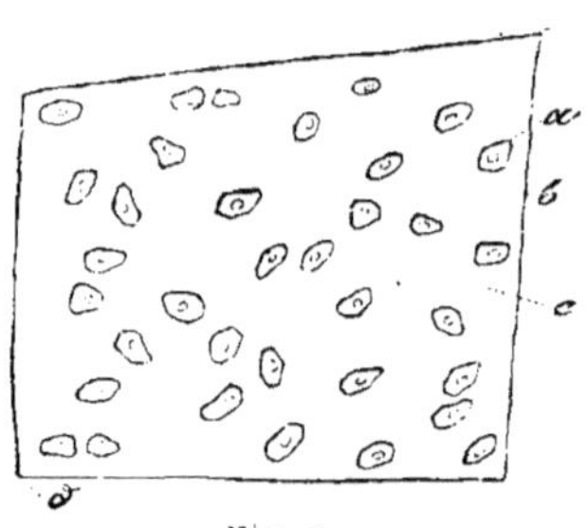

Fig. 5.

Des matières inorganiques, des phosphates et des carbonates de chaux principalement se déposent ensuite dans la substance intercellulaire du cartilage, et le tissu cartilagineux devient tissu osseux. Les cellules changent de forme et on voit naître des prolongements rayonnés destinés à relier ensemble les cellules voisines. Elles ne sont pas complétement remplies, comme on l'a pensé, de dépôts calcaires, elles contiennent encore plus tard des liquides nutritifs. Puis naissent des espaces vides de forme tubulaire, les *canaux médullaires*, dont l'ensemble constitue un système complet de canaux se rattachant à un *grand canal*

Fig. 5. Coupe de cartilage d'une cuisse de veau. *a*, cellules du cartilage; *b*, nucléus; *c*, substance intercellulaire; *d*, cellules très-voisines qui laissent reconnaître leur provenance de la même cellule. Grossissement, 230 fois.

médullaire. La figure 6 représente une partie d'une coupe mince faite à travers un os tubulaire : elle permet de distin-

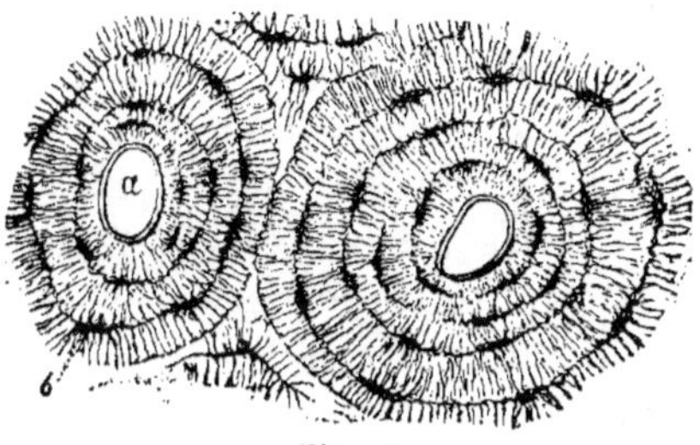

guer les cellules osseuses, les minces prolongements qui s'en détachent et deux canaux médullaires.

L'os, le plus ferme tissu du corps, n'est pas un tissu compact, comme le montre l'observation la plus superficielle; partout

Fig. 6.

il est parsemé d'espaces vides plus ou moins grands. La couche la plus extérieure des os présente la structure la plus ferme et la plus compacte; à l'intérieur la structure de l'os est plus poreuse, elle devient comme spongieuse. C'est au moyen des cavités et des vaisseaux sanguins qui s'y ramifient à l'infini que la nutrition de l'os est rendue possible dans toutes ses parties.

Le *tissu conjonctif* est répandu presque dans tout le corps. Il possède une structure plus lâche lorsqu'il est placé entre la peau et les parties sous-jacentes, lorsqu'il entoure les mus-

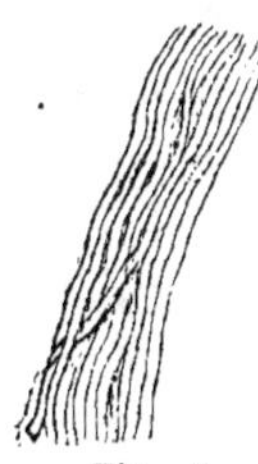

cles ou qu'il forme le tissu dans lequel se dépose la graisse; il est plus ferme, au contraire, dans les tendons des muscles, dans les ligaments des os et dans diverses membranes. Dans ce dernier cas, il est formé de fibres ondulées, souvent croi-sées ensemble (fig. 7). On le désigne sous le nom de *tissu graisseux* lorsqu'il se compose de cellules à aspects divers, plus ou moins rondes

Fig. 7.

Fig. 6. Coupe transversale d'os tubulaire. *a*, canal médullaire; *b*, cel-lules osseuses desquelles se détachent les canaux très-ténus qui unis-sent les cellules osseuses entre elles et à la moelle. Grossissement, 100 fois.

Fig. 7. Tissu conjonctif de bœuf provenant d'un tendon de valvule du cœur. Grossissement, 450 fois.

et remplies de graisse (fig. 8). Toute formation nouvelle de graisse suppose la multiplication de ces cellules : leur pré-

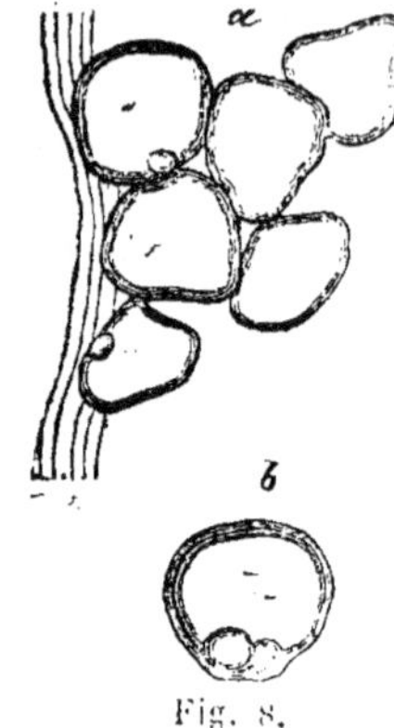

Fig. 8.

sence et leur activité organique est la condition de tout dépôt graisseux. Dans l'engraissement, on ne doit donc pas avoir exclusivement en vue la production de la graisse, il faut encore fournir aux animaux la matière nécessaire à la multiplication de ces cellules.

Le *tissu musculaire* forme la viande des animaux, c'est-à-dire les muscles, les organes du mouvement du corps. De grosseur et de longueur diverses, ils se fixent sur les os au moyen de tendons qui se ramifient dans leur épaisseur. C'est à la propriété qu'ont les muscles de se raccourcir et de s'étendre qu'est dû le mouvement des os.

La substance musculaire n'est pas homogène. Si l'on coupe transversalement un muscle, on remarque qu'il est composé de plusieurs gros faisceaux entourés d'une couche de tissu conjonctif. Ce dernier entoure aussi les muscles. Chacun de ces gros faisceaux est formé lui-même de faisceaux plus petits, entourés également de tissu conjonctif. En poursuivant la division on arrive au petit faisceau musculaire tel que le montre la figure 9 *a*, en coupe transversale. Les petits faisceaux ainsi obtenus présentent une forme plutôt angulaire que ronde et laissent facilement reconnaître qu'ils sont eux-mêmes composés d'éléments plus petits, *fibres musculaires* ou *faisceaux musculaires élémentaires*. La figure 9 représente une de ces fibres musculaires fortement grossie. Elles mon-

---

Fig. 8. Tissu graisseux provenant du dépôt de graisse placé à la surface d'un cœur de veau. *a*, tissu conjonctif et cellules graisseuses adjacentes; *b*, une cellule graisseuse isolée. Grossissement, 100 fois.

trent des stries transversales apparentes et des stries lon-
gitudinales plus ou moins visibles. Elles se séparent pour se

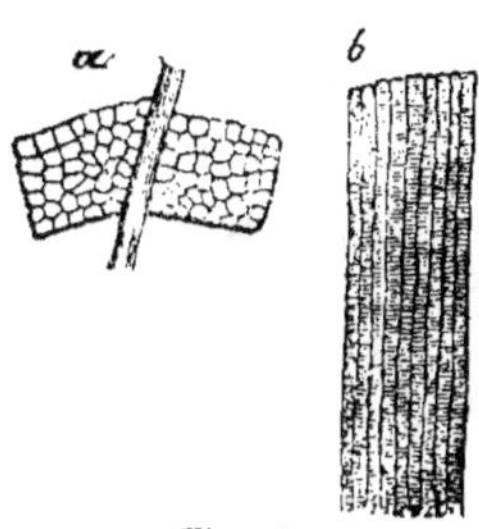

Fig. 9.

fixer après les os ; la cuisson, la macération dans l'alcool les désunit également. On remarque alors qu'elles sont
composées de petites fibres allongées
(*fibres élémentaires*, *fibrilles élémentaires*). Sous l'influence de la macération dans les acides étendus, l'acide
chlorhydrique par exemple, ces dernières se divisent en parcelles transver-
sales par suite d'une destruction opérée dans le sens des
stries transversales.

Il ne faut pas confondre ces *fibres musculaires striées transversalement* avec les *fibres musculaires unies* qui se trouvent
dans les parois des intestins, des veines, des organes urinaires. Ces dernières se présentent sous forme de cellules longues, étroites, pointues aux deux extrémités, fusiformes,
fortement adhérentes les unes aux autres. Elles ne présentent
aucune strie, mais montrent en leur milieu un nucléus allongé
en baguette. Les fibres musculaires unies sont appelées aussi
cellules fibreuses contractiles ; elles se tendent plus longtemps
mais moins énergiquement que les fibres striées. Les muscles
formés de fibres unies sont soustraits à l'action de la volonté,
et on les désigne sous le nom de *muscles de la vie organique*
pour les distinguer des *muscles de la vie animale* soumis à
l'action de la volonté et toujours composés de fibres striées.
Les muscles unis, ou muscles de la vie organique, forment

Fig. 9. Tissu musculaire d'un muscle du cœur d'un bœuf. *a*, coupe
transversale de deux faisceaux musculaires entre lesquels se trouve
une couche de tissu conjonctif. On voit qu'ils sont composés de fibres
musculaires isolées. Grossissement, 50 fois.

b, une fibre musculaire (faisceau musculaire élémentaire). Grossissement, 250 fois.

une couche de tissu spécial dans les parois des intestins, des vaisseaux, de la matrice, des canaux glandulaires ; on les rencontre partout, mais ils sont peu développés. Les muscles striés, au contraire, formant les muscles de la vie animale, constituent la grande masse du corps, sa viande. D'après les recherches de M. le professeur Welker, ils forment de 44 à 46 p. 0/0 du poids vif.

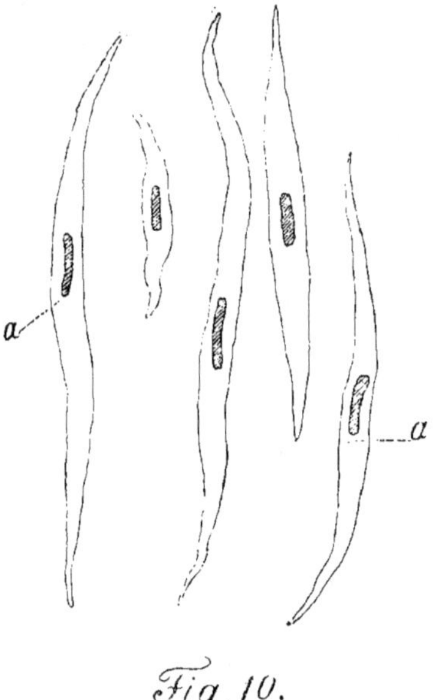

Au repos, les muscles éprouvent toujours une certaine tension ; à son plus haut degré, la tension des muscles est l'expression la plus complète de la force, de la vigueur, de la vitalité de l'animal. Les muscles sont traversés par les minces filets nerveux et les vaisseaux sanguins qui so trouvent dans le tissu conjonctif placé autour des fibres musculaires et des faisceaux de muscles. Les filets nerveux produisent l'excitation des muscles, les vaisseaux sanguins en permettent la nutrition. Le muscle est pénétré par les liquides nutritifs qui en proviennent, et nous appelons la viande sèche ou juteuse suivant qu'ils sont en quantité moins ou plus grande. On peut trouver également plus ou moins de graisse dans le tissu conjonctif qui sépare les faisceaux musculaires. On dit dans le premier cas que la viande est persillée. *La viande*

Fig. 10. Fibres musculaires unies (cellules fibreuses contractiles) d'un bœuf après l'action de l'acide nitrique étendu qui a fait apparaître le nucléus *a*. Grossissement, 350 fois.

persillée, très-juteuse, est le résultat d'une forte et riche alimentation des animaux.

Le *tissu nerveux* est le siége de la sensibilité et de l'excitation animale. Tous les organes reçoivent de là leur impulsion pour se mettre en activité ; le tissu nerveux règle tout mouvement volontaire ou involontaire (le mouvement des poumons et du cœur par exemple). Il pénètre sous différentes formes et sous divers états dans toutes les parties du corps animal. Le tissu nerveux lui aussi provient de cellules. Plusieurs de ses parties, les cellules *nerveuses* ou cellules *ganglionnaires* en conservent encore la forme, ailleurs il s'est transformé en *fibres nerveuses*. Les *cellules nerveuses* (fig. 11)

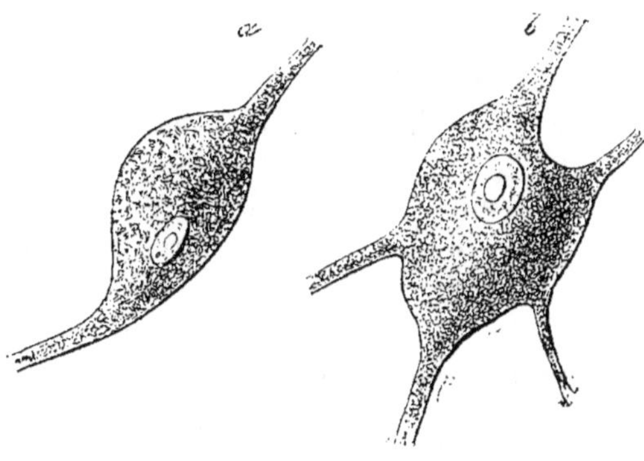

Fig. 11.

possèdent une enveloppe très-tendue, un contenu finement granulé et permettent de reconnaître facilement un nucléus et un nucléole. Des fibres nerveuses plus ou moins diversement ramifiées partent de ces cellules et laissent également distinguer une enveloppe et une partie intérieure ; la plupart sont revêtues d'une couche enveloppante formée par de la graissse (fig. 12). Toutes les parties du tissu nerveux sont accompagnées de minces vaisseaux sanguins qui servent à leur nutrition.

Ce tissu forme souvent des masses centrales considérables, le cerveau, la moelle épinière, les ganglions. Leur différence

---

Fig. 11. Cellules nerveuses du cerveau d'un veau. Elles laissent voir leur nucléus et leur nucléole. Grossissement, 230 fois.

de coloration indique une différence dans les substances qui les composent. La *substance blanche* ou *substance médullaire* se compose presque exclusivement d'une infinité de fibres nerveuses ; la substance grise, qui forme la partie extérieure du cerveau et la partie intérieure de la moelle et se mélange dans les ganglions avec la substance blanche, est surtout riche en cellules nerveuses. Les fibres nerveuses reliées en faisceaux plus ou moins considérables constituent les nerfs, qui partent des parties centrales pour se subdiviser plus au moins dans leur cours à travers toutes les parties du corps et devenir le siége, ici de la sensibilité, là du mouvement.

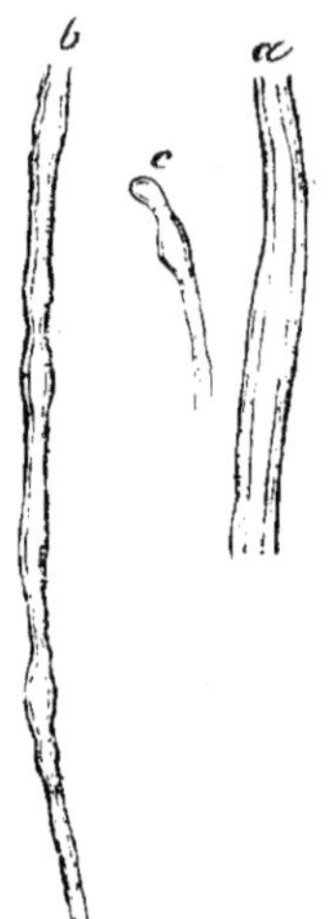

Fig. 12.

Toutes les perceptions des sens ne sont possibles qu'au moyen du système nerveux : il préside à toutes les manifestations de la vie, de l'organisme entier. De la force et de la santé du système nerveux dépend son heureux fonctionnement. Toute influence qui affaiblit le système nerveux doit donc être évitée avec soin aux animaux. Le succès de la reproduction, le succès de l'alimentation en dépend.

Le *tissu muqueux* revêt tous les espaces vides de l'intérieur du corps : le canal digestif, l'appareil respiratoire, les formations glandulaires. Il est composé de cellules diverses de forme et d'origine, attachées à des surfaces de même texture que la peau. La figure 13 représente de semblables cellules provenant de la muqueuse du palais d'un veau. Ce sont de petites vésicules aplaties, tendres, qui laissent apercevoir un nucléus.

Les muqueuses sont pénétrées par de nombreuses glandes, elles sont hérissées de nombreux replis en forme de villosités

---

Fig. 12. Fibres nerveuses élémentaires du cerveau d'un veau. Les fibres sont devenues noueuses par suite de l'écoulement partiel de leur contenu sous l'influence de la chaleur. Grossissement, 230 fois.

et de follicules et traversées par de nombreux vaisseaux sanguins capillaires. Elles préparent les matières qui facilitent
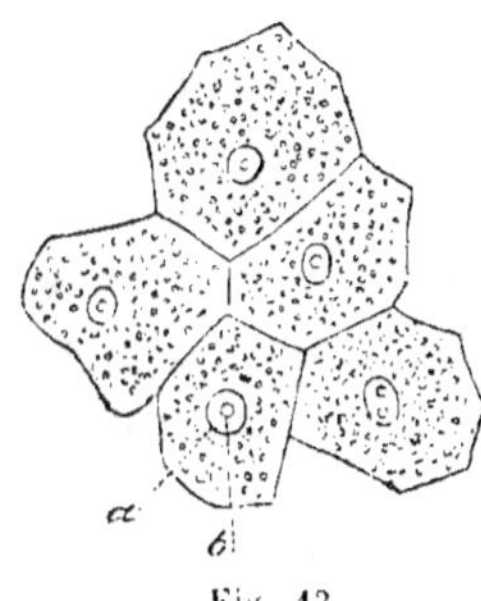
l'introduction des matières alimentai-
res dans le canal digestif, en permettent
la digestion au moyen des humeurs
qu'elles sécrètent et absorbent les
substances nutritives sous une forme
convenable pour les passer dans l'organisme. Dans l'appareil de sécrétion
urinaire la muqueuse répare les matières nuisibles de l'organisme. Ce
tissu est donc de première impor-
tance pour la nutrition des animaux, pour le commencement et la continuation de la transmutation qui a lieu dans
le corps animal.

Ces courtes considérations sur les principaux tissus suffisent à faire comprendre comment toutes les parties du corps
sont composées d'éléments très-petits, comment elles se
distinguent les unes des autres suivant la forme, suivant la
disposition des cellules, comment tout développement et toute
formation organique, tout effet nutritif se rattache au développement normal, à la formation et au renouvellement continuel de ces tout petits éléments. Il faut donc mesurer
l'alimentation de l'animal sous le rapport de la quantité et
de la qualité de manière à lui procurer un développement
normal conforme au but particulier de l'exploitation.

Ce n'est pas ici le lieu d'expliquer plus au long comment
les tissus animaux se constituent ensemble pour former
chaque organe, comment les organes se réunissent en groupes
plus considérables ou systèmes auxquels sont soumises certaines manifestations de la vie. On a voulu montrer seule-

---

Fig. 13. Une parcelle de la membrane muqueuse du palais d'un veau.
Les cellules laissent voir le nucléus *a* et le nucléole *b*. Grossissement,
230 fois.

ment l'importance des parties élémentaires de l'organisme animal par rapport à la nutrition. Nous pouvons faire remarquer cependant que sous le rapport du groupement des organes, on distingue les systèmes cutané, osseux, musculaire, nerveux, compris les organes des sens, les systèmes digestif, respiratoire, vasculaire, le système de la circulation, les systèmes des appareils urinaires et des organes de la génération. Il est très-important pour l'agriculteur, en tant que producteur de bétail, d'avoir une connaissance approfondie des diverses organes et systèmes et de leur fonctionnement. De même que la physiologie des végétaux est la base d'une agriculture rationnelle, de même la physiologie des animaux est la base d'une exploitation rationnelle des animaux. Elle seule permet à l'agriculteur de connaître parfaitement, clairement, ce qui peut servir de base à ses opérations, elle seule l'affranchit du concours de circonstances heureuses attendu par l'empirique et lui permet de poursuivre son but en toute connaissance de cause (1).

ÉLÉMENTS CHIMIQUES.

Les plantes se distinguent principalement par leur composition riche en carbone ; les animaux au contraire se font remarquer par une composition riche en azote. Toutes les formes élémentaires que nous venons de passer en revue, toutes les cellules et tissus animaux sont principalement composés de *matières azotées*. Chez les animaux jeunes, chez les animaux maigres, elles forment la plus grande partie des substances sèches du corps. On rencontre aussi avec elles, dans les

---

(1) Sur l'importance des connaissances physiologiques pour l'agriculteur, sur le moyen de les acquérir, et principalement sur l'emploi du microscope dans ce but, voir l'appendice : « Le microscope comme meuble de l'agriculteur » à mon livre : « *Die Krankheiten der Kulturgewachse, ihre Ursachen und ihre Verhutung,* Berlin, Bosselmann, 2ᵉ édition, 1859. »

cellules de la plupart des tissus, dans le sang, etc., de la *graisse* et d'*autres substances non azotées*. Enfin les tissus animaux laissent en brûlant des cendres et contiennent par cela même des *substances inorganiques*. On distingue ainsi trois groupes de substances chimiques dans le corps animal.

Les *matières azotées* les plus importantes sont les *matières albuminoïdes* ou *matières protéiques*. On désigne sous ce nom une série de corps qui présentent de grandes concordances et ressemblances dans leur composition et leurs réactions. Ce sont principalement *l'albumine*, la *fibrine*, la *caséine*. Elles se composent d'environ 16 pour cent d'azote, 7 pour cent d'hydrogène, 54 pour cent de carbone, 22 pour cent d'oxygène et 1 pour cent de soufre. Elles constituent la plus grande partie du sang, de l'œuf, des substances musculaire et nerveuse : elles sont la base de toute formation organisée dans le corps animal. La plus répandue est *l'albumine :* elle est le siége de la plupart des transformations et sert aux buts les plus divers de la vie et de la formation. La *fibrine* vient ensuite ; on la trouve liquide ou dissoute dans le sang et sous forme solide dans la substance musculaire. On rencontre de préférence la *caséine* dans le lait.

Toutes ces matières protéiques peuvent passer de l'une à l'autre et éprouver maintes transformations. C'est d'elles que proviennent toutes les autres parties azotées du corps animal et particulièrement les *substances gélatineuses*. Elles sont une condition de la formation du tissu conjonctif, du tissu cartilagineux, du tissu osseux. Sous l'influence d'une cuisson prolongée la substance fondamentale de ces tissus se dissout et se transforme en gélatine. Enfin c'est à elles qu'appartient la *substance cornée* qui constitue la partie la plus essentielle de l'épiderme et de ses productions : poils, plumes, sabots et cornes.

La matière *non azotée* la plus importante du corps animal est la *graisse*. On la rencontre en plus ou moins grande quantité dans l'œuf, dans le sang, dans le lait, dans la substance nerveuse, dans les tissus osseux et cartilagineux, en un mot dans toutes les parties solides ou liquides. Nous avons vu qu'elle peut se déposer en grande quantité dans le tissu conjonctif surtout. La graisse forme aussi des dépôts très-considérables dans le tissu conjonctif placé sous la peau, entre les muscles et les faisceaux musculaires, près des reins, dans l'épiploon et le mésentère. Elle affecte des états plus ou moins consistants mais elle prend de préférence la forme solide de suif ou la forme liquide d'huile. Chez le bœuf et les ruminants elle existe surtout à l'état de suif.

Toutes les différentes espèces de graisse sont riches en carbone. Elles en contiennent environ 75 pour cent et sont par cela même éminemment propres à l'entretien de la respiration et à la production de la chaleur. Une fois déposées dans les cellules, l'organisme les en tire pour les employer dans le cas d'une alimentation insuffisante. Chez les animaux morts par suite de la privation complète d'aliments, la graisse a été presque complétement résorbée.

La graisse a d'ailleurs une grande importance pour l'accomplissement des fonctions de la vie animale, comme l'indique sa présence dans tous les tissus et organes. De concert avec les matières protéiques, elle joue un grand rôle dans la formation et le développement des cellules. Une certaine quantité de graisse est donc toujours nécessaire aux animaux, et il faut avoir soin de donner des aliments en quantité suffisante et sous des formes appropriées dans le but de leur en procurer. La présence d'une petite quantité de graisse dans les conditions d'alimentation normale est facile à apprécier à l'œil : l'animal a des formes plus pleines, plus arrondies. On dit alors que l'animal est « en état. » Il faut bien distinguer cette espèce d'embonpoint de l'engraissement réel. Ce dernier état est anormal quoique recherché lors de l'engraissement, le premier au contraire est essentiellement normal et correspond à la santé parfaite de l'animal, à l'accomplissement parfait de ses fonctions, à la plus grande capacité de production. Une alimentation rationnelle des animaux ne doit jamais les en laisser sortir.

L'*acide lactique* constitue également un des éléments non azotés du corps animal ; on le rencontre dans le sang et dans la substance musculaire. Il est un des produits de l'acidification du lait et provient du sucre de lait qui en constitue une des parties non azotées essentielles.

Les *substances inorganiques* se rencontrent en plus ou moins grande quantité dans tous les tissus du corps animal, dont elles constituent les cendres. Elles se composent surtout de *phosphates* et de *sulfates alcalins*, de *phosphates de chaux* et de *magnésie*, *d'oxyde de fer*, *de chlorure de potassium* et de *chlorure de sodium*. Elles n'ont pas dans l'organisme vivant les mêmes formes que dans les cendres. Le soufre et une certaine partie du phosphore sont toujours combinés dans une certaine proportion avec les matières protéiques pour faire partie intégrante de toutes les combinaisons organisées. Le sang contient toujours des *alcalis libres* et une certaine quantité de sel de cuisine (*chlorure de sodium*), essentiels pour la conservation des propriétés du sang et pour l'accomplissement régulier des phénomènes de nutrition et de respiration qu'il entretient. Il contient en outre des substances inorganiques ferrugineuses qui sont nécessaires à l'organisme et forment la partie essentielle de la matière colorante du sang. Les liquides de la viande, les liquides nutritifs qui baignent tous les muscles dénotent, outre la présence d'autres sels, celle d'une grande quantité de chlorure de sodium. La fibre musculaire elle-même et le tissu nerveux sont particulièrement riches en acide phosphorique. Ce corps prend une grande part à toutes les formations de cellules et de tissus. Combiné à la chaux et à la magnésie, il forme la partie principale des os. La proportion de phosphates dans les os varie suivant qu'ils sont denses ou spongieux, mais elle ne s'élève jamais à plus de 58 pour cent des os secs. On rencontre aussi dans les os du carbonate de chaux ; les os à tissu dense peuvent en renfermer 4 pour cent et plus, soit 4 fois autant que les os spongieux. Ces substances inorganiques et quelques autres encore, mais en moindre quantité, forment plus de la moitié des os ; les substances organiques, substance cartilagineuse et graisse, n'en forment que 32 à 36 pour cent. Les os à tissu dense, solide, sont les plus pauvres en matières organiques.

Cette prépondérance des substances inorganiques ne se rencontre que chez les os : partout ailleurs les substances organiques, et particulièrement les substances azotées et les graisses, constituent la plus grande masse du corps animal.

Les substances inorganiques prennent donc une part essentielle à la composition et à la formation de tous les organes. Elles sont indispensables pour la nutrition et l'entretien de leur activité vitale. L'organisme animal exige avant tout une très-grande quantité de sels phosphatés; il faut attacher une grande importance à lui en fournir suffisamment au moyen des aliments, pendant la jeunesse surtout, pendant le développement du squelette, du système osseux.

L'eau constitue une partie nécessaire et très-importante du corps animal ; elle forme jusqu'à 1/2, 2/3 de son poids. Tous les tissus et organes en sont baignés. Cette pénétration des parois des cellules animales et des tissus par l'eau, agissant comme dissolvant général, détermine l'absorption des liquides nutritifs par les intestins, rend possible le contact de toutes les matières dans les divers organes et permet le transport de toutes les matières usées dans l'organisme. Les sécrétions de chaque jour contiennent une très-grande quantité d'eau. Elle est rejetée soit sous forme liquide dans les déjections, soit sous forme de vapeur par la peau et les poumons. L'organisme animal a besoin d'une quantité considérable d'eau, environ quatre fois le poids des substances sèches. Cette eau est fournie soit par l'eau des fourrages, soit par l'eau des boissons. Si on ne donne pas de l'eau en quantité suffisante, l'alimentation est imparfaite.

Le rapport de ces divers groupes de matières dans le corps animal varie suivant le degré de développement, suivant l'état de l'animal. Les travaux si importants de Lawes et Gilbert nous fournissent des données intéressantes à ce sujet. Ils ont trouvé que le poids total des animaux se composait :

	SUBSTANCES AZOTÉES. p. %	GRAISSE. p. %	SUBSTANCES INORGANIQUES. p. %	TOTAL des SUBSTANCES SÈCHES.	EAU. p. %	CONTENU TOTAL de l'estomac ET DES INTESTINS.
Chez le veau gras. . . .	15,2	14,8	3,80	33,8	63,0	3,17
Chez le bœuf demi-gras.	16,6	19,1	4,66	40,3	51,5	8,19
Chez le bœuf gras. . . .	14,5	30,1	3,92	48,5	45,5	5,98

ÉLÉMENTS CONSTITUANTS DES FOURRAGES.

Nous venons de voir dans la section précédente combien sont variées les formes élémentaires des animaux et comment des substances chimiques très-diverses doivent se combiner pour une pareille formation. Toutes ces substances chimiques, l'animal doit les trouver dans les aliments. De la concordance entre la composition chimique des aliments et les besoins des animaux dépend le succès de l'alimentation, de la formation normale et du renouvellement de toutes les formes élémentaires du corps. Il ne suffit donc pas toujours de donner à l'animal une certaine quantité de fourrages, il faut encore que ces fourrages contiennent certaines matières dans *un rapport correspondant au but de la nutrition*, pour produire des tissus, pour former de la graisse, etc.

Nous avons distingué dans le corps animal des substances organiques azotées, des substances organiques non azotées et des substances inorganiques. Il est nécessaire, pour nourrir nos animaux d'une façon rationnelle, de savoir quels éléments des fourrages correspondent aux éléments du corps des animaux et dans quel rapport ces éléments doivent se trouver dans les diverses rations.

MATIÈRES AZOTÉES.

C'est un fait très-remarquable que les premiers commencements de l'organisme dans le règne végétal sont analogues à ceux de l'organisme dans le règne animal : la cellule est la base et le point de départ de tout développement et, dans les deux règnes, la formation des cellules présente une remarquable concordance.

Les matières que nous avons appris à connaître sous le nom de *matières albuminoïdes*, qui sont les bases fondamentales de toute formation animale, le sont également de toute formation végétale.

Dans tous les cas de formation *libre* de cellules (dans le sac embryonnaire des plantes à graines, dans les thèques des mousses et de plusieurs champignons, dans les zoospores des algues), la masse formatrice, le *protoplasma* est toujours constitué par une grande quantité de matières albuminoïdes. Le protoplasma a ordinairement l'apparence d'une substance trouble, blanc jaune, analogue au mucilage des graines. Traité par la teinture d'iode, il se colore en brun jaune ; sous l'influence des solutions de sucre concentrées, additionnées d'acide sulfurique concentré, il prend une teinte rose rouge au bout de quelque temps. Ces divers réactifs permettent, dans des cas embarrassants, de démontrer la présence du protoplasma. C'est le protoplasma qui donne naissance à la cellule. Une partie de la masse protoplasmique se roule en noyau (*nucléus*) ; l'autre forme enveloppe (*utricule primordial*) et à la limite la plus extérieure se produit la *paroi cellulaire* non azotée. Cette partie de la cellule naît toujours la dernière : elle est produite principalement sous l'influence du protoplasma composé de matières azotées.

Ces faits ont une importance saisissante pour la vie de la cellule et l'accroissement de la plante. Il est essentiel de les connaître, comme nous le verrons plus loin, pour le but que nous nous proposons. Un exemple en donnera une idée plus claire. Comme les observations sont plus difficiles à faire avec les plantes à graines, je choisis de préférence les fructifications de la mousse jaune (mousse des murs, Physcia parietina), plante qu'on rencontre partout en grande quantité, sur les arbres, dans les haies, sur les pierres. On fait une couche mince à travers l'enveloppe de nature cireuse qui recouvre ces fructifications, on l'apporte sous le microscope et on l'isole à l'aide d'une légère pression sur le porte-objet. On remarque alors de nombreuses thèques qui sont loin de présenter la même apparence, comme le montre la figure 14.

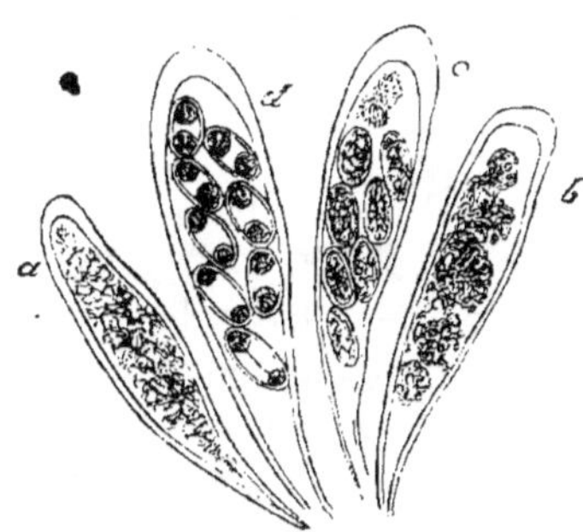

Fig. 14.

En *a*, la thèque est uniformément remplie de protoplasma, comme on le constate à l'aide des réactifs. En *b*, le protoplasma est en grande partie roulé en boules, mais on n'aperçoit aucune membrane. En *c*, les boules se sont transformées en spores ou cellules de reproduction. Les plus élevés laissent voir une enve-

Fig. 14. Thèques de la mousse des murs pour montrer la formation libre des cellules à l'aide du protoplasma; *a*, thèque uniformément remplie de protoplasma; *b*, une autre remplie de protoplasma roulé en grande partie en boules; *c*, spores à un développement avancé. Les spores supérieurs sont déjà entourés d'une enveloppe apparente; chez les spores inférieurs, la paroi de la cellule est déjà formée; *d*, thèque avec des spores parfaits. Le contenu protoplasmatique s'est isolé en deux parties sphériques éloignées et opposées l'une à l'autre, surtout dans les spores inférieurs qui sont les plus développés. L'un de ces spores a conservé un trait d'union persistant reliant les deux portions de protoplasma.

loppe bien délimitée ; chez les inférieurs, la membrane cellulaire est déjà formée. La thèque *d* contient des spores parfaits. Dans le sac embryonnaire des plantes à graines, la formation de la cellule primordiale a lieu de la même façon; mais il est plus facile d'observer le commencement du phénomène, l'origine du noyau de la cellule, dans l'exemple que nous avons choisi.

La formation ultérieure de cellules, le développement de la cellule mère en graine, celui de la graine en plante parfaite ont lieu d'une autre manière. Les substances azotées jouent ici encore un rôle très-considérable dans la formation des cellules. Cette multiplication de cellules se produit par la naissance de *cellules filles* d'une *cellule mère* par suite du partage du nucléus et de l'utricule primordial. La figure 15 représente quelques cellules de la pointe supérieure (cône de végétation) d'un chou cavalier. Dans la cellule *a*, on aperçoit l'enveloppe azotée de la membrane cellulaire (utricule primordial) et le nucléus. Quand la division commence, le nucléus primitif se dissout dans la masse protoplasmique, puis on voit apparaître deux nucléus, comme le montrent les cellules *b* et *c*. Entre les deux nucléus nouvellement formés apparaît alors au cours du phénomène une couche de séparation visible mais composée encore de protoplasma : elle divise l'utricule primordial par moitié comme dans la cellule *c*. Une cloison de cellules vient ensuite prendre la place de cette couche de séparation et déterminer la division parfaite de la cellule primitive, de la cellule mère, en deux cellules filles, comme dans la figure 15 *d*.

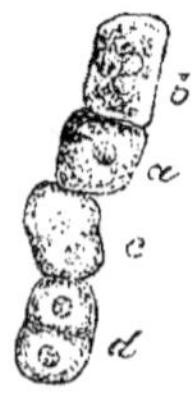

Ici encore les substances azotées sont la condition de l'activité organique; elles continuent d'agir lors de l'épaississement des parois de la membrane, lors de la formation de la chlorophylle, de la fécule, et si les

Fig. 15.

Fig. 15. Cellules d'un cône de végétation d'un chou cavalier, pour montrer la multiplication des cellules par la formation de cellules filles dans une cellule mère. Grossissement, 450 fois.

matières riches en carbone mais azotées surpassent de
beaucoup en poids dans la composition des plantes les substances azotées, celles-ci n'en sont pas moins des intermé-
diaires indispensables pour la formation et le développement
de tout l'organisme végétal. Entre l'utricule primordial et le
nucléus, qui renferme généralement un
nucléole, comme nous l'avons vu, il y
a une dépendance étroite. Ils agissent de
concert, et souvent on peut remarquer des
canaux de communication et des courants
de protoplasma qui vont ou reviennent de
l'*utricule primordial* au *nucléus*, comme
le montre une cellule de topinambour
(fig. 16). Le reste de l'espace dans les
cellules jeunes est rempli par la séve propre de la cellule,
composée en grande partie d'eau où se trouvent dissous du
sucre, de la gomme et d'autres substances. On y aperçoit
aussi de la fécule et d'autres matières solides disponibles
pour une formation ultérieure. A mesure de la production
de ces substances, la cellule s'accroît de tous côtés ou de préférence en longueur, la membrane de la cellule s'épaissit par le
dépôt de nouvelle matière cellulaire dans la membrane cellulaire
primitive, des cellules voisines se transforment en vaisseaux
et le contenu en protoplasma de la cellule diminue de plus en
plus. Dans les cellules très-épaisses, lignifiées ou transformées en vaisseaux, l'utricule primordial et le nucléus ont
complétement disparu ; leur contenu en azote est dès lors
bien peu important.

Les matières protéiques des plantes montrent la plus
grande concordance avec les matières protéiques des animaux, elles ont la même composition, et renferment comme

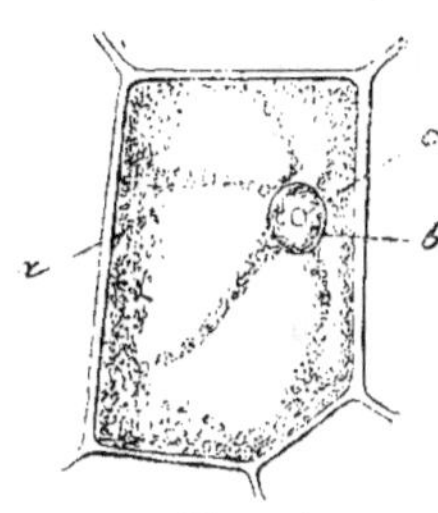

Fig. 16.

Fig. 16. Une cellule d'un tubercule de topinambour grossie 230 fois;
a, la paroi revêtant l'utricule primordial; *b*, le nucléus avec le nucléole ..
en *a* et *b*, sont des canaux de communication de protoplasma.

elles une certaine proportion de soufre. On les rencontre non-seulement dissoutes dans le protoplasma mais encore sous forme solide dans les cellules. On les divise en *albumine, gluten, légumine*.

L'albumine végétale correspond entièrement à l'albumine animale. Comme elle, elle est soluble dans l'eau, et la solution présente une apparence miroitante, opalescente. Elle se coagule par la chaleur et perd ainsi sa solubilité dans l'eau. L'albumine végétale est la plus répandue de toutes les matières protéiques végétales. On la rencontre dans la séve de toutes les plantes et elle forme, en raison de sa prépondérance dans le protoplasma, la partie la plus active des cellules dans tous les phénomènes de la vie.

La *légumine*, appelée aussi *caséine des plantes*, est soluble dans l'eau, elle ne se coagule pas par la chaleur seule ou la cuisson, mais de même que la caséine animale, le résidu qu'elle laisse après l'évaporation de la solution n'est plus soluble dans l'eau. On la rencontre surtout dans les graines de légumineuses, on la trouve aussi mais en moindre quantité dans l'orge et l'avoine et elle ne manque pas tout à fait dans la séve des autres plantes.

Le *gluten* n'est pas soluble dans l'eau, il est formé de *gélatine végétale* soluble dans l'alcool bouillant et de *fibrine végétale* insoluble dans l'alcool. Il communique à la farine des céréales, où il se trouve en assez grande quantité, la propriété de former une pâte liante par le pétrissage avec l'eau, propriété d'une grande importance dans la préparation du pain.

Ces substances protéiques qui se trouvent dans les plantes et par conséquent dans les fourrages sont la source exclusive des matières azotées du corps des animaux. Elles fournissent la matière essentielle à toute formation plastique et sont par cela même d'un grand prix pour la puissance nutritive des matières alimentaires végétales. On les désigne sous le nom *d'aliments formateurs du sang, formateurs de la viande*, ou, suivant la proposition de Liebig, *aliments plastiques*, parce qu'ils entrent non-seulement dans la composition du sang et des tissus, mais qu'ils sont une condition forcée de leur formation. Ils méritent d'autant plus l'attention qu'ils se trouvent proportionnellement en petite quantité dans la plupart des plantes et que le besoin des animaux en est très-considérable.

Nous possédons des analyses chimiques de toutes les plantes employées à la nourriture de nos animaux domestiques : elles nous donnent leur composition en azote ou en matières protéiques. Comme nous l'avons déjà indiqué, la composition d'une même plante peut être bien différente suivant son degré de développement, suivant les conditions de sa croissance. L'agriculteur n'est pas en mesure d'entreprendre à chaque instant des analyses chimiques, il est obligé de se servir des analyses connues des fourrages ; mais il ne doit jamais les considérer que comme des points de repère : c'est à lui d'apprécier à chaque cas particulier comment ces points de repère généraux doivent être modifiés pour l'application. Des considérations très-simples sur la manière dont les parties azotées, comme non azotées, des plantes se distribuent dans les végétaux et sur les changements qu'elles éprouvent pendant les diverses circonstances de leur développement, rendront possible une semblable appréciation.

Nous avons vu plus haut que le protoplasma, composé surtout de matières albuminoïdes, est la condition de la formation libre des cellules à la naissance de la cellule germinative ainsi que de la multiplication des cellules par segmentation lors de la croissance ultérieure de la plante. Une riche formation de cellules, une énergique croissance, un développement complet dépendent de la présence d'une grande quantité de matières protéiques. Or la matière avec laquelle les plantes forment les substances protéiques est l'ammoniaque et l'acide nitrique. L'atmosphère en renferme une certaine proportion que les pluies, les rosées, le pouvoir absorbant du sol mettent à la disposition des plantes. Mais cette quantité n'est pas toujours suffisante, et plus on ajoute par la fumure de matières inorganiques azotées, ammoniaque, acide nitrique, et plus il se forme de substances protéiques dans la plante, plus la formation des cellules est accélérée, plus leur développement est riche et complet, plus aussi les fourrages sont nutritifs sous le rapport de la formation du sang, de la viande, des éléments plastiques. Plus les substances protéiques sont abondantes et plus la formation des cellules est active, moins les cellules s'épaississent et se lignifient. Étant donnée la composition moyenne d'une plante en azote ou en substances protéiques pour un cas général, la composition véritable de cette plante sera d'autant plus élevée que la plante sera plus jeune, qu'elle aura été mieux fumée, qu'elle aura été cultivée dans des sols plus riches et dans des conditions plus favorables. La proportion de substances protéiques sera d'autant moins élevée, au contraire, que la végétation de la plante sera plus avancée, qu'elle approchera davantage de la fin de sa croissance et de son développement, qu'elle aura lieu sur des sols plus pauvres et dans des conditions moins favorables de sol et de fumure. Ainsi s'explique la haute valeur nutritive des jeunes herbes, surtout dans les sols riches et fumés avec du purin, celle du jeune trèfle fauché avant et jusqu'à la floraison. Le maïs est bien plus nutritif avant qu'après la formation des fleurs, et le foin a une valeur d'autant moins élevée que les plantes de la prairie étaient plus avancées dans leur développement, qu'elles ont été fauchées plus tard après la floraison; le regain bien récolté est beaucoup plus nutritif que le foin fauché trop vieux ; le foin ou le regain des prairies fumées ou fertiles, des prairies submergées par intervalles, est bien meilleur que le foin des prairies maigres et non fumées. Les betteraves obtenues dans des sols fumés sont beaucoup plus riches en substances protéiques que celles qui proviennent des sols non fumés, et si, dans le premier cas, le travail des

sucreries est détestable, la valeur des betteraves comme
aliment plastique est bien plus considérable.

Une observation attentive de ces circonstances sera très-
propre dans la plupart des cas à asseoir et à fixer notre
jugement sur la valeur nutritive des fourrages. Il importe
de faire remarquer, en raison de l'importance pour leur utilisation ultérieure d'un développement riche et complet des
fourrages, combien on a avantage à ne pas leur refuser un
endroit proprice et une bonne fumure pour leur faire acquérir
leur plus grande valeur utile. Toute l'exploitation agricole
s'en ressent, puisqu'avec de bons et riches fourrages on
obtient de riches moissons, par suite du fumier riche et
énergique obtenu.

Il ne faut donc pas, comme il arrive malheureusement trop
souvent, placer le trèfle dans un champ appauvri, mais bien
le semer la première année de fumure. Il convient, pour les
betteraves, pour le maïs en vert, d'ajouter au fumier d'étable
des cendres, de la poudre d'os, du guano et autres engrais
industriels, aussi longtemps que le prix n'en sera pas trop
élevé, afin d'obtenir la plus riche production possible, celle
qui donne à la fois beaucoup de fourrages, et des fourrages
d'excellente qualité.

C'est surtout au début d'une exploitation agricole qu'on
ne saurait trop recommander d'employer les engrais industriels comme adjuvants des cultures fourragères en vue de
leur culture directe d'abord, puis en vue de la production
de la plus grande quantité possible de paille par les céréales
d'hiver. Plus on s'avancera promptement et énergiquement
dans cette voie, en appréciant judicieusement, avec soin et
intelligence les circonstances locales, plus on trouvera là
une base certaine pour la réussite ultérieure de l'exploitation.
*Étayez vos constructions actuelles vieilles et lézardées, con-
servez-les autant que vous le pourrez, et au lieu d'enfouir
votre capital d'exploitation dans des constructions coûteuses
et improductives, achetez des engrais pour obtenir avant*

tout la plus grande quantité de fourrages et les four-
rages les plus riches en matières protéiques.

Lorsque les plantes montent à graines, toutes leurs parties
s'appauvrissent peu à peu en azote. C'est pourquoi les différentes espèces de paille contiennent très-peu de substances
protéiques ; encore sont-elles renfermées dans les parois
membraneuses des cellules, par cela même plus difficilement accessibles et moins digestibles. Par contre une grande
quantité de substances azotées et non azotées facilement assimilables s'amoncelle dans la semence ; les cellules de la
partie nommée *albumen* ou des *cotylédons* qui l'entourent en
sont en partie remplies. L'albumen chez certaines plantes, de
gros cotylédons chez d'autres servent de réservoir aux éléments
nutritifs destinés à suffire aux besoins de la germination. Les
grains deviennent ainsi très-précieux pour l'alimentation.
Cependant l'agriculteur a le plus souvent avantage à vendre
les graines de céréales, les graines huileuses ou à les destiner à un autre emploi et à racheter après le travail industriel pour les donner aux animaux les résidus de ces grains,
(sons de seigle et de froment, farine bise, germes de malt,
tourteaux pressés de graines huileuses, etc.). Tous ces résidus sont d'une haute valeur alimentaire, comme le montrent
leur analyse chimique et leur examen microscopique. Le
microscope fait voir d'une manière tout à fait évidente combien il est peu avantageux d'employer les grains susceptibles
d'être vendus dans l'alimentation de diverses espèces d'animaux qui n'ont pas besoin, comme les chevaux, de fourrages
concentrés. Pour le bœuf surtout, il est généralement préférable de donner des sons et des tourteaux au lieu de grains
égrugés ; il ne convient d'en donner que dans l'élevage des
veaux et dans la dernière période de l'engraissement, comme
nous le verrons plus tard.

Si on recherche spécialement le mode de distribution des
éléments nutritifs dans les graines de céréales, on trouve les
combinaisons azotées déposées en très-grande partie dans

une ou plusieurs couches de cellules déterminées, placées immédiatement sous l'écorce. Ces cellules sont remplies de *petits grains de gluten.*

La figure 17 représente une portion de coupe transversale d'un grain de froment. La couche contenant le gluten se voit en *d.* Dans les couches sous-jacentes (*e*) on trouve de nombreuses cellules remplies d'une grande quantité de fécule et çà et là de quelques substances protéiques en fines granulations (*f*).

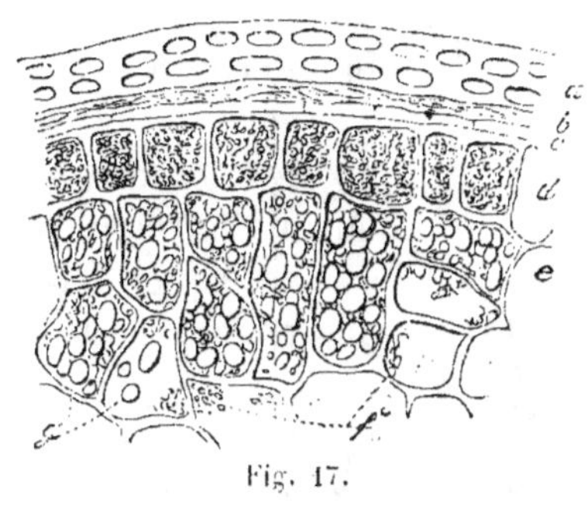

Fig. 17.

La teinture d'iode colore en jaune les substances protéiques. En traitant une semblable coupe par ce réactif, toutes les substances protéiques se laissent évidemment reconnaître à travers les cellules ; elles apparaissent sous forme de masses granuleuses jaunâtres, tandis que les grains de fécule sont colorés en bleu.

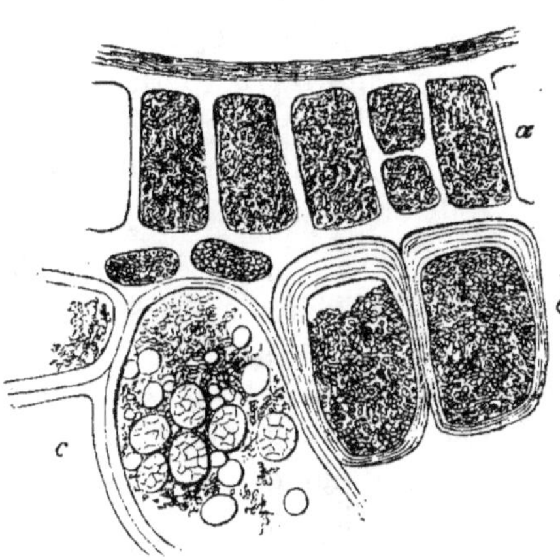

Fig. 18.

Fig. 17. Portion de coupe transversale d'un grain de froment. *a*, partie supérieure, l'écorce ; *b*, tissu desséché de l'écorce ; *c*, séparation de l'écorce d'avec l'albumen ; *d*, couche contenant le gluten de l'albumen ; *e*, tissu cellulaire contenant la fécule du même ; *f*, substances azotées éparses, facilement reconnaissables, qui ont donné naissance à la fécule ; *g*, grains de fécule. Grossissement, 200 fois.

Fig. 18. Portion de coupe transversale d'un grain d'avoine. *a* et *b*, couches de cellules contenant du gluten ; *c*, cellules contenant de la fécule. Grossissement, 230 fois.

On rencontre également une couche contenant du gluten, analogue à celle du froment, sous l'écorce de divers épeautres, du seigle, de l'avoine et du maïs. La couche est même double dans le voisinage du germe de l'avoine (fig. 18, *a*, *b*). Le grain d'orge renferme trois couches contenant du gluten sous l'écorce. Après la mouture, la farine des céréales contient beaucoup moins de substances protéiques que les sons parce que la couche de gluten placée immédiatement sous l'écorce y reste adhérente, comme le montre la figure 19. Cette figure représente la coupe transversale d'un morceau de son de seigle. On voit en *b* la couche presque intacte des cellules contenant du gluten en grande quantité, et au-dessous une partie des tissus remplis de grains de fécule.

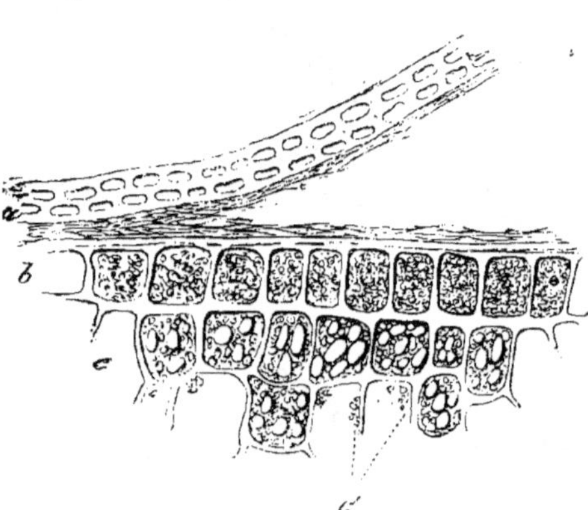

Fig. 19.

En général, lorsqu'il s'agit dans l'alimentation du bœuf d'augmenter, par l'addition de fourrages concentrés, la proportion insuffisante des matières protéiques de la ration composée de betteraves, de pailles, etc., et renfermant un excès de substances nutritives non azotées revenant à meilleur marché que celles des grains égrugés, on trouve que les sons ont une valeur très-élevée, tandis qu'en pareil cas, comme

Fig. 19. Coupe transversale d'un petit morceau de son de seigle. *a*, écorce du grain avec son épiderme et son tissu cellulaire séparés ensemble : elle a été en partie détachée par l'opération de la mouture; *b*, couche de gluten de l'albumen; *c*, restes adjacents de tissus contenant de la fécule et laissant voir, en *d*, des matières protéiques isolées. Grossissement, 230 fois.

nous l'avons vu, il est rarement avantageux d'employer les grains égrugés.

Le microscope nous indique aussi la grande valeur des résidus d'orge dans la fabrication de la bière, en nous montrant

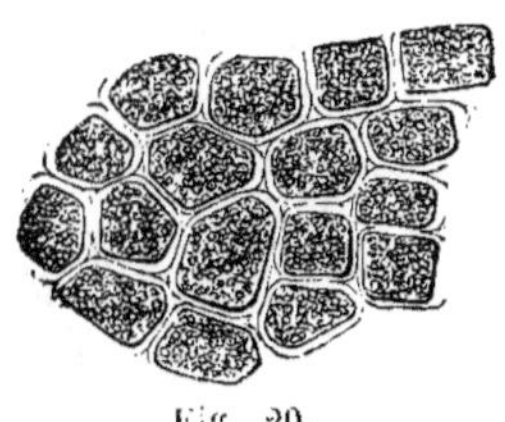

que la plus grande partie des couches de cellules contenant du gluten restent intactes dans le malt. La figure 20 représente une parcelle d'une couche de germes de malt contenant du gluten.

L'albumen forme la plus grande partie des graines de céréales ; il manque au contraire chez les *légumineuses* et

Fig. 20.

les *graines huileuses*. Chez ces dernières, l'intérieur de la graine est formé en grande partie par deux cotylédons entre lesquels se trouve le germe. Les cotylédons de *légumineuses* contiennent simultanément dans leurs cellules de la *légumine* et de la *fécule*, comme le montre la cellule provenant d'un cotylédon de foin représentée figure 21. Sous l'influence de

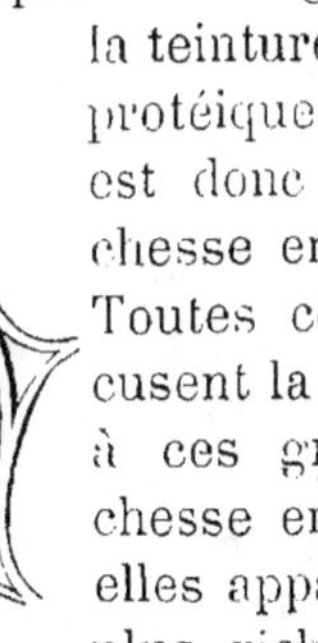

la teinture d'iode, la légumine matière protéique jaunit et la fécule bleuit : il est donc facile de distinguer la richesse en légumine de ces cellules. Toutes celles des cotylédons en accusent la présence et il faut supposer à ces graines une très-grande richesse en matières azotées. De fait, elles appartiennent aux fourrages les plus riches en aliments plastiques.

Fig. 21.

Les graines de lupin surtout sont riches en matières protéiques,

---

Fig. 20. Un morceau d'une couche d'orge contenant du gluten comme on la rencontre dans les germes du malt. Grossissement, 230 fois.

Fig. 21. Cellule d'un cotylédon de pois contenant de la légumine et de la fécule. Grossissement, 230 fois. Les grains d'apparence ovoïde ou ronde sont des grains de fécule. Les grains fins constituant la masse placée entre ou sur les grains de fécule sont de la légumine.

mais elles diffèrent de celles des autres légumineuses en ce qu'elles ne. contiennent point de fécule.

Chez les graines huileuses, on ne trouve pas de fécule,

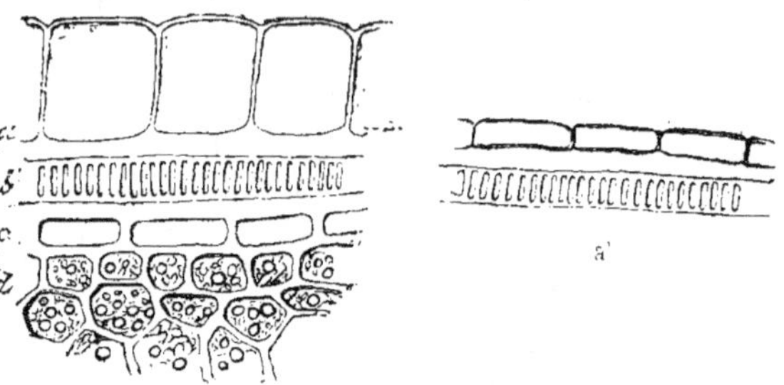

mais de l'huile à côté des matières protéiques des cotylédons. C'est à l'état de mélange intime que l'huile et les matières protéiques remplissent les cotylédons. Si l'on vient à ajouter de l'eau, la disposition originaire est détruite et l'huile apparaît sous forme de gouttelettes plus ou moins grosses, comme en *d*, figure 22. Cette figure représente une portion de la coupe d'une graine de lin placée sous le microscope avec une goutte d'eau. Les gouttes d'huile, tranchant fortement par leur bord noir, sont faciles à distinguer des granules de matières protéiques. La fécule manque complétement dans ces cellules.

On emploie généralement les résidus pressés de ces graines pour l'alimentation. Ils contiennent une grande quantité de substances protéiques et moins ou plus d'huile suivant qu'ils ont été plus ou moins pressés. La figure 23 représente une masse brisée provenant d'une coupe de tourteau de colza. *a* laisse voir des parties tout à fait intactes remplies de matières protéiques et d'huile, *b* montre une masse de tissu cellulaire et de grains de substances protéiques roulés ensemble, en *e* on voit l'écorce et des cellules contenant beaucoup de substances protéiques.

La richesse en substances protéiques des tourteaux de

Fig. 22. Coupe d'une graine de lin. Grossissement, 230 fois. *a*, couche de cellules gonflées contenant du mucilage à l'état naturel; *b*, couche de cellules pressées de l'écorce; *c*, couche de cellules brunes vides; *d*, cellules contenant de l'huile et des substances protéiques.

colza et des autres tourteaux d'huile leur donne une grande valeur comme aliments plastiques. Il est généralement

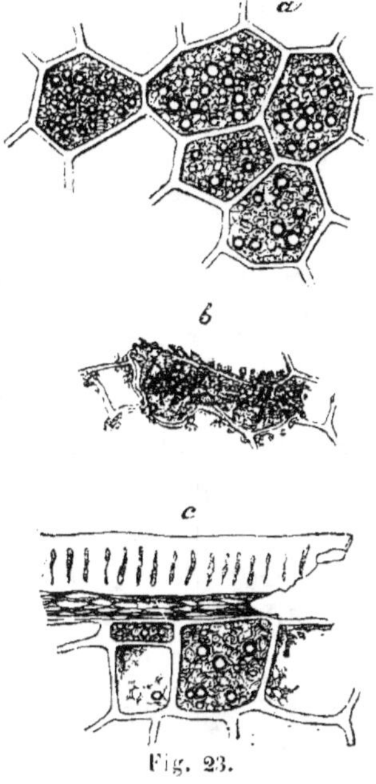

Fig. 23.

possible de les obtenir en grande quantité et à bon marché relativement. Pendant longtemps on n'a pas apprécié suffisamment leur valeur.

Les tourteaux de lin doivent être les plus estimés. Ils ne donnent pas d'huile propre fortement éthérée, comme celle qui communique un goût particulier aux tourteaux de colza, et ils sont plus agréables au bétail. Le prix en est généralement très-élevé et il est beaucoup plus avantageux d'employer les tourteaux de colza.

Le gluten et la légumine apparaissent sous forme de grains dans les tissus des plantes, mais on rencontre encore les matières protéiques sous forme de formations cristalloïdes, dans les cellules de pommes de terre principalement, comme l'a démontré Cohn (1). J'en ai constaté moi-même la présence dans les pommes de terre (Zwebel et Farinosa). On aperçoit très-facilement les cristaux cuboïdes dans les cellules remplies de fécule en les soumettant à la cuisson. La figure 24 *b* repré-

---

Fig. 23. Parcelles provenant d'une coupe mince pratiquée à travers un tourteau de colza. a, cellules intactes contenant de l'huile et des substances protéiques; b, masse de débris de tissus et de matières protéiques mélangées de quelques gouttes d'huile et roulées ensemble; c, morceau d'écorce de graine de colza avec cellules adjacentes riches en matières protéiques et parsemées de gouttes d'huile. Grossissement, 300 fois.

(1) Jahresbericht der Schles. Gesellschaft für vaterländische Kultur vom Jahre 1859, p. 72.

sente une de ces cellules. L'emploi des réactifs indique nettement que ces cristaux sont formés de substances pro-

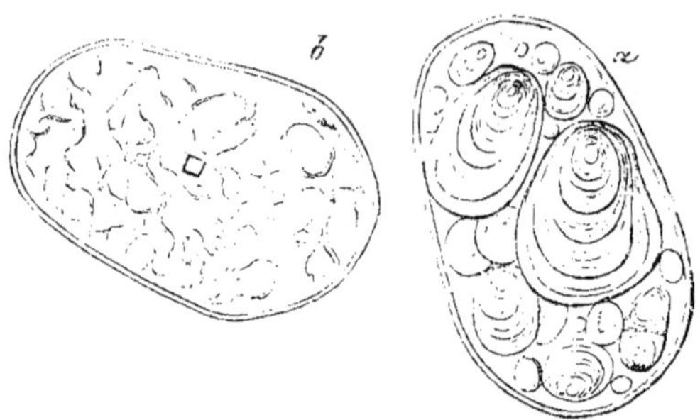

Fig. 24.

téiques. Ils ont la propriété de s'unir aux matières colorantes et de les emmagasiner. Si l'on ajoute une solution de carmin, les cristaux se colorent en rouge vif, mais le reste du contenu de la cellule ne se colore pas. Les nucléus des cellules riches en plotoplasma et ne contenant pas de fécule, qu'on rencontre répandus uniformément sous l'écorce des pommes de terre, se comportent absolument de la même façon et se colorent en rouge sous l'influence d'une solution de carmin. V. z, figure 29. Je n'ai jamais trouvé (en décembre) qu'un cristalloïde dans chaque cellule, aussi bien dans les cellules sans fécule serrées sous l'écorce que dans les cellules placées plus profondément et remplies de fécule.

Les pommes de terre sont en général pauvres en substances protéiques parce qu'elles contiennent beaucoup de fécule, mais lorsqu'elles ont été employées à la fabrication de l'alcool, elles laissent un résidu très-riche en substances nutritives azotées. On ne perd rien en effet des substances protéiques en soumettant les pommes de terre à la distillation, tandis que la fécule est plus ou moins transformée en alcool ; aussi

---

Fig. 24. Deux cellules provenant d'un tubercule de pomme de terre. a, cellule isolée contenant des grains de fécule à l'état naturel; b, cellule de pomme de terre cuite. Les grains de fécule, gonflés et transformés en empois, laissent voir en leur milieu une formation cuboïde à arêtes vives, un cristalloïde formé par les matières protéiques. Grossissement, 450 fois.

les substances riches des pulpes présentent un rapport beaucoup plus favorable des substances protéiques aux autres substances nutritives. Une certaine quantité de pulpes de pommes de terre peut entrer dans des mélanges pauvres en substances protéiques et produire encore autant d'effet que les pommes de terre dont elle provient. Et si l'on songe que les fourrages ne manquent jamais de substances nutritives non azotées mais bien de substances nutritives azotées, on conçoit de quelle importance est la distillerie pour les exploitations à sol léger où la culture de la pomme de terre est très-étendue.

Outre l'avantage d'une haute utilisation du sol, la distillerie nous procure un aliment riche en matières protéiques, sert de base à l'exploitation des animaux et donne d'excellent fumier. La distillerie est d'autant plus avantageuse qu'en vendant l'alcool on n'exporte ni matières inorganiques ni matières azotées, mais seulement de l'acide carbonique et de l'eau qui ne font jamais défaut, car l'atmosphère en est toujours suffisamment riche.

On rencontre encore dans les plantes avec les substances protéiques d'autres combinaisons azotées, les *alcaloïdes*, par exemple. On les trouve à la vérité dans beaucoup de plantes mais jamais en quantité bien considérable. Ils sont donc sans importance pour l'alimentation. Souvent ils communiquent aux plantes qui les renferment des propriétés thérapeutiques ou toxiques, par exemple les principes âcres des renoncules, l'alcaloïde du colchique d'automne, la solanine des germes de pommes de terre.

MATIÈRES NON AZOTÉES.

Les substances protéiques seules ne suffiraient pas, les substances non azotées des fourrages contribuent aussi pour une forte part à l'alimentation des animaux. Les premières servent principalement à la formation plastique, les secondes de préférence à l'entretien de la respiration. Les animaux, en raison des phénomènes intérieurs du fonctionnement de la vie, absorbent continuellement de l'oxygène et exhalent de l'acide carbonique. C'est pourquoi ils ont sans cesse besoin de carbone. Lorsque les fourrages ne peuvent suffire à ce besoin de carbone de l'organisme, la respiration a lieu aux dépens des tissus, l'animal maigrit et la mort arrive.

Il ne serait pas profitable pour les animaux de subvenir à ces besoins à l'aide des substances protéiques seulement. Les carnivores eux-mêmes, comme l'ont montré de nombreuses expériences, périssent lorsqu'on ne leur donne que des substances protéiques avec les substances minérales qui leur sont nécessaires et qu'on supprime tout à fait les matières alimentaires non azotées. Quand même une semblable méthode d'alimentation serait praticable, elle resterait anti-économique parce que la production des aliments riches en matières protéiques est plus coûteuse que celle des aliments où dominent les matières azotées. Ces dernières sont d'ailleurs bien préférables aux matières protéiques pour fournir le carbone nécessaire aux animaux. Elles sont riches en carbone, facilement digestibles, rapidement assimilées et transportées dans le sang. En raison même de leur principale destination on les désigne sous le nom *d'aliments respiratoires.*

Les animaux en exigent des quantités considérables. Dans les expériences de *Henneberg* et *Stohmann* (1), des bœufs de trait au repos, soumis à la ration de conservation, consommaient chaque jour, par 1,000 kilogr. de poids vivant 7. 5 à 11.5 kilogr. de substances organiques de la composition de la fécule et exhalaient de 12. 5 à 18 kilogr. d'acide carbonique.

Un minimum de 0.9 kilogr. de substances plastiques leur suffisait, quantité 10 fois moindre en moyenne que celle des

---

(1) Beiträge zur Begründung einer rationellen Fütterung der Wieder-kauer, erstes Heft, p. 137.

substances respiratoires. L'apport d'une quantité suffisante d'éléments nutritifs non azotés a d'ailleurs une importance essentielle pour la formation de la graisse dans le corps animal, comme on le verra plus loin.

Les substances non azotées les plus importantes des fourrages sont la *cellulose* ou *ligneux*, la *fécule*, *l'inuline*, la *dextrine*, le *sucre*, la *gomme* et le *mucilage des plantes*. On peut les supposer composées d'une certaine quantité de carbone et d'équivalents d'eau : c'est pourquoi on les désigne sous le nom d'hydrates de carbone. Il faut y ajouter les *substances pectiques*, les *huiles grasses* très-riches en carbone et les *acides végétaux*. Toutes ces substances n'ont pas la même valeur pour l'alimentation des animaux, et leur action particulière n'est pas encore suffisamment connue, mais elles attirent toutes l'attention en tant que partie intégrante des fourrages, et il est très-important pour la connaissance de la valeur nutritive des fourrages de savoir comment elles s'y trouvent distribuées.

La cellulose et la fécule doivent être considérées ensemble parce qu'elles sont intimement rapprochées. On n'a pas toujours eu de notions précises sur leur nature et on n'a pas toujours apprécié judicieusement leur valeur nutritive. A certaine époque on attribuait à bon droit une haute valeur nutritive pour l'organisme animal à la fécule, mais on croyait que la cellulose n'y jouait qu'un rôle très-secondaire. Les expériences de *Haubner*, de *Henneberg* et autres ont prouvé que les ruminants digéraient de 40 à 60 pour cent du ligneux des fourrages, et des expériences postérieures ont montré que la cellulose et la fécule ne sauraient être séparées de la manière que cela se pratique ordinairement.

Nous allons étudier les diverses formes sous lesquelles se présentent ces deux matières pour mieux pénétrer leurs propriétés et leurs rapports.

La *cellulose* forme les membrane des cellules végétales. Dans sa jeunesse cette membrane a l'apparence d'une petite peau tendre et mince (fig. 25). Plus tard en se developpant elle subit différentes modifications ; elle *s'épaissit* et se *transforme* suivant l'espèce de cellules. L'épaississement a lieu par le dépôt de nouvelles portions de cellulose à l'intérieur des parois de la couche cellulaire primitive, de manière à faire alterner ensemble des couches plus et moins épaisses, ce qui fait que la membrane épaisse paraît évidemment plus ou moins striée et stratifiée, comme on le voit en *b* (fig. 26). L'épaississement n'est pas toujours uniforme sur tout le pourtour de la membrane cellulaire : certaines parties sont souvent plus fortement épaissies, et on trouve très-fréquemment de toutes petites places non épaissies désignées sous le nom de *points* ou *mouchetures*. La figure 27 représente les cellules épaissies des

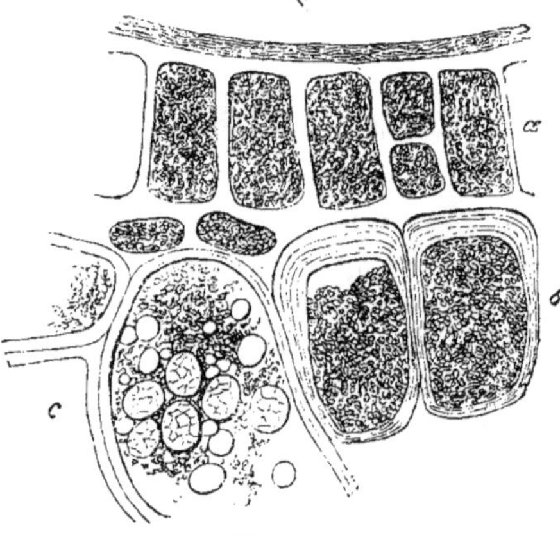

cotylédons de lupin bleu. Les membranes de ces cellules sont beaucoup plus épaisses dans le voisinage des méats intercellulaires. On trouve fig. 28 *B*, en *a* et *b*, des cellules mouchetées. En certains cas l'épaississement prend la forme de spirales ou d'anneaux comme dans les cellules transformées en *vaisseaux*.

Fig. 25. Cellules jeunes d'un cône de végétation de tête de chou. Grossissement, 450 fois.

Fig. 26. Portion d'une coupe transversale d'un grain d'avoine décortiqué. En *b* sont deux cellules épaissies sur lesquelles on remarque facilement l'épaississement par couches. Grossissement, 230 fois.

Les vaisseaux des plantes sont plus ou moins allongés, tubuleux, généralement remplis d'air. Ils se produisent par la résorption complète ou partielle des parois transversales de cellules juxtaposées. La résorption est complète dans les *vaisseaux annelés* et les *vaisseaux spiraux*, de manière à former des tubes allongés d'un calibre uniforme ; chez les *vaisseaux ponctués*, les parois transversales de la cellule primitive sont encore visibles ; elles ne sont traversées que par un ou plusieurs tissus ronds ou en

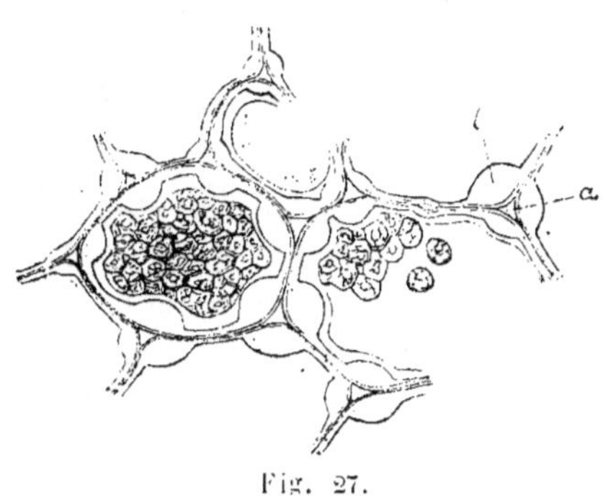

Fig. 27.

forme de fissure. La figure 28 B représente une coupe longitudinale à travers le nœud d'une tige de maïs ; on voit en

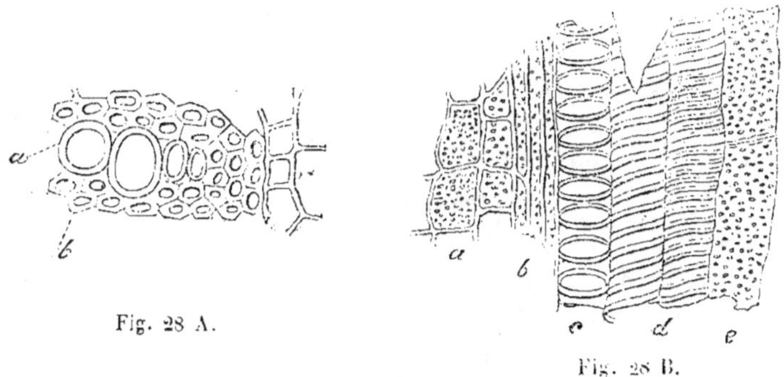

Fig. 28 A.

Fig. 28 B.

Fig. 27. Parcelle d'une coupe en long à travers un cotylédon de lupin bleu. Grossissement, 230 fois. *a*, méat intercellulaire. Dans son pourtour, en *b*, la membrane cellulaire est plus fortement épaissie.

Fig. 28. *A*, coupe transversale du nœud d'une tige de maïs. Elle représente un faisceau de vaisseaux. *a*, vaisseaux ; *b*, cellules allongées épaissies.

B. Coupe longitudinale du même nœud. Elle représente le même faisceau de vaisseaux. *a*, cellules parenchymateuses ponctuées ; *b*, cellules allongées ponctuées ; *c*, vaisseau annelé ; *d*, vaisseaux spiraux ; *e*, vaisseau ponctué. Grossissement, 100 fois.

c un vaisseau annelé, en *d* deux vaisseaux spiraux, en *e* un vaisseau ponctué avec cloison transversale. Ces vaisseaux figurent un faisceau de vaisseaux avec le tissu cellulaire qui les entoure. La figure 28 A représente la coupe transversale d'un semblable faisceau et permet de reconnaître le gros vaisseau (*a*) et les cellules plus étroites, allongées et fortement incrustées qui l'accompagnent (*b*).

La *matière d'épaississement* ou *d'incrustation* est la *cellulose* elle-même. Tantôt la membrane cellulaire épaissie ne subit pas de transformations et reste tendre comme la membrane primitive (*ex.* cellules incrustées de l'albumen de l'avoine, fig. 26, ou des cotylédons de lupin, fig. 27), tantôt elle éprouve des changements plus ou moins considérables. C'est à des transformations de ce genre que sont dus les dépôts de très-grandes quantités de matières organiques. Ceux d'acide silicique sont parfois si abondants dans certaines parties des plantes, dans l'épiderme des graminées, dans la tige des roseaux, par exemple, qu'après avoir incinéré les plantes, il reste un squelette d'acide silicique permettant de reconnaître la forme du tissu cellulaire.

Une très-fréquente transformation consiste dans la lignification des cellules dont les tissus acquièrent une fermeté et une dureté plus grandes. Il se forme alors, près de la cellulose, de la *lignine*, qui ne se comporte pas de la même manière en présence de certains réactifs. Sous la forme dont elle revêt les parois des cellules non lignifiées, la cellulose n'est pas colorée en bleu par l'iode seule, mais elle s'y colore sous l'influence simultanée de l'iode et de l'acide sulfurique. Chez les cellules lignifiées, cette coloration n'a même plus lieu, mais si on les fait bouillir dans la potasse, la lignine se dissout, la cellulose n'est pas attaquée et la coloration en bleu par l'iode et l'acide sulfurique étendu se produit de nouveau.

Les cellules éprouvent une transformation plus complète quand elles *s'encortiquent* : les membranes et chacune de leurs couches prennent une constitution élastique tendre caractéristique, et ne se laissent que très-difficilement traverser par l'eau. La paroi cellulaire encortiquée n'est plus colorée en bleu après la cuisson dans la potasse par l'iode et

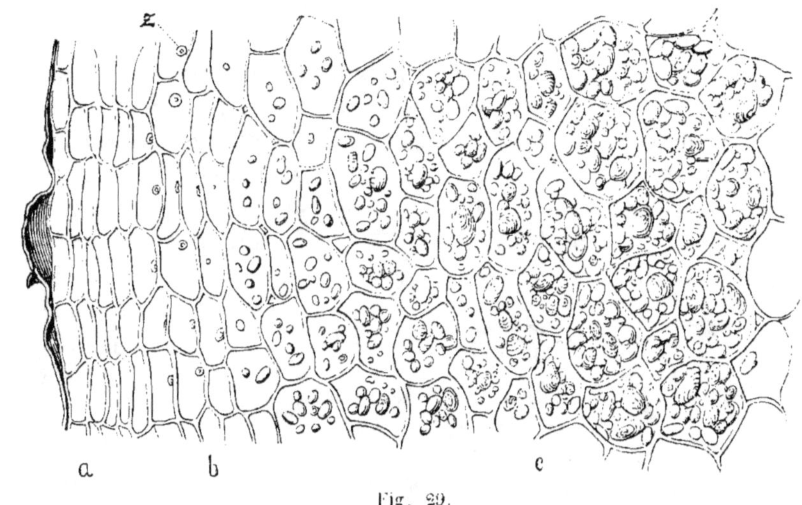

Fig. 29.

l'acide sulfurique. La cellule encortiquée est encore plus difficilement attaquée par l'acide sulfurique concentré que la cellule lignifiée. La figure 29 montre une portion d'une coupe à travers un tubercule de pomme de terre ; en *a* sont les cellules encortiquées qui forment la pelure. Les cellules de la couche la plus extérieure meurent successivement, et il se forme à mesure, à l'intérieur, de nouvelles cellules encortiquées par la transformation en matière corticale de la cellulose des cellules formant la couche de cellules moins puissantes, *b*. Elles ne contiennent pas de fécule, mais sont

---

Fig. 29. Portion d'une coupe à travers un tubercule de pomme de terre. *a*, cellules corticales de la pelure ; *b*, couche de cellule donnant naissance à de nouvelles cellules corticales ; *z*, nucléus de ces cellules ; les cellules féculentes *c* sont très-pauvres en grains de fécule vers la pelure. Grossissement, 250 fois.

relativement riches en protoplasma. Vient-on à employer l'iode et l'acide sulfurique, la paroi cellulaire de toutes ces cellules placées à l'intérieur, compris la couche *b*, se colore en bleu ; les cellules corticales *a* seules ne présentent pas cette coloration.

La cellulose subit également une modification dans le tissu de plusieurs *semences mucilagineuses*, des *graines de lin*, par exemple. Les cellules ainsi constituées ont la consistance de la corne lorsqu'elles sont desséchées ; mais elles se gonflent dans l'eau chaude et sont colorées en bleu par l'acide sulfurique et l'iode. La figure 30 *a'* représente les cellules de l'épiderme de l'écorce de la graine de lin. Si on ajoute de l'eau à une couche transversale mince de graine de lin placée sous le microscope, on voit les cellules se gonfler rapidement et affecter la forme figurée en *a* (fig. 29). On aperçoit alors à la paroi supérieure des cellules une masse finement granulée qui s'échappe lors de leur déchirement. C'est sur cet épiderme mucilagineux que reposent les propriétés thérapeutiques et l'action favorable de la graine et des tourteaux de lin pendant la digestion. — La cellulose de la plupart des champignons, des réceptacles des mousses, n'est pas colorée en bleu par l'action de l'iode et de l'acide sulfurique, mais après la cuisson avec la potasse ou l'acide nitrique, elle pré-

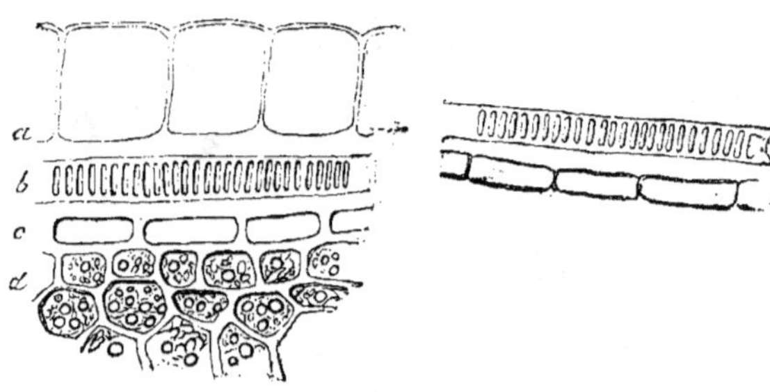

Fig. 30.

Fig. 30. Portion d'une coupe faite à travers une graine de lin. Grossissement, 230 fois. *a*, coupe contenant du mucilage gonflé ; *a'*, les mêmes cellules avant l'humectation.

sente la même composition chimique que la cellulose des plantes plus élevées.

Nous venons de voir que la substance qui forme la paroi primitive de la cellule et les couches d'incrustation, et qu'on désigne dans les analyses de fourrages sous le nom de *ligneux*, a partout pour base la cellulose, mais qu'elle présente des constitutions diverses et de très-grandes différences dans ses réactions chimiques et sa solubilité. Cette substance peut se gonfler dans l'eau chaude, mais elle va jusqu'à opposer de grands obstacles aux acides même les plus forts et les plus concentrés. Il est donc clair qu'elle doit manifester une action bien différente, présenter des capacités de digestion bien dissemblables dans l'alimentation des animaux. Nous ne sommes que bien peu autorisés à dire que la cellulose se sépare des autres substances non azotées solubles des fourrages, mais nous ne saurions la considérer encore moins comme une substance végétale très-soluble. On prouvera par des recherches ultérieures que la fécule elle-même contient de la cellulose et qu'il y a d'ailleurs des formes de cellulose très-analogues à la fécule ; on fera voir la concordance extraordinaire qui existe entre ces deux matières.

La *fécule*, à l'état pur, se présente sous forme de poudre blanche, rude au toucher, craquant sous les doigts Elle est insoluble dans l'eau chaude, mais, lorsqu'elle a été finement pulvérisée dans un mortier, elle se dissout en partie comme l'a montré *Jessen*. Elle se gonfle dans l'eau bouillante, et les graines de fécule perdent leur structure (*formation d'empois*). La figure 31 représente en *a* une cellule remplie de fécule, en *b* une cellule de pomme de terre cuite. Dans ce dernier cas, les grains de fécule se sont gonflés pour produire des formes méconnaissables et se transformer en empois. Les lignes irrégulières encore visibles proviennent de la pression simultanée de l'albumine coagulée par la chaleur et de l'ancien contenu des cellules. Les cellules d'abord engrénées les unes dans les autres dans le tissu de la pomme de terre, comme le montre la figure 29, s'arrondissent en se gonflant, se disjoignent pour former ce qu'on appelle la *transformation farineuse* de la pomme de terre.

La teinture d'iode, qui colore la fécule en bleu et la fait distinguer des autres matières contenues dans les cellules, colore également la fécule transformée.

La fécule se rencontre sous des formes diverses dans le tissu des plantes. On la trouve sous forme de petits grains anguleux dans les *carottes* (fig. 31 *a*) et dans les *feuilles* où elle passe à l'état de chlorophylle. Dans les *pommes de terre*, elle affecte la forme de corps irréguliers, le plus souvent de forme ovoïde, qui laissent voir un noyau et des couches ; parfois aussi

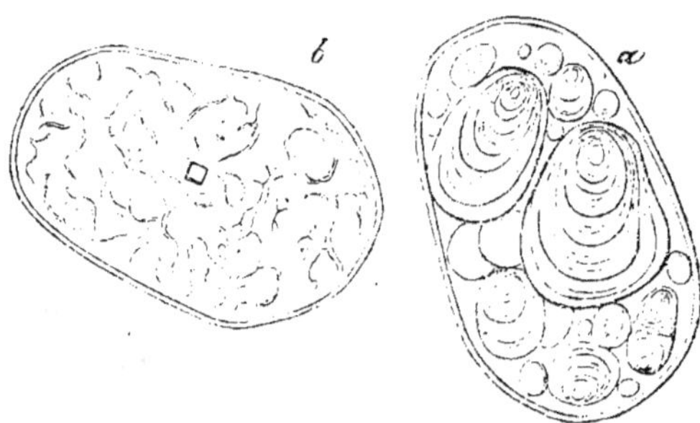

Fig. 31.

les graines de fécule sont réunies deux à deux. Dans les grains de *froment* (fig. 17 et 32 *b*), de *seigle* (fig. 19) et d'*orge*, les grains de fécule sont aplatis, en forme de graine de lin, avec une cavité s'enfonçant à l'intérieur d'apparence ronde, allongée ou étoilée, et qui seule permet de reconnaître des couches. L'*avoine* possède des grains de fécule de structure particulière (fig. 18 et fig. 32 *c*). A côté de petits grains ronds on rencontre des grains plus gros formés d'un assemblage de parcelles anguleuses. Chez le *maïs* (fig. 32 *d*), chez le *millet* (fig. 32 *d*), chez la *graine de bruyère* (fig. 32 *f*), les grains ne sont pas assem-

---

Fig. 31. *a*, une cellule isolée du tissu de la pomme de terre avec des grains de fécule à l'état naturel; *b*, une semblable cellule de pomme de terre cuite. Les grains de fécule se sont gonflés pour former de l'empois. Grossissement, 450 fois.

blés, mais ils sont si pressés dans les cellules qu'ils prennent une forme anguleuse et adhèrent souvent en partie. Une cavité plus ou moins grande pénètre à leur intérieur. Les

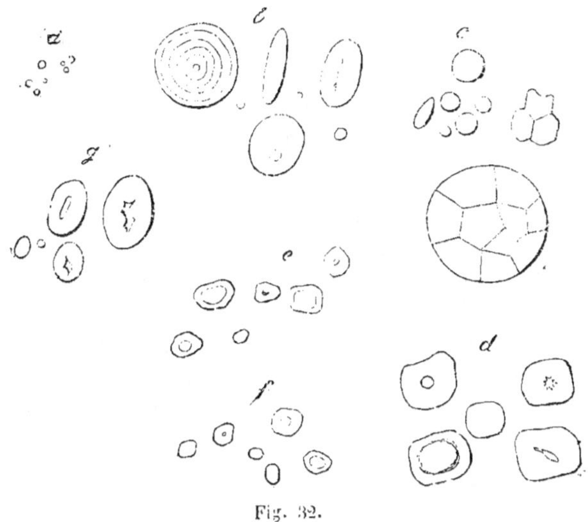

Fig. 32.

graines de *légumineuses* ont des grains de fécule arrondis ou ovoïdes avec cavités allongées, irrégulières, fréquemment étoilées : (fig. 21) fécule de pois; (fig. 32 *g*) fécule de fèves.

On rencontre toujours dans la même cellule des grains de grosseur très-variable. Ces grains sont plus ou moins nombreux suivant les cellules, et la proportion de fécule varie beaucoup dans chaque plante. Chez les pommes de terre, elle est de 9.5 à 27 pour cent. La richesse des grains et des tubercules en fécule, le rapport de la fécule aux substances protéiques dépend de la variété choisie pour la culture, des conditions atmosphériques et aussi surtout de la fumure et de l'état du sol. Avec une forte fumure, une fumure très-azotée

Fig. 32. Formes des grains de fécule. *a*, de carotte; *b*, de froment ; *c*, d'avoine; *d*, de maïs; *e*, de millet; *f*, de graine de bruyère; *g*, de fèves. Grossissement, chez *a*, *c*, *d*, *e*, *f*, 450 fois; chez *b* et *g*, 300 fois.

4

principalement, les grains de fécule des céréales contiennent proportionnellement plus de substances protéiques et moins de fécule. Les grains de céréales, ainsi pauvres en fécule et riches en gluten, sont désignés sous le nom de « vitreux. » Les pommes de terre cultivées dans des terres humides et fortes avec une fumure récente, abondante, sont en général plus pauvres en fécule que celles qui ont poussé sur des sols secs et sablonneux, maigrement fumés ou en deuxième cuture après la fumure.

L'expérience a montré que la fécule constitue un des plus importants aliments respiratoires. Il est essentiel de bien prendre en considération sa proportion relative dans les fourrages. Mais, si bien caractérisée que soit la fécule dans ses formes extérieures, elle ne diffère pas essentiellement de la cellule, et cette dernière peut la remplacer en partie dans l'alimentation des animaux, dans celle des ruminants principalement.

La fécule est colorée en bleu et la cellule habituellement en jaune clair par l'iode seul ; ce n'est que par addition d'acide sulfurique que la coloration bleue apparaît sur cette dernière, et encore ne se montre-t-elle pas dans le cas où la cellulose contient beaucoup de lignine ou de substances corticales. Il existe donc une certaine différence entre ces deux substances, non-seulement sous le rapport de leurs formes extérieures, mais sous le rapport de leur constitution chimique. Mais cette différence n'est qu'apparente, comme le montre une observation plus précise. Il y a *des formes de cellulose qui se comportent d'une manière analogue à la fécule et qui sont colorées en bleu par l'emploi exclusif de la teinture d'iode.*

J'avais déjà observé que le tissu cellulaire incrusté des cotylédons de plusieurs graines et principalement de graines de lupin se colorait en bleu sous l'influence de l'iode seul, mais de nouvelles expériences m'ont montré que cette réaction se produisait d'une façon bien autrement énergique avec le tissu cellulaire des cotylédons du lin. Les membranes d'une

couche quelque peu mince se colorent rapidement et fortement
en bleu sous l'influence de la teinture d'iode, la réaction est
presque aussi sensible que pour la fécule pure. Sous l'action
d'un excès d'iode, la couleur passe peu à peu au bleu noir.
Chez cette dernière, elle reste bleue chez les cellules des
cotylédons de lupin. Dans le lin, ces cellules contiennent des
matières protéiques et de l'huile, mais point de fécule : les
matières protéiques se colorent, en pareil cas, en brun jaune ;
l'huile n'est pas colorée et la couche cellulaire, devenue
bleue, se distingue très-facilement du contenu de la cellule.
Il n'y a cependant que les cellules appartenant au cotylédon
propre (fig. 33 *d*) qui deviennent bleues ; celles de l'écorce
ne présentent
pas cette réac-
tion, et même
les membra-
nes cellulaires
de la couche
mucilagineu-
se, qui se gon-
flent si facile-
ment, ne se

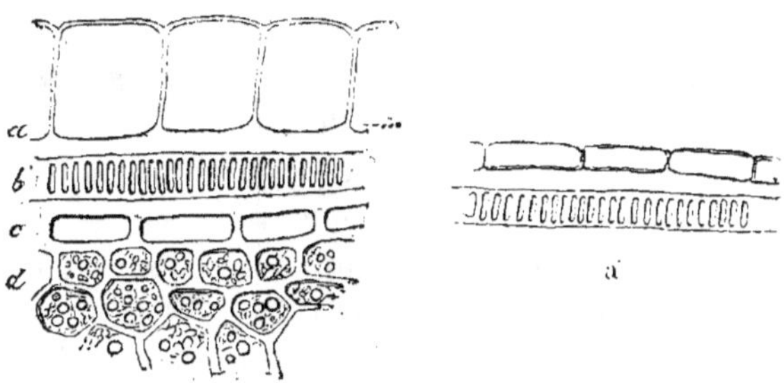

Fig. 33.

colorent pas en bleu (fig. 33 *a*).

Chez les végétaux inférieurs, on rencontre aussi une forme
de cellulose qui présente la même réaction. Les sporanges et
autres organes de fructification des mousses se colorent précisément en bleu avec la teinture d'iode. Le tissu du récep-
tacle des mousses se compose, au contraire, comme nous

Fig. 33. Portion d'une coupe faite à travers une graine de lin. Grossissement, 230 fois. *a*, couche cellulaire mucilagineuse gonflée ; *a'*, la
même à l'état naturel ; *b*, couche cellulaire épaissie de l'écorce de la
graine ; *c*, couche cellulaire colorée en brun ne renfermant pas de contenu solide ; *d*, cellules contenant de l'huile et des matières protéiques,
leur membrane est colorée en bleu par la teinture d'iode.

l'avons dit, d'une forme de cellulose analogue à celle de la plupart des champignons : elle ne se colore en bleu ni par l'iode seul, ni par l'iode et l'acide sulfurique.

De tout ceci il résulte que la cellulose et le ligneux présentent des modifications très-diverses, que ces modifications montrent la plus grande différence entre elles, que plusieurs d'entre elles laissent reconnaître une parfaite analogie avec la fécule et qu'il n'y a pas lieu de séparer complétement le ligneux et la fécule. Cela est d'autant plus vrai que la *fécule contient elle-même de la cellulose*, et sous une forme très-semblable à une des modifications habituelles du ligneux, car elle ne bleuit pas mais se colore en jaune sous l'influence de l'iode, comme l'a démontré *Nægeli*. On peut facilement s'en assurer en répétant une expérience simple avec l'emploi du *ferment de la salive*. On humecte fortement avec de la salive, de la fécule de pomme de terre par exemple, on la met dans un tube sous l'influence d'une température de 32 à 63° centigrades et on la tient toujours humide en ajoutant continuellement de nouvelle salive. Après une demi-heure d'influence du ferment salivaire, les petits grains isolés ne sont plus complétement ni régulièrement colorés en bleu par l'iode, mais ils présentent des raies plus claires, comme on le voit en *a*, fig. 34. Après une influence de sept heures et demie, on trouve déjà dans les échantillons pris dans le tube d'expérience des petits grains qui ne sont colorés qu'en partie en bleu par l'iode, le reste est coloré

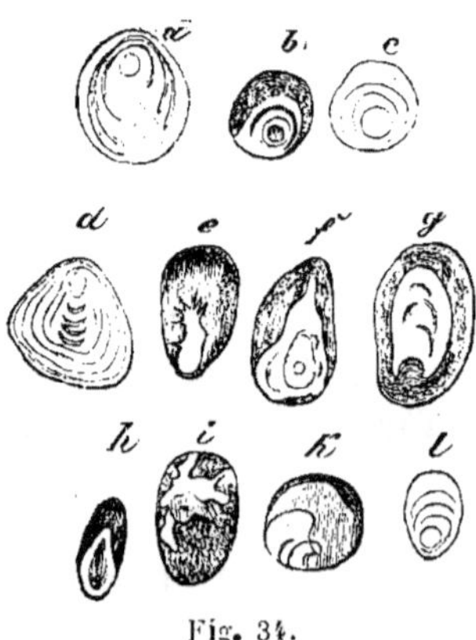

Fig. 34.

Fig. 34. Grains de fécule soumis à l'action du ferment salivaire. *a*, après 1 heure 1/2 ; *b* et *c*, après 1 heure 1/2 ; *d-l*, après 36 heures. Grossissement, 230 fois.

en jaune rouge. Un grain (*c*) présente exclusivement cette dernière coloration, quoiqu'il laisse encore facilement reconnaître la disposition par couches primitives. Après une action de trente-six heures on trouve encore à côté des grains qui ne sont plus colorés complétement en bleu par l'iode, des grains sur lesquels on aperçoit des places plus claires (comme le montre la figure 34 (*d*) où les places claires sont fortement accusées), puis des grains comme en *c*, où la partie non ombrée de la figure et son prolongement en forme de rayon ne sont plus colorés en bleu par l'iode. Les autres graines présentent les formes figurées en *f*, *g*, *h* et *i*, fig. 33. Dans toutes ces figures la partie bleuie par l'iode est rayée. En *k*, où la couleur bleue n'apparaît que sur une bande étroite, la partie faiblement rayée est colorée en rouge jaune et le reste du grain faiblement coloré en jaune, comme il arrive pour la cellulose. Le grain *l* ne contient plus de fécule, car il présente exclusivement la dernière coloration en conservant des stries évidentes.

Sous l'influence du ferment de la salive, la portion du grain de fécule qui lui communique sa propriété caractéristique d'être coloré en bleu par l'iode disparaît peu à peu, pour faire place à une coloration jaune rouge, et, à la suite de la dissolution complète des substances féculentes propres, à une coloration jaunâtre. Cette dernière est identiquement la même que l'iode communique à la cellulose ordinaire. Fait-on agir l'acide sulfurique sur les parties du grain de fécule jaunies par l'iode, la coloration devient bleue. Elles se comportent donc absolument de la même manière qu'une des modifications habituelles du ligneux.

Ainsi la fécule se compose de deux matières : la *substance féculente* propre, appelée *granulose*, et une espèce de cellulose qui peut n'être pas complétement identique avec la cellulose de la plupart des parois des cellules, mais qui présente avec elle une aussi grande concordance que les modifications voisines de la cellulose examinées plus haut entre elles.

J'avais fait depuis longtemps une expérience semblable sur une fine coupe transversale de lupin bleu, j'en ai installé une autre avec une coupe faite à travers les cotylédons d'une graine de lin. Dans les deux cas, j'ai pu constater qu'après une action prolongée du ferment salivaire par une température variant de 35 à 55° R. (44 à 69° C.) la matière qui se colore en bleu comme la fécule disparaît peu à peu. Ce sont principalement les bords les plus minces de la préparation, les enveloppes des cellules coupées, qui montrent cette action d'une façon plus ou moins évidente. Nous savons déjà que la membrane des cellules des cotylédons du lin est colorée promptement et uniformément en bleu par l'iode. Sur les préparations traitées par le ferment salivaire, je trouvais des membranes cellulaires qui ne présentaient qu'en partie ou très-faiblement cette réaction, d'autres qui ne présentaient plus aucune coloration bleue, alors que ce n'était pas encore le cas pour la plupart des cellules de la préparation. Ajoutait-on de l'acide sulfurique, la coloration bleue se manifestait avec intensité sur les cellules qui auparavant n'étaient colorées que faiblement ou ne laissaient voir aucune réaction. Ces membranes cellulaires se comportent donc d'une façon tout à fait analogue au grain de fécule qui, par l'action du ferment salivaire, perd la propriété d'être coloré en bleu par l'iode et ne la présente plus que sous l'influence de l'acide sulfurique. Dans les deux cas, avec es grains de fécule ou avec les membranes cellulaires une substance qui se colore en bleu par l'iode (granulose) se trouve plus ou moins complétement détruite par le ferment salivaire. Les membranes, plus ou moins attaquées par le ferment salivaire, des cellules intactes se comportent précisément comme le grain de fécule qui est attaqué après un temps plus ou moins long ou des difficultés plus ou moins grandes, lorsqu'il n'est pas encore libre et se trouve encore soustrait dans les couches du tissu cellulaire à l'action de la salive. Le grain de fécule contient d'ailleurs beaucoup plus de granulose que les membranes cellulaires ou le ligneux, mais les grains de

fécule d'espèce différente présentent également des différences dans leur contenu de granulose. Ainsi la fécule de
froment est plus riche en granulose et contient plus de moitié
moins de cellulose que la fécule de pomme de terre.

La fécule et le ligneux ne diffèrent donc pas essentiellement :
tous deux se composent d'une substance soluble dans le ferment salivaire (granulose) et d'une substance insoluble dans
ce ferment (cellulose), du moins pendant un certain temps.
La première prédomine dans la fécule, la seconde dans le
ligneux. Aussi on ne saurait distinguer précisément, comme
on le fait habituellement, ces deux substances des fourrages ;
il vaut mieux partir de ce point de vue que *la fécule* et *le ligneux peuvent agir d'une manière analogue comme éléments
nutritifs des fourrages*, avec cette réserve que les modifications de cellulose, contenant beaucoup de substance corticale
et de lignine (cellulose encortiquée ou lignifiée) moins solubles
et par cela même moins assimilables, sont en partie indigestibles. C'est assurément le cas chez les membranes cellulaires
complétement encortiquées.

En soumettant la fécule à une température élevée (160°), la
fécule se transforme en une matière appelée *dextrine*. On obtient aussi cette substance en faisant bouillir la fécule dans l'a-
cide sulfurique étendu, en faisant agir sur la fécule le ferment
de la salive ou une substance particulière (*la diastase*) qui se
forme lors de la germination de l'orge. Une action plus prolongée de ces divers agents fait passer la dextrine à l'état de
glucose. La cellulose elle aussi sous l'influence d'une cuisson
prolongée dans l'eau se transforme en une sorte de dextrine ;
sous l'influence de l'acide sulfurique elle donne également de
la dextrine de cellulose et ensuite du glucose. La cellulose se
comporte donc sous ce rapport d'une manière analogue à la
fécule.

L'inuline se rapproche beaucoup de la fécule ; elle a la même
composition chimique, mais elle n'est pas colorée en bleu par
l'iode. Réduite en très-petits morceaux, elle est très-peu so-

luble dans l'eau froide mais se dissout complétement dans l'eau à 50-55° centigrades, sans former d'empois, et se transforme en sucre sous l'influence prolongée de la chaleur seule et mieux en ajoutant des acides étendus. Elle est moins répandue que la fécule et se trouve toujours à l'état de dissolution dans les cellules. En traitant les cellules contenant de l'inuline avec de l'alcool à 90° centésimaux, elle forme un précipité granuleux (*Julius Sachs*). En prolongeant l'action de l'alcool il se forme des boules plus grosses qui affectent souvent l'apparence de grappes ; ce sont des cristaux sphériques d'inuline. On rencontre l'inuline dans les racines de beaucoup de plantes, en grande quantité surtout dans les tubercules de topinambour.

On trouve aussi le sucre sous diverses formes (*sucre de canne, glucose*) dans les cellules de la plupart des plantes, surtout dans le jeune âge. Il se trouve en grande quantité, surtout, dans les betteraves, les carottes, les panais, dans les tiges de céréales et du maïs pendant et avant la floraison. Pour obtenir la quantité la plus considérable de cet élément nutritif de l'herbe, des mélanges de fourrages, du maïs vert, il convient de les couper pour l'alimentation en vert et pour la récolte en foin avant la floraison. Si la plante se développe davantage, le sucre disparaît à mesure. Une quantité importante de sucre disparaît même chez les betteraves à la suite d'une longue conservation.

La proportion primitive du sucre est très-variable suivant le mode de fumure, suivant la variété et la grosseur des betteraves. Une fumure fortement azotée favorise plutôt la production des matières protéiques que la production du sucre. Plus les betteraves sont grosses, moins elles contiennent de sucre et de substances nutritives ; les grosses betteraves renferment moins de substances sèches que les petites. La variété cultivée comme betterave à sucre est deux fois plus riche en sucre que les variétés cultivées comme fourrages. Par contre ces dernières contiennent proportionnellement plus de substances protéiques, et comme les matières protéiques font en général beaucoup plus souvent défaut que les aliments respiratoires, comme les grands rendements compensent largement la moindre proportion de substances sèches, il faut préférer de beaucoup ces dernières dans les exploitations où on destine les betteraves à l'alimentation. Avec de fortes fumures surtout, le rendement des meilleurs sortes fourragères s'élève d'une façon extraordinaire, ce qui ne peut avoir lieu pour les betteraves à sucre pour peu qu'on tienne à leur conserver une certaine proportion de sucre. Nous avons toute raison d'attacher une grande valeur à la masse de production fourragère la plus élevée possible sur une surface donnée.

Plus une betterave fourragère pousse en terre et plus elle contient de sucre : chez toutes les variétés de betteraves ce sont celles qui poussent le plus hors de terre qui contiennent le moins de sucre. Dans certaines localités cependant, les betteraves à sucre méritent d'être recommandées comme betteraves destinées à l'alimentation et doivent être préférées aux différentes sortes de betteraves fourragères, comme le montre une expérience du Dr *Fühling* consignée dans son ouvrage « *Der praktische Rübenbauer, Anleitung zur rationnellen cultur der Zucker-and Futterrüben*, 2e édition, Bonn, 1863, » livre très-remarquable et dont la lecture est excellente pour l'agriculteur praticien.

Vingt variétés de betteraves furent cultivées dans les mêmes conditions d'expériences. La betterave à sucre blanche (*echte weisse Zücherrübe*) produisit le plus de sucre (9,386 kilogr. par hectare alors que les variétés fourragères n'en produisaient que des quantités variant de 6,736 à 3,627 kilogr., et occupe encore une place moyenne parmi toutes les betteraves sous le rapport du poids total de la récolte (66,820 kilogr. contre 109,440 à 46,180 par hectare), de la production des matières azotées (1,034 kilogr. contre 1,312-612 par hectare) et des matières grasses (142 kilogr. contre 330-106 par hectare).

Le sucre constitue un aliment respiratoire très-énergique et passant très-facilement dans le sang. Sa présence en assez grande quantité dans les fourrages les rend très-savoureux et très-agréables au bétail. Toutes choses égales d'ailleurs, les aliments sucrés agissent d'une manière particulièrement favorable sur la production du lait.

Le sucre de canne ainsi que la fécule sont transformés en glucose dans le cours de la digestion. Ces substances ont une grande valeur comme aliments respiratoires, et sont à peu près équivalentes sous ce rapport en raison de leur contenu en carbonne. La fécule contient 44.4, le sucre de canne 42.1, le glucose 40.0 pour cent de carbone.

On rencontre encore dans le contenu liquide des cellules, du *mucilage* et diverses autres matières *gommeuses* qu'on a en général encore peu recherchés dans les analyses. On les trouve toujours mélangées avec des matières inorganiques, avec des sels calcaires principalement. Elles sont en partie solubles dans l'eau, en partie susceptibles de s'y gonfler en une masse mucilagineuse. Elles jouissent encore de la propriété de tenir en suspension des matières solides et de s'émulsionner avec les graisses et les cires. Ces substances n'ont qu'une valeur nutritive douteuse.

La *pectine* ou *gélatine végétale* diffère des hydrates de carbone par une proportion plus considérable d'oxygène. Elle se prend en gelée transparente dans l'eau. On la rencontre dans beaucoup de plantes ou de parties de plantes, notamment dans celles qui sont riches en sucre et pauvres en fécule; elle forme une partie importante de la séve des betteraves et des fruits. Elle peut servir à l'alimentation des ruminants. Le Dr *Grouven* a trouvé dans ses expériences (*V.* son *Zweiten Bericht der Versuchsstation Salzmunde*, Berlin, 1864, p. 477) que la pectine provenant des betteraves à sucre pressées est complétement et rapidement digérée.

Les *huiles grasses* se font remarquer par une proportion

élevée de carbone, et forment dans les fourrages une partie dont il faut tenir grand compte. Elles contiennent 2 fois 1/2 plus de matières combustibles que les hydrates de carbone et constituent par cela même un aliment respiratoire de longue durée. Elles ne sont pas nécessairement employées à ce but dans l'organisme. Lorsque les fractions contiennent déjà suffisamment d'autres substances nutritives non azotées assimilables, elles servent directement à la formation de la graisse. Elles font partie des éléments nutritifs les plus actifs des fourrages, et leur valeur est d'autant plus importante qu'elles prennent, avec les matières protéiques, une part considérable à la formation des cellules et au renouvellement des tissus. De plus, une proportion modérée de matières grasses dans la ration accélère la digestibilité des autres substances nutritives, surtout des substances protéiques, toujours difficilement assimilables.

On rencontre les huiles grasses dans toutes les parties des plantes, en petite quantité seulement dans les diverses espèces de betteraves, de pommes de terre, de fourrages verts et de pailles, où la proportion des matières grasses n'atteint que 0.1-1.5 pour cent. Les graines de céréales des vesces et des fèves sont un peu plus riches sous ce rapport; les pois en contiennent davantage : leur proportion de matières grasses s'élève à 3 0/0 comme celle du foin de pré. On en trouve plus encore (de 3-4 pour cent) dans le son de froment et de seigle, dans les grains d'orge. Les graines de lupin et de maïs se font remarquer par une proportion relativement plus considérable de matières grasses (6 à 7 pour cent). Dans le maïs, les matières grasses sont renfermées dans les cellules du cotylédon. Lorsqu'on coupe transversalement un grain de maïs, on rencontre d'abord une couche épaisse de consistance cornée, puis une masse farineuse plus tendre, dont le tissu cellulaire est rempli de fécule. Vient ensuite une troisième couche, qui se distingue des deux premières par la couleur et les propriétés : elle contient le germe. Cette couche est formée par les cotylédons, ses cellules contiennent une grande proportion d'huile et de petits grains de fécule ronde. La figure 35 représente une de ces

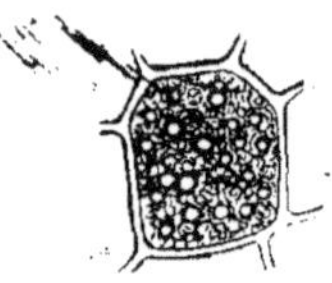

cellules. Nous avons déjà parlé, page 34, de la disposition de l'huile dans les cellules. Vue sous le microscope avec une goutte d'eau, l'huile se présente sous forme de gouttelettes plus ou moins grosses, facilement visibles parce qu'elles tranchent par leur bord sombre et leur apparence claire au milieu.

Fig. 35.

L'huile se montre sous la même forme dans le tissu cellulaire du lin (fig. 36), du colza, etc. Ces plantes, cultivées comme plantes à huiles et destinées à l'exploitation industrielle, contiennent dans leurs graines une proportion d'huile

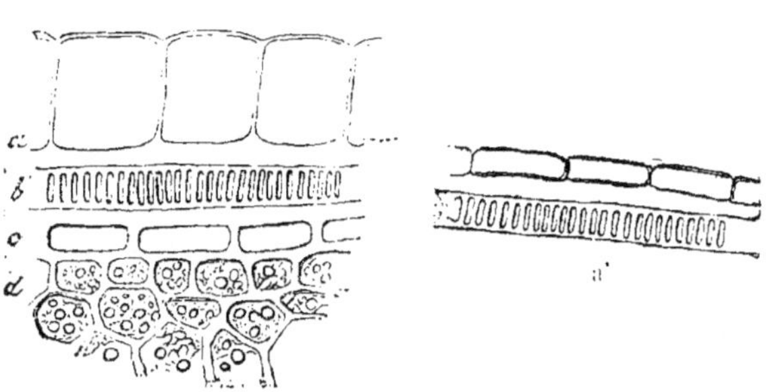

Fig. 36.

qui peut aller jusqu'à 50 pour cent. Par le procédé des presses on ne peut obtenir toute l'huile contenue dans les graines : il en reste toujours, suivant la perfection du travail, une plus ou moins grande quantité dans les tourteaux, dont elle élève singulièrement la valeur.

La proportion d'huile des tourteaux oscille le plus souvent de 8 à 12 pour cent. Nous savons déjà que les tourteaux

Fig. 35. Une cellule contenant des substances albuminoïdes et de l'huile, provenant d'un cotylédon de maïs. Grossissement, 230 fois.

Fig. 36. Portion d'une coupe faite à travers une graine de lin. d, cellules contenant de l'huile et des matières protéiques. Grossissement. 230 fois.

sont très-riches en matières protéiques et constituent par conséquent un aliment très-énergique ; leur valeur est encore beaucoup augmentée par l'huile qu'ils contiennent. Ce sont de véritables aliments concentrés qu'on ne saurait trop estimer. Ils sont beaucoup plus actifs que les sons, car leur contenu en éléments azotés et en huile est plus du double plus considérable. Les *tourteaux forment les aliments concentrés les plus importants et les plus économiques.*

Le contenu en huile de la farine de colza traité par le sulfure de carbone est bien moins élevé, il se monte à 2 — 3.8 pour cent. Cette farine de colza privée d'huile est aussi un excellent fourrage intensif, mais elle n'a de valeur que par la grande quantité de matières protéiques qu'elle contient.

Parmi les semences riches en huile, les *graines de lin* sont très-importantes en vue d'une distribution directe dans l'alimentation. Dans certains mélanges de fourrages où il importe d'obtenir une grande proportion de matières grasses, dans les rations d'engraissement, par exemple, les graines de lin constituent un aliment complémentaire très-énergique et plus économique que le mélange direct d'huile aux aliments, recommandé en pareil cas.

Nous ne savons encore rien de certain sur la valeur alimentaire des *matières cireuses et résineuses.* On les considérait comme sans valeur jusqu'à ces derniers temps. Le Dr *Grouven (Zweiter Bericht der Versuchsstation Salzmünde,* p. 434 et suiv.) a trouvé que la cire est en grande partie digestible et que la résine elle-même est digérée et assimilée dans une proportion élevée lorsqu'elle ne se trouve pas en quantité trop considérable dans la ration.

Les *huiles volatiles ou éthérées,* les *matières colorantes ou extractives,* sont d'une valeur très-secondaire dans l'alimentation et ne doivent être prises en considération qu'en raison de leur action sur l'effet nutritif. Ainsi les tourteaux de colza, donnés en trop grande quantité, n'exercent pas une action favorable, parce qu'ils développent, au contact de l'eau, une huile éthérée qui communique un goût âcre au lait et au beurre. Il en est de même pour l'alimentation avec les choux-raves. La paille d'avoine, au contraire, exerce une action favorable dérivant d'un principe extractif amer. On trouve un principe analogue dans les vesces, que les animaux mangent peu volontiers lorsqu'ils n'y sont pas habitués. De même, mais à un degré plus élevé encore, pour le lupin donné aux bêtes bovines.

La matière colorante verte des feuilles, la *chlorophylle*, n'existe pas en aussi grande quantité qu'on le croirait d'abord. Elle forme généralement des grains arrondis, plus ou moins gros dans les cellules des parties des plantes colorées en vert (fig. 37). Les grains ne sont cependant pas exclusive-

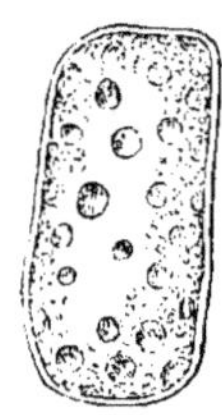

Fig. 37.

ment composés de chlorophylle ; leur intérieur est formé en grande partie par des substances albuminoïdes englobant souvent des grains de fécule, et la matière colorante verte ne forme qu'une mince couverture, de peu d'importance comme valeur alimentaire dans les plantes. Les grains de chlorophylle n'en possèdent pas moins une valeur alimentaire assez élevée en raison de leur contenu en fécule et en matières protéiques.

Parmi les substances non azotées des fourrages, il faut encore mentionner les *acides végétaux*. Généralement alliés à des bases inorganiques, ils en déterminent le passage dans l'organisme, mais ils ne servent pas directement, en partie du moins, à l'alimentation. Le plus important de ces acides est l'*acide lactique*, identique à la matière du même nom que nous savons déjà faire partie du corps des animaux.

L'acide lactique ne se trouve pas directement dans les plantes : il se produit lors de l'acidification des herbes, du

---

Fig. 37. Une cellule contenant des grains de chlorophylle provenant d'une feuille de chou. Grossissement, 450 fois.

trèfle, des feuilles de betteraves et de carottes, des betteraves, lorsqu'on les tasse dans des fosses ou des silos, à l'abri de l'air, sous de fortes couvertures de terre, par suite d'une fermentation spéciale. Si l'air y avait libre accès, toute la masse entrerait bientôt en putréfaction. L'acide lactique se produit aussi lors de l'échauffement spontané des fourrages dans des vases fermés, fortement bouchés ; on le trouve dans le malt humide ; il fait partie des pulpes. Lors de la digestion, l'acide lactique est produit par les hydrates de carbone. En raison de la facilité avec laquelle il dissout les sels phosphoriques et pénètre dans les vaisseaux capillaires, il accélère les phénomènes de la digestion et l'absorption des éléments nutritifs.

On rencontre tout formés dans certaines parties des plantes de l'*acide oxalique,* de l'*acide tartrique,* de l'*acide malique,* de l'*acide citrique,* etc. Ils sont répandus surtout dans les tiges et les feuilles vertes ; ils servent d'aliments respiratoires dans la nutrition ; mais lorsqu'ils sont en trop grande quantité dans les fourrages, ils déterminent la diarrhée. Il ne faut donc pas, malgré l'avantage de cette alimentation, donner aux animaux une trop grande quantité de feuilles de betteraves.

MATIÈRES INORGANIQUES.

Les substances inorganiques que nous savons faire partie intégrante du corps des animaux se rencontrent toutes dans les plantes. Elles sont aussi indispensables à l'organisme végétal qu'à l'organisme animal. L'acide carbonique et l'ammoniaque avec lesquels les plantes forment leurs parties organiques resteraient sans action comme élément nutritif des plantes, si on ne donnait à absorber en même temps aux animaux, en quantité suffisante, les substances minérales qui forment les éléments de leurs cendres. Ces éléments sont la base de toute formation, de tout développement des plantes, et ils doivent s'y trouver en suffisante quantité pour suffire complétement aux besoins des animaux. Mais si ces matières ne sont pas réparties également dans toutes les plantes, si certaines parties des plantes en contiennent moins que d'autres, il y a lieu de nous occuper dans quelles conditions et comment elles s'y rencontrent pour être assurés que l'animal recevra dans les fourrages tous les éléments dont il a besoin.

Les bases inorganiques sont pour la plupart unies à des acides végétaux. L'animal reçoit une partie de ses éléments inorganiques sous forme de sels végétaux. Nous avons déjà appris à attacher une importance spéciale au phosphate de chaux que l'organisme animal, lorsqu'il est en voie de développement surtout, réclame de préférence à toutes les autres substances inorganiques. Il importe de savoir, à ce point de vue, que les huiles grasses de beaucoup de grains, par exemple des pois et des autres légumineuses, du seigle, de l'avoine, de l'orge, contiennent une certaine proportion de phosphore ; que toutes les plantes riches en substances protéiques, en aliments plastiques, sont également riches en sels phosphatés. C'est ce qui arrive pour les céréales, les graines à silique, les graines huileuses et leur résidus, sons et tourteaux. On peut même employer la poudre d'os préparée très-fine pour compléter la trop petite proportion de phosphate de chaux dans les fourrages, comme le montrent les expériences de *Julien Lehmann* : ceci est très-important en pratique.

Les diverses espèces de foin, les pailles de légumineuses, sont très-riches en chaux. Les betteraves et les pommes de terre sont pauvres en acide phosphorique et en chaux, mais riches en alcalis. — Les animaux reçoivent aussi dans les fourrages le chlorure de sodium qui leur est nécessaire. Les jeunes plantes vertes, les diverses espèces de choux, les betteraves surtout, sont particulièrement riches sous ce rapport. On ne trouve le chlorure de sodium qu'en petite quantité dans les grains. Si l'on considérait seulement l'effet direct du sel sur les animaux, on jugerait inutile le plus souvent de leur

en donner, mais il convient d'en ajouter à la ration en raison
de son action indirecte dans l'alimentation. Il favorise considérablement la sécrétion des liquides digestifs ; il accélère la
digestion des autres substances digestibles. Son emploi est
surtout important lorsqu'il s'agit de fourrages difficilement
digestibles. En pareil cas, il survient fréquemment des trou-
bles dans la digestion, des prédispositions aux maladies ;
l'usage modéré du sel agit alors comme moyen préventif,
tout en déterminant une utilisation plus complète des aliments. L'influence préjudiciable des fourrages malsains ou
mauvais se trouve en quelque sorte diminuée par l'emploi du
sel en raison de l'excitation qu'il donne à la digestion ; quelquefois même cette influence est complétement enrayée. C'est
surtout lors de rations composées de fourrages engourdis-
sant l'activité digestive, de fourrages aigris, soumis à la fermentation spontanée ou traités à l'eau chaude, que l'addition
de sel est importante. En raison de son action sur les organes
digestifs, le sel altère et détermine une plus grande absorption d'eau, ce qui est très-avantageux pour la production du
lait lors de l'alimentation sèche. Il détermine en outre un
meilleur appétit, et on l'emploie à cause de cette heureuse
influence dans la dernière période d'engraissement des animaux, surtout lorsque les animaux perdent de leur appétit.

Le sel n'accélère pas seulement la digestion, il détermine
encore une transmutation plus active, excite les fonctions de
la peau et est très-avantageux pour la croissance et la santé
des jeunes animaux. Une trop forte dose de sel cependant
cause la diarrhée et a une mauvaise influence. Il convient
d'en donner en général 8 grammes par 100 kilogrammes de
poids vivant ; il n'est pas judicieux de pousser la dose au delà
de 16 grammes par jour et par 100 kilogrammes de poids
vivant.

Il nous reste à examiner le contenu en eau des fourrages ;
il nous faut l'examiner à divers points de vue.

Les animaux reçoivent avec les fourrages une partie de

l'eau qui leur est nécessaire, et avec grand avantage, dans la production du lait surtout. L'alimentation en vert et le pâturage agissent plus favorablement sur la sécrétion du lait que les fourrages secs même additionnés de boissons suffisantes. Une nourriture trop aqueuse est cependant préjudiciable, elle détermine une trop grande pauvreté du sang et cause des œdèmes par suite de sécrétions aqueuses anormales dans certaines couches de tissu cellulaire. Chez les animaux à l'état dit *mollasse* on remarque bien un certain embonpoint du corps, mais l'animal est engourdi et sans force, toutes ses parties, les muscles surtout contiennent une très-grande proportion d'eau. L'eau absorbée doit donc être dans un rapport déterminé avec les substances sèches des fourrages, en moyenne de 4 fois les substances sèches chez le bœuf.

La proportion d'eau des fourrages exerce aussi une influence sur leur valeur nutritive. Plus les plantes sont aqueuses moins elles contiennent d'éléments nutritifs, plus elles sont sèches et plus elles sont nutritives. Il n'est pas indifférent de connaître leur contenu en substances sèches pour juger de leur plus ou moins de valeur nutritive. Les pommes de terre très-aqueuses sont toujours très-pauvres en fécule, et les betteraves qui contiennent le plus de substances sèches renferment également la plus grande quantité de sucre. L'herbe poussée sur des prairies fréquemment arrosées pendant le temps de la végétation est moins nutritive, parce qu'elle est plus aqueuse, que les prairies sèches arrosées d'avance. Les herbes poussées à l'ombre, sous les arbres, dans les fonds couverts, dans les prairies étroites placées dans les forêts, sont très-aqueuses et peu nutritives.

DIGESTION ET ASSIMILATION.

Dans la section précédente, nous avons vu que l'animal doit trouver dans sa ration tous les éléments dont se composent ses formes élémentaires, que toutes les substances dont l'animal a besoin se trouvent en réalité dans les fourrages; nous avons même appris de quelle manière les substances nutritives y sont distribuées. Ces substances, sous la forme où elles se rencontrent dans les fourrages, ne sont pas immédiatement propres à être assimilées, à passer dans le sang et à être employées à la nutrition. Elles doivent subir auparavant certaines transformations, elles doivent être *digérées*. Ces transformations ont lieu pendant le cours de la digestion dans le *canal digestif*, qui commence à la bouche et finit à l'anus.

Les animaux prennent d'abord les aliments dans la bouche, les *broient sous les dents* et les *humectent* en même temps *de salive*. *L'insalivation* des aliments à l'aide de la salive sécrétée dans la bouche par les glandes salivaires et muqueuses n'a pas seulement pour but, en raison de son contenu en eau et en mucus, d'amollir les aliments, de faciliter leur glissement, une fois réunis en bol alimentaire; il y a encore ici une action chimique, déterminée par une matière propre de la salive que nous connaissons déjà, *le ferment salivaire*. Ce ferment possède la propriété de transformer les substances féculentes en dextrine, puis en glucose, de les rendre solubles par conséquent. La figure 38 représente des grains de fécule soumis, à des degrés divers, à l'action du ferment salivaire. Cette dissolution des substances féculentes n'est pas complète pendant la mastication, mais plus cette

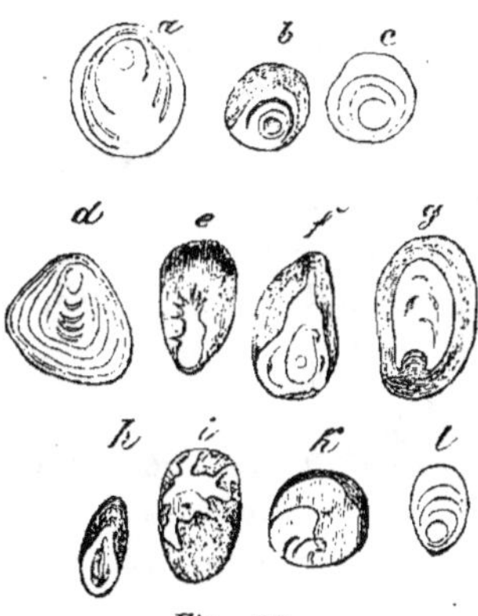

Fig. 38.

Fig. 38. Grains de fécule de pomme de terre soumis, à des degrés divers, à l'action de la salive. Grossissement, 230 fois.

dernière est parfaite, plus l'insalivation l'est aussi, et plus leur dissolution devient complète plus tard. Chez le bœuf et les animaux organisés de la même manière (ruminants), la mastication est imparfaite lors de la préhension de la quantité relativement considérable de fourrages dont ils on besoin pour leur alimentation, les fourrages ne sont réduits qu'en morceaux grossiers. Ce serait un grand préjudice pour les animaux, préjudice d'autant plus considérable que les animaux devraient se nourrir d'une plus grande masse d'aliments peu nutritifs, si ce défaut n'était pallié par des dispositions spéciales des diverses parties de leur estomac. Les aliments sont insalivés plus complétement lors de l'acte de la *rumination*.

Les aliments mâchés grossièrement passent à travers l'*œsophage* (fig. 39, *a*) et tombent dans le premier estomac,

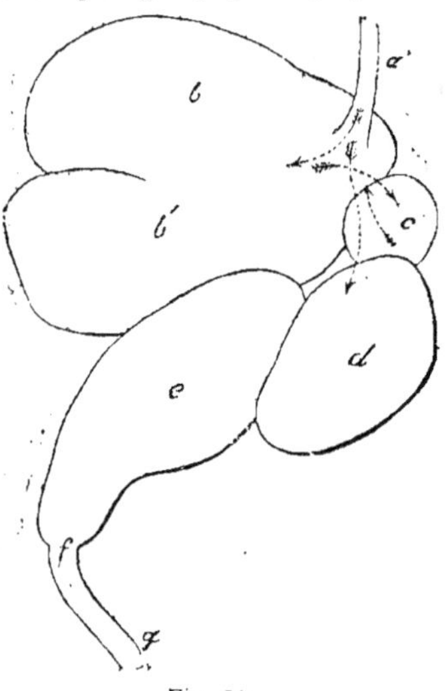

Fig. 39.

la *panse* (fig. 39, *b* et *b'*). Ils restent là un certain temps, se ramollissent au contact de la salive avalée et des sécrétions à réaction alcaline contenues dans la panse. Ce qui s'y dissout passe directement à travers le *bonnet* (*c*) dans les deux autres parties de l'estomac (*d* et *e*). Les matières plus grossières passent par intervalles dans le bonnet, y sont réunies en bol à l'aide de la *gouttière œsophagienne* et envoyées dans la bouche par l'œsophage où elles sont de nou-

Fig. 39. Figure idéale de l'estomac du bœuf. *a*, œsophage; *b b'*, hémisphère gauche et hémisphère droit de la panse ou rumen; *c*, bonnet *d*, feuillet; *e*, caillette; *f*, pylore; *g*, commencement de l'intestin grêle.

veau mâchés et imbibées de salive jusqu'à ce qu'elles soient transformées en une espèce de bouillie. Elles sont alors propres à être renvoyés à travers l'œsophage et à passer dans la troisième partie de l'estomac, le *feuillet d*. La gouttière œsophagienne se compose de deux bourrelets fortement musclés et s'étend du bord de l'œsophage au bonnet, jusqu'à l'ouverture qui va du bonnet dans le feuillet. Lors de la déglutition, ces deux muscles sont tirés, l'ouverture du feuillet se rapproche momentanément de l'orifice œsophagien, et toutes les matières tendres, liquides, en bouillie peuvent passer directement dans le feuillet et de là dans la *caillette* (*c*). Les matières liquides vont directement dans le feuillet sans passer par la panse comme les matières alimentaires plus grossières. Chez les animaux adultes, des matières liquides tombent aussi dans la panse, mais elles en sortent immédiatement pour être conduites dans la dernière partie de l'estomac. On trouve dans le feuillet de nombreuses lamelles courbées formées par des replis de la muqueuse. Elles varient régulièrement de grandeur et vont de l'ouverture du bonnet à la caillette. Pendant que les aliments sont repoussées peu à peu entre les lames du feuillet jusqu'à la caillette, les nombreux vaisseaux capillaires qui y sont répandus absorbent et transportent dans le sang les matières devenues déjà solubles. La portion non dissoute des aliments, devenue plus consistante, passe dans la caillette où se complète la digestion stomachale comme chez les animaux à estomac simple.

En raison des dispositions de leur appareil digestif, les ruminants sont spécialement propres à absorber et à utiliser des quantités considérables d'aliments volumineux et difficiles à digérer. C'est chez ces animaux que les pailles trouvent surtout leur plus complète utilisation.

Les aliments doivent être donnés aux ruminants sous un volume suffisant, sous forme ni trop liquide ni trop concentrée, parce que, dans ces deux cas, on empêche en partie une

des plus importantes fonctions de la digestion de ces animaux
et que les organes affectés à cette fonction s'engourdissent.
Avec une alimentation tendre, aqueuse, il convient de donner
une certaine quantité de fourrages secs, et à des fourrages concentrés, c'est-à-dire des fourrages qui contiennent beaucoup
d'éléments nutritifs sous un petit volume, il faut ajouter une
quantité suffisante d'aliments plus volumineux, moins nutritifs. Enfin, la digestion des ruminants étant plus compliquée,
plus prolongée, les animaux doivent avoir le temps et le
repos nécessaire pour se livrer complétement et sans trouble
à l'acte de la rumination.

Puisque les aliments liquides peuvent passer immédiatement dans le feuillet et la caillette, les deux premiers esto-
macs chez le veau restent inactifs aussi longtemps qu'il reçoit
exclusivement du lait ; ils sont peu développés immédiatement après la naissance. Il importe de ne pas l'oublier dans
l'élevage du veau et de pratiquer une transition insensible de
la nourriture liquide à la nourriture solide aussitôt que le veau
se développe.

La digestion dans la caillette est facilitée par les propriétés
spéciales de la muqueuse. Il s'y trouve une quantité innom-

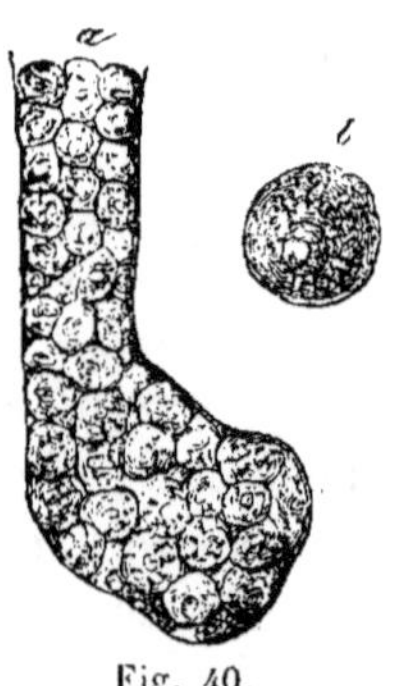

Fig. 40.

brable de glandes en forme d'utricules
nommées *glandes du suc gastrique* ou
glandes de la caillette (fig. 40 a). Elles
s'ouvrent dans l'estomac et sont complétement remplies de formations cellulaires,
les *cellules de la caillette* (fig. 40 b). La
formation de ces cellules a lieu d'une
manière spéciale. Chaque élément cellulaire de la couche revêtant la paroi intérieure de la glande est soumis à un renouvellement continuel : les cellules plus

Fig. 40 a. Glandes du suc gastrique de la caillette d'un veau. Grossissement, 450 fois. Elles laissent voir un nucléus et un nucléole.

âgées sont déplacées par de nouvelles cellules, remplissent la cavité de la glande, en sortent à la partie supérieure pour être englouties dans l'estomac. Cette rénovation de cellules est continuelle ; elle peut diminuer par suite d'une moindre usure, mais elle a toujours lieu. Les cellules remplissant la cavité de la glande y tombent continuellement, vont ensuite dans l'estomac pour servir aussitôt d'aliments.

Lors de la chute des cellules de la caillette, une substance particulière qu'on a appelée *pepsine* devient libre. La pepsine forme avec l'*acide chlorhydrique* sécrété la partie essentielle des liquides du suc gastrique. L'action de ces substances sur la bouillie alimentaire qui a pénétré dans l'estomac détermine une transformation des diverses *substances protéiques,* qui perdent leur propriété d'être coagulables et sont transformées en substances solubles à propriétés essentiellement identiques, en *peptone* et en *albuminose* pour être absorbées par les organes d'absorption. La caséine du lait se coagule bien d'abord dans la caillette (de là l'emploi de la caillette du veau dans la préparation des fromages), mais, par l'action du suc gastrique, les masses coagulées sont divisées, puis complétement dissoutes et transformées en peptone. Cette transformation et cette dissolution des substances protéiques est l'*acte* le plus important de la digestion stomachale. La présence d'une certaine quantité de graisse dans les aliments l'accélère singulièrement ; le sel donné avec les fourrages exerce aussi une action favorable en déterminant une sécrétion plus abondante de suc gastrique. Par contre, les boissons considérables et pas assez riches en principes nutritifs diluent trop le suc gastrique et affaiblissent son action. Trop chaudes, les boissons lui enlèvent complétement son activité pendant quelque temps.

Le glucose contenu dans les fourrages ou provenant de l'action du ferment salivaire sur les hydrates de carbone se transforme en partie dans l'estomac en acide lactique, qui accélère encore la digestion et l'absorption des substances protéiques et de certaines substances inorganiques, des composés phosphatés surtout.

Une grande partie des substances dissoutes est absorbée, dans l'estomac, par les nombreux vaisseaux capillaires sanguins répandus dans la membrane muqueuse. Ces substances sont formées surtout d'hydrates de carbone dissous dans les liquides digestifs et transformés en acide lactique, de sels à acides végétaux, d'alcaloïdes, d'eau provenant des boissons.

Les substances protéiques digérées sont absorbées en partie dans l'estomac par les vaisseaux lymphatiques, jamais par les vaisseaux sanguins. La plus grande partie sort de l'estomac, avec la grande masse des substances non digérées, à l'état de *bouillie alimentaire* à réaction acide ou de *chyme*, par l'ouverture conduisant aux intestins nommée *pylore* (fig. 32 *f*), pour subir de nouvelles transformations.

Les aliments parcourent un très-long chemin dans l'intestin : vingt-deux fois la longueur du corps chez le bœuf. Leur déplacement est causé par un mouvement vermiculaire continuel de l'intestin.

On subdivise les intestins en deux parties principales et en plusieurs parties secondaires. La première partie principale comprend l'*intestin grêle* ; la seconde, finissant à l'anus, le *gros intestin*.

Déjà, dans la première partie de l'intestin grêle, la bile préparée par le foie, et le suc sécrété par le *pancréas* se mélangent avec la bouillie alimentaire. Le suc pancréatique ressemble, dans ses propriétés, à la salive buccale ; comme elle il a le pouvoir, mais à un bien plus haut degré, de transformer la fécule en sucre. Il termine la digestion des substances féculentes qui n'ont pas été complètement digérées sous l'influence de la salive. Il possède, en outre, comme l'a démontré *Corvisart,* la propriété de digérer les substances protéiques et de les transformer en substances solubles, faciles à résorber, en *peptone*, de la même manière que le suc gastrique.

La soude contenue dans la bile et le suc pancréatique se combinent avec l'acide chlorhydrique du chyme pour former du chlorure de sodium ou sel de cuisine, et la réaction de la bouillie alimentaire devient alcaline. La bile remplit avec le suc pancréatique une fonction plus étendue mais semblable. Ils divisent les matières grasses des fourrages en granules de graisse très-petits qui peuvent être alors absorbés avec les matières protéiques dissoutes par les organes d'absorption spéciaux de l'intestin. La fine division brute des matières grasses ne suffit cependant pas seule pour en rendre la résorption possible ; il faut encore que les organes d'absortion soient baignés de bile. La sécrétion biliaire est donc de très-grande importance pour la résorption des matières grasses ; elle empêche aussi d'ailleurs la propension à la destruction putride des matières protéiques encore contenues dans la bouillie alimentaire.

La bile est sécrétée en beaucoup plus grande quantité que le contenu de cette substance dans les excréments ne le laisse présumer. Les sept huitièmes de la quantité totale de bile sont résorbés par les organes d'absorption et passent dans le sang. La sécrétion du foie, après l'accomplissement de sa fonction, se retrouve pour faire digérer de nouvelles substances nutritives.

Les aliments éprouvent à la fois des transformations chimiques et physiques sous l'influence des divers liquides digestifs. Pendant le cours de la digestion, la macération, l'amollissement, la désagrégation, poursuivent dans les intestins l'œuvre imparfaite de la mastication ; la fécule, le sucre, la protéine encore contenus dans les cellules deviennent libres et accessibles pendant la longue durée de la digestion intestinale. La nature leur a assigné une digestion ultime pour qu'elles soient utilisées le plus complétement possible, car on trouve dans l'intestin une grande quantité de glandes de nature diverse dont la plus grande partie ont des formes semblables aux glandes gastriques, décrites plus haut. Le *suc intestinal* sécrété par ces glandes présente une réaction alcaline et a la propriété de transformer en substances susceptibles d'être absorbées les substances protéiques restées insolubles, principalement la fibrine. D'après de récentes expériences, il est douteux qu'il possède le pouvoir de transformer la fécule en sucre, comme semblaient le prouver les anciennes expériences. Cette transformation tient probablement au suc pancréatique mélangé au suc intestinal. Le sucre de canne est transformé en glucose par le suc intestinal. Le sucre contenu dans le chyme ou formé dans l'intestin sous l'influence du suc pancréatique n'est absorbé qu'en très-petite partie sous cette forme ; le reste est transformé dans l'intestin en acide lactique et ce dernier en acide butyrique. Ces produits de la fin de la digestion des hydrates de carbone sont absorbés immédiatement par les nombreux vaisseaux sanguins répandus dans les parois de l'intestin.

L'action des liquides digestifs détermine ainsi la dissolution la plus complète possible des éléments azotés et non azotés des aliments. La présence de certains sels dans les liquides digestifs n'est certainement pas sans importance pour la dissolution des éléments inorganiques et pour leur faire prendre en grande partie la forme la plus propre à l'assimilation.

Toutes ces substances, devenues solubles et assimilables, quand elles n'ont pas été déjà absorbées par les vaisseaux sanguins, forment la séve nutritive ou *chyle*, qui est absorbé par les organes de la muqueuse intestinale dont nous avons déjà parlé et dont nous examinerons bientôt plus spécialement la formation. Les parties des fourrages inaccessibles à la digestion restent dans l'intestin. A mesure que la bouillie alimentaire s'approche de l'extrémité des intestins, elle devient de plus en plus pauvre en matières solubles, son contenu en eau diminue jusqu'à ce qu'elle se forme en crottins dans la dernière moitié du gros intestin, pour être rejetés à la fin à l'état d'excréments solides.

Ces excréments contiennent, outre les matières non digérées

et indigestibles, un peu de bile, des sécrétions provenant des
glandes muqueuses ainsi que les parties usées de la membrane muqueuse qui tapisse les parois du canal digestif. Leur
couleur dépend de la matière colorante de la bile qui s'y trouve
mélangée et aussi de l'espèce de fourrage employé. Leur
contenu en substances inorganiques non assimilées, parmi lesquelles on rencontre une très-grande partie de l'acide silicique
des fourrages, s'accroît particulièrement chez les ruminants
des sels phosphatés usés dans l'organisme rejetés exclusivement dans l'intestin.

Plus la digestion est parfaite et moins on trouve de parties
non altérées des fourrages dans les excréments. Elle est
d'autant plus complète que les matières à l'intérieur des
cellules ont été mieux dissoutes et qu'il ne reste que les
cellules. Les tissus des fourrages les plus durs, la paille et
le foin, peuvent

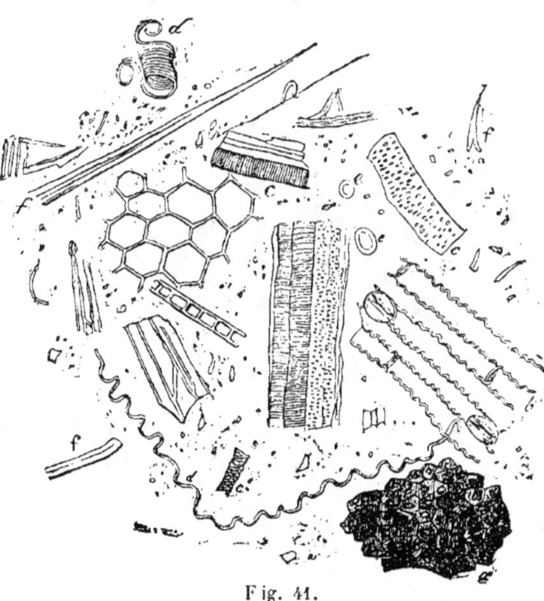

Fig. 41.

Fig. 41. Ensemble des parties les plus fines des excréments d'une
vache, pendant l'alimentation d'hiver. Grossissement, 100 fois. *a*, cellules épidermiques des graines de colza rassemblées en masse (provenant de l'alimentation avec des tourteaux); *b*, cellules épidermiques des
feuilles de foin avec leurs stomates; *c*, vaisseaux spiraux; *d*, spires
isolées; *e*, anneaux de vaisseaux annelés; *f*, poils.

même être plus ou moins détruits. La figure 41 représente l'ensemble des parties les plus fines des excréments d'une vache pendant l'hiver. On reconnaît l'épiderme du foin avec ses stomates, les vaisseaux en partie assemblés, en partie désagrégés, des vaisseaux spiraux presque complétement désorganisés, les anneaux insolubles des vaisseaux annelés, puis des poils de plantes, des masses de cellules brunes de l'épiderme de la graine de colza provenant de l'addition de tourteaux.

Les figures 42 et 43 montrent la constitution des excréments pendant l'alimentation en vert de l'été et de l'automne. Dans les deux cas, la quantité expérimentée était mélangée de rouille. Ce sont là encore les mêmes parties des plantes qui ne sont pas attaquées. On

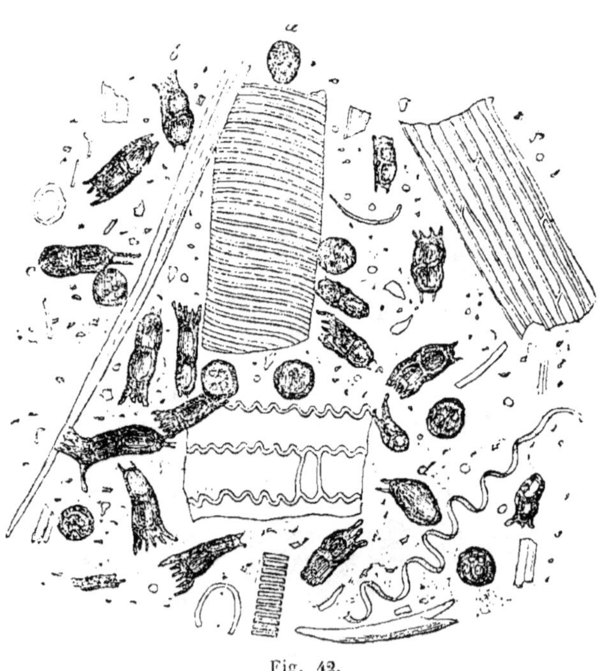

Fig. 42.

Fig. 42. Ensemble des parties les plus fines des excréments d'une vache, pendant l'alimentation d'été, avec un mélange de vesce et d'avoine rouillée. Grossissement, 230 fois. Mélangé de spores : *a*, spore de rouille de puccinie; *b*, spore de puccinia coronata; *c*, de puccinia graminis; *d*, spore de la rouille de la vesce (Uromyces apiculata).

trouve en même temps les spores des champignons de la rouille intactes (comparez avec mon livre : « *Die krankheiten der culturgewächse*, » pages 91-112 et tab. v, fig. 31-52) en sorte qu'on reconnaît facilement les espèces particulières qui poussent sur les plantes mangées.

Lors de l'alimentation d'été (juillet) domine la puccinia coronata (rouille en couronne), lors de l'alimentation d'automne (octobre) la puccinia graminis (rouille des graminées). On n'en aperçoit plus que les spores ; les fibres du mycelion ou stroma qui servaient de support aux spores (voyez mon livre déjà cité, page 92) et qui se trouvaient en grande quantité dans les plantes rouillées ne s'y laissent pas reconnaître. La matière de leurs cellules paraît avoir été complétement détruite et digérée, absolument comme la matière des cellules du chapeau des champignons plus gros mangés volontiers par les moutons.

Il faut remarquer qu'avec une digestion imparfaite, on trouve encore des grains de fécule entiers, non transformés, qui ne se colorent plus par l'iode mais ont l'apparence striée comme les restes des grains de fécule contenus dans les cellules après l'action du ferment salivaire (fig. 33). On ne rencontre pas ces restes de grains de fécule lors d'une digestion parfaite des substances féculentes. Une action plus prolongée des liquides digestifs aurait donc pu les dissoudre. Et comme le ligneux se comporte absolument, nous l'avons vu, comme une modification de la cellulose des grains de fécule, il est permis de conclure que la digestion plus ou moins complète du ligneux dépend de ses divers degrés d'épaississement et des substances étrangères qui peuvent y être mélangées. En effet, l'examen des figures 41, 42, 43 obtenues à l'aide de recherches microscopiques sur les excréments permet de reconnaître qu'en réalité les cellules à parois très-minces des tissus végétaux sont en grande partie solubles. La digestion la plus complète du ligneux allant jusqu'à 60· p. 0/0 de la quantité totale n'a lieu que chez les ruminants. Cela provient de la disposition spéciale de leur appareil digestif. D'ailleurs la *constitution* des fourrages, le *mode de préparation* avant la distribution, le *rapport des diverses substances nutritives*

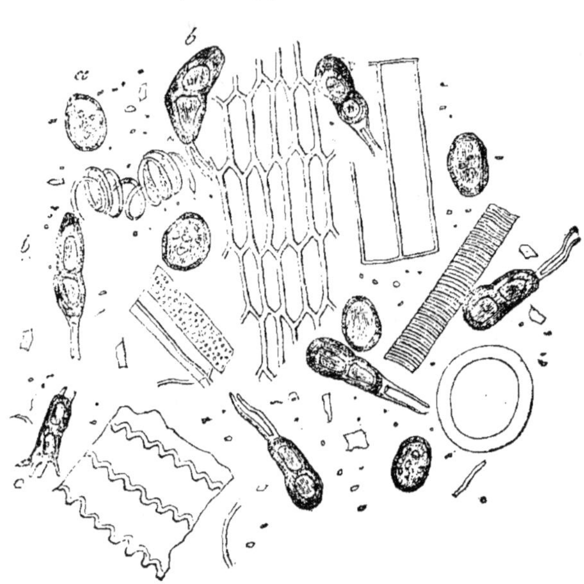

exercent une influence essentielle sur le plus ou moins de digestibilité des fourrages. Les fourrages durs, séchés en masse, sont beaucoup moins assimilables que les fourrages mous, tendres et sapides. Les premiers doivent être amollis avant la distribution par le broyage, par le traitement à l'eau chaude, l'action de la vapeur; ils deviennent ainsi plus facilement attaquables par les liquides digestifs. — De là l'action plus favorable du fourrage vert que du foin, de là l'importance d'une préparation convenable des fourrrages pour leur utilisation et de l'addition à une suffisante quantité de fourrages secs de plantes racines riches en sucs, de sons traités par l'eau chaude, de tourteaux d'huile délayés ou de

Fig. 43.

Fig. 43. Composition des parties les plus fines des excréments d'une vache, pendant l'alimentation d'automne, avec un mélange de pois et d'avoine rouillée. Grossissement, 230 fois. *a*, spores de rouille des graminées; *b*, spore de puccinia de la même; *c*, spore de rouille en couronne.

pulpe pour obtenir la plus grande production chez les vaches à lait ou les bêtes à l'engrais. — Nous savons déjà qu'une proportion modérée de matières grasses favorise la dissolution des matières protéiques, mais qu'une trop grande quantité de matières grasses est préjudiciable à la digestion. La distribution trop abondante d'un fourrage féculent sans une suffisante quantité de substances protéiques laisse passer une grande partie de fécule sans être utilisée dans les excréments. A l'aide du microscope, en faisant agir l'iode sur les excréments, la présence de la fécule se décèle d'une manière indubitable. Avec le microscope on en distingue les formes spéciales déjà décrites, on détermine précisément si la fécule des excréments provient des pommes de terre, du son ou des légumineuses employées, quel fourrage est imparfaitement digéré.

Les grains entiers des céréales ou des légumineuses sont en général mal digérés par les bêtes bovines, il est préférable de les donner égrugés. Une trop grande proportion d'eau des aliments est également préjudiciable à la digestion. C'est pourquoi il est utile d'ajouter une certaine quantité de fourrage brut lors de la distribution d'aliments trop aqueux. Il ne convient pas de donner plus de 12 kilogr. de fourrages bruts par 1,000 de poids vivant, mais il vaut mieux en pareil cas cependant en donner un peu plus, 14 jusqu'à 15. Il est donc sage d'ajouter un peu de foin ou fourrage vert trop jeune ou humecté par la pluie et de mélanger le jeune trèfle avec de la paille hachée. Si l'on donne aux animaux une ration trop riche en fourrages bruts, surtout en paille, leur utilisation et la digestion du ligneux qui y est contenu sont beaucoup moins parfaites, et cela d'autant moins que la proportion de substances protéiques est moins élevée.

Partout il est nécessaire, pour l'accomplissement parfait de la digestion, pour la désagrégation plus ou moins grande et l'utilisation des aliments, que la *quantité de substances sèches des fourrages* corresponde aux besoins des animaux et au but de leur utilisation, que la ration contienne en outre *chaque groupe d'éléments dans un rapport convenable*, enfin que la *préparation des fourrages* soit en rapport avec leur constitution. Le *volume des fourrages* et le *poids de l'ensemble de leurs substances sèches* peuvent varier sans grand préjudice dans des limites très-importantes (chez le bœuf suivant l'espèce de fourrage par 1,000 kilogr. de poids vivant entre 154 et 308 litres, 15 et 37 kilogr. de substances sèches), car les organes digestifs possèdent la faculté d'étendre ou de limiter leur capacité moyenne. On peut leur faire atteindre la plus grande capacité sous l'influence prolongée de fourrages très-volumineux ou la faire diminuer dans de certaines limites en leur donnant des rations plus concentrées. Comme cette dilatation ou cette contraction ne reposent pas seulement sur un phénomène d'extension mécanique mais encore sur un accroissement ou une diminution des organes eux-mêmes, il convient de passer peu à peu d'une alimentation à une autre. Toutefois il est préférable de donner une alimentation autant que possible uniforme.

L'alimentation une fois réglée pour le mieux sous tous ces rapports, il ne faut cependant pas supposer que la digestion de toutes les matières susceptibles d'être digérées dans les fourrages est par cela même parfaite : on en retrouve toujours de petites quantités dans les excréments lors même d'une digestion parfaitement normale. Plus l'alimentation est abondante, plus nous donnons au delà des aliments nécessaires au seul entretien de l'animal, plus nous donnons une consommation de luxe, en vue d'obtenir la plus grande production possible de substances animales, moins il nous faut compter sur une digestion complète de toutes les substances digestibles. Cela provient des conditions physiques et mécaniques de la digestion, d'une mastication plus ou moins parfaite, de l'insalivation, de l'amollissement, de la pénétration des fourrages par les sucs digestifs, de la marche continuelle des aliments par suite du mouvement intestinal même quand la dissolution des éléments nutritifs n'est pas encore complète.

Le contenu des excréments en fécule et non digérée est en général peu considérable lors d'une digestion normale. La recherche précise faite de temps en temps, l'observation microscopique des excréments sont des moyens très-propres à nous faire juger du plus ou moins de perfection de la digestion. Une utilisation imparfaite chez un animal sain nous fera toujours regarder comme certain que la ration distribuée aux animaux ne convient pas sous le rapport de la qualité ou de la composition, et qu'il y a gaspillage de substances nutritives dans son emploi, gaspillage qui empêche sa complète utilisation. Et qu'on n'allègue pas ici que les substances non digérées agissent plus tard comme fumier! Si nous voulons fumer nos champs avec des matières grasses, de la fécule ou autres substances analogues non digérées, avec des matières qui ne contiennent rien plus que de l'eau et de l'acide carbonique, il est vraisemblable que le fumier d'étable nous revient encore plus cher que le guano et la poudre d'os payés deux fois plus cher qu'ils ne valent maintenant. Comme on se trompe à ce sujet! quelle perte pour les particuliers et pour l'État! C'est extraordinaire, et malheureusement on l'ignore trop souvent!

Si les éléments azotés échappent à la digestion, c'est assurément une perte, car ils peuvent servir à la production animale et se retrouver quand même (comme nous le verrons plus tard) en très-grande partie dans les engrais (comme éléments de l'urine), mais ces éléments azotés restés sans être digérés dans les excréments solides ne sont pas perdus, ils n'en forment pas moins sous cette forme une partie des fumiers de très-grande valeur. Et s'il est impossible d'obtenir à l'aide d'une riche alimentation une digestion complète, il est toujours préférable de donner des rations trop riches en azote, onéreuses, c'est vrai, parce qu'une partie des substances azotées peut rester sans être digérée, plutôt que des rations trop pauvres en azote, où domine la fécule, etc., et de causer ainsi une utilisation imparfaite des hydrates de carbone. Dans le dernier cas nous avons bel et bien une perte sèche, car la fécule décomposée, la cellulose décomposée, ne peut fournir aux plantes rien autre chose que de l'acide carbonique et de l'eau.

Il résulte de tout ceci qu'il est nécessaire de distribuer aux animaux *une quantité de fourrages suffisante, convenablement préparée, contenant les substances nutritives dans un rapport convenable* pour que la digestion soit la plus complète possible et que l'utilisation des principes nutritifs corresponde à des buts agricoles. Nous reviendrons plus tard sur la grande importance d'un rapport d'éléments nutritifs calculé judicieusement, lorsque nous suivrons la séve nutritive préparée en vue de l'absorption jusque dans les coins les plus reculés du corps animal.

FORMATION ET CIRCULATION DU SANG.

Le sang, courant incessamment à travers toutes les parties du corps, sert d'intermédiaire à toutes les transmutations de matières indispensables pour la construction et l'entretien du corps. Toutes les substances qui servent à la nutrition doivent pénétrer dans le sang.

Nous avons déjà vu que l'estomac est le siége d'une absorption de matières par l'intermédiaire des nombreux vaisseaux sanguins qui y sont répandus. Il en est de même pour la muqueuse en raison des nombreuses et fines veines anastomosées qui la traversent. Les matières qui passent ainsi immédiatement dans le sang sont surtout l'eau, l'acide lactique, les sels à acides végétaux et le sucre, quand il n'est pas transformé en acide lactique, c'est-à-dire les produits de la digestion des hydrates de carbone et une partie des matières inorganiques.

Les substances protéiques dissoutes, les matières grasses et une partie des substances inorganiques pénètrent dans le sang par une voie spéciale moins directe.

Si l'on observe attentivement la muqueuse de l'intestin grêle, on lui reconnaît une apparence veloutée déterminée par la présence d'une quantité innombrable de petites protubérances longues d'environ 0^{mm},66 qu'on désigne sous le nom de *villosités intestinales*. On leur reconnaît sous le microscope une constitution spéciale (fig. 44). La surface en est formée par une couche de cellules allongées, superposées en forme de muraille, entre lesquelles se trouve une sorte de tissu conjonctif qui, courant tout le long des cellules, s'étend à l'intérieur de la villosité et laisse apercevoir plus ou moins facilement une cavité brusquement tronquée à son extrémité. Les cavités de chaque villosité se relient plusieurs ensemble en faisceaux communs qui en s'alliant eux-mêmes produisent les *vaisseaux chylifères*, les *vaisseaux lymphatiques* de l'intestin.

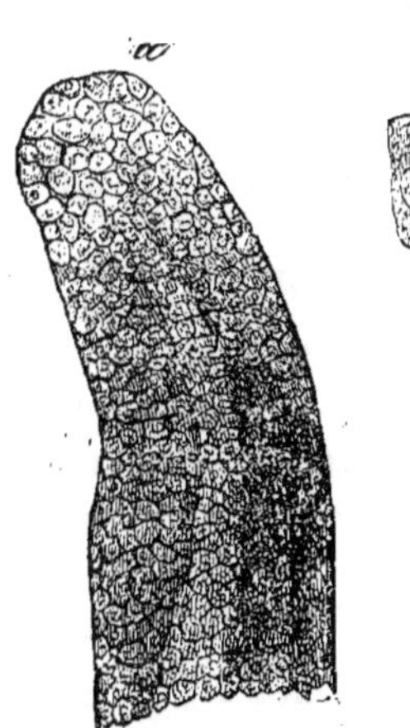

Fig. 44.

Ce sont ces villosités qui absorbent la plus grande partie des substances protéiques dissoutes et des matières grasses finement divisées sous forme d'émulsion (espèce de liquide laiteux), sous l'influence des sucs digestifs de l'intestin, avec quelques substances inorganiques. Comme les radicules des plantes dans le sol, les villosités intestinales s'étendent dans

---

Fig. 44. *a*, villosités intestinales de l'intestin grêle d'un veau. Grossissement, 230 fois. Au milieu se trouve la cavité du chyle. *b*, cellules allongées constituant la surface des villosités avec nucléus visible. Grossissement, 450 fois.

le contenu des intestins pour absorber les matières préparées qui se rassemblent dans les cavités des villosités pour passer ensuite sous le nom de *chyle* dans les vaisseaux lymphatiques, et enfin dans le sang. La partie des substances protéiques digérées qui a été absorbée dans l'estomac pénètre aussi dans les vaisseaux lymphatiques.

Il est important pour nous de bien remarquer ces deux différentes voies d'absorption que prennent les substances dissoutes lors de la digestion pour arriver dans le sang. D'un côté, les hydrates de carbone et leurs produits de transformation pénètrent directement dans le sang, de l'autre ce sont surtout les substances protéiques et les matières grasses qui, réunies dans le chyle, doivent subir des délais physiologiques avant de passer dans le sang.

Il n'est pas indifférent pour le résultat final de la digestion, pour la formation du sang et la nutrition, d'avoir tel ou tel rapport entre les divers groupes d'éléments nutritifs soumis au travail digestif, tel ou tel rapport entre les éléments nutritifs séparés par la digestion. Un rapport normal des éléments nutritifs des uns par rapport aux autres est d'autant plus important, comme nous le verrons bientôt, que les divers groupes d'éléments nutritifs servent eux-mêmes à des fonctions physiologiques diverses sans le concours harmonique simultané desquelles il ne faut penser obtenir ni une utilisation suffisante des aliments par les animaux de la plus haute aptitude, ni une santé durable chez les animaux. Un rapport judicieusement calculé, convenable des hydrates de carbone aux matières grasses et aux substances protéiques des fourrages est très-important sous le rapport de l'hygiène et de la prophylaxie de nos animaux domestiques ; il est de première nécessité pour parvenir au but d'utilisation économique de leur exploitation.

Les *vaisseaux capillaires sanguins* répandus dans l'estomac et les intestins se réunissent peu à peu pour former un tronc commun, la *veine-porte*, qui conduit au foie et se ramifie dans cet organe destiné à opérer leur transformation en sang, à entretenir la bonne condition de ce dernier et à préparer la bile destinée à la digestion. Les substances absorbées dans la bouillie alimentaire deviennent immédiatement propres à servir aux fonctions physiologiques de cet organe. La veine sortant du foie les conduit ensuite très-rapidement au cœur pour offrir au moyen du sang un prompt remplacement des substances perdues lors de la respiration.

Il est dès lors évident que les substances protéiques plus difficilement assimilables et devant passer par une voie bien différente, plus allongée, sont très-peu propres à remplacer les hydrates de carbone dans leur action particulière comme parties constituantes des fourrages. Nous allons suivre le chemin parcouru pour arriver au sang par les substances protéiques et les matières grasses absorbées par les villosités intestinales, et étudier les transformations qu'elles subissent pendant ce parcours.

Réunies dans le chyle, elles forment d'abord un liquide laiteux, homogène, faiblement coloré en jaune et composé principalement de substances protéiques et de gouttelettes de graisse. Bientôt on voit apparaître de petites formations granuleuses qui contiennent de la graisse et de l'albumine et qui se transforment pendant le passage à travers les glandes lymphatiques du mésentère en cellules parfaites appelées

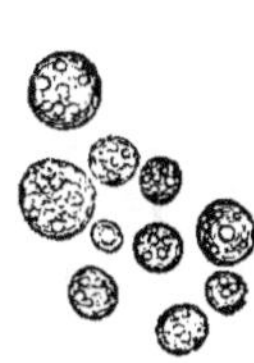

globules de chyle. La figure 45 montre ces globules de chyle à divers degrés de développement. Les *vaisseaux lymphatiques* les mènent ensuite, après un parcours assez long et après avoir traversé les *glandes lymphatiques*, dans le *canal thoracique* qui les verse dans la *veine sous-clavière gauche*. Les parties consti-

Fig. 45.

Fig. 45. Globules de chyle, dits de lait, d'un veau à divers degrés de développement. Grossissement, 450 fois.

tuantes du chyle mélangées au sang sont alors conduites au *cœur*. Par son mélange avec le chyle le sang reçoit surtout des matières servant à la *formation plastique*.

Le *sang* est un liquide de densité uniforme, renfermé à sa sortie du cœur dans des canaux tubulaires particuliers, *artères et veines*. Les *globules* forment la partie essentielle du sang, il leur doit sa couleur rouge. Ils sont composés de cellules plates, discoïdes, creusées des deux côtés en leur milieu. La figure 46 représente les globules du sang, en *b* vus de face, en *c* vus de profil. Hors des vaisseaux, ces disques adhèrent souvent ensemble sous forme de petites colonnes, mais cette adhérence n'existe pas dans les veines : ils y sont toujours isolés et en nombre considérable. *Stœlping* a trouvé qu'un millimètre cube de sang de veau en contient 5,123,000, un millimètre cube de sang de bœuf 5,073,000. Leur diamètre est de 0,006 millimètre.

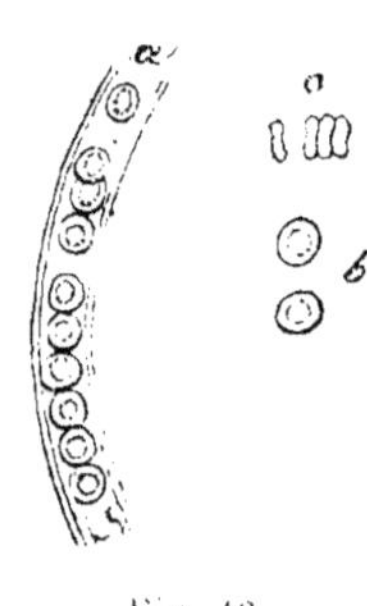

Fig. 46.

Chaque globule de sang se compose d'une substance fondamentale non colorée et d'une substance colorée. La *couleur du sang*, *hématoglobine*, est forcée par une matière albuminoïde ferrugineuse. La substance fondamentale non colorée où l'eau entre pour deux tiers contient des parties non azotées, quelques matières grasses et des combinaisons inorganiques composées surtout de chlorure de potassium et de phosphate de potasse. Les globules du sang proviennent de la transformation des globules de chyle. On rencontre encore dans le sang quelques globules de chyle non transformés et non colorés.

Fig. 46. Globules de sang du bœuf. *a*, portion d'un vaisseau capillaire du cerveau d'un veau ; *b*, globules du sang hors des vaisseaux, vus de face ; *c*, les mêmes, vus de profil. Plusieurs globules adhèrent les uns aux autres sous forme de petites colonnes. Grossissement, 450 fois.

Outre ces formations celluleuses, le sang contient des substances dissoutes, de la fibrine, de l'albumine, des matières grasses, un peu de sucre, de l'acide lactique et d'autres substances organiques en petite quantité et des composés inorganiques. Parmi ces derniers prédominent le chlorure de sodium et le carbonate de soude, puis les phosphates de chaux et le phosphate de magnésie. La proportion importante de soude sert à conserver sous forme liquide les substances protéiques dissoutes, elle a une très-grande valeur pour maintenir les propriétés et les phénomènes physiologiques du sang. Le sang contient encore de l'air, une petite quantité d'azote et des quantités variables d'acide carbonique et d'oxygène. L'eau forme environ 90 pour cent des liquides du sang.

Hors des veines, le sang perd bientôt son homogénéité, se partage peu à peu en une masse solide (*caillot du sang*) et en un liquide clair, couleur jaune clair (*eau du sang*). Le caillot du sang se forme par suite de la coagulation de la fibrine, il renferme les globules; l'eau du sang contient l'albumine, les sels et le reste des parties liquides.

Le sang est soumis à un mouvement continuel dans le corps, il tourne incessamment dans un double circuit dont le cœur forme le centre. Il est poussé par la contraction de cet organe musculeux dans les *artères*, formées d'une tunique musculeuse élastique. A chaque contraction du cœur le sang est refoulé dans *l'artère aorte* d'où il chemine par suite d'ondulations incessantes successives (pouls) dans toutes les *artères*. Après avoir parcouru chaque partie du corps, il revient au cœur par les *veines*, dont les parois sont moins musculeuses et moins épaisses que les artères et où le sang se meut au moyen de *replis* ou de *valvules*. Les artères se distribuent dans les organes sous forme de rameaux de plus en plus fins et forment en dernier terme de petits tubes extrêmement ténus à minces parois, les *vaisseaux capillaires* (fig. 46 a) pour se réunir de nouveau en petits rameaux de plus en plus gros et en gros troncs sous forme de veines.

Le cœur est partagé en deux parties principales par une cloison, puis chacune de ces deux parties est subdivisée elle-même en deux autres parties, en *oreillette* et en *ventricule* (fig. 47). Le sang revenant du corps et mélangé avec le

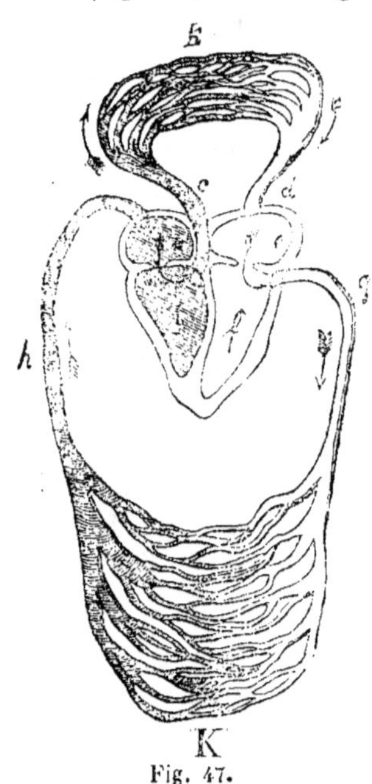

Fig. 47.

chyle passe dans l'oreillette droite du cœur *a*, puis pénètre dans le ventricule droit *b*, pour commencer alors ce qu'on appelle la *petite circulation*. Il est poussé à travers *l'artère pulmonaire* jusque dans les poumons. Cette artère s'y ramifie en vaisseaux capillaires très-petits, qui se réunissent ensuite de nouveau en branches et en troncs pour former les *veines pulmonaires*. Le sang revient alors au cœur, va dans *l'oreillette gauche* E pour passer dans le *ventricule* F. Alors commence la *grande circulation* K. Le sang est repoussé avec force par la contraction du cœur dans l'artère aorte, et se répand au moyen de ses branches et de ses ramifications dans toutes les parties du corps d'où il revient par le système veineux dans l'oreillette droite du cœur pour recommencer une nouvelle circulation.

Le sang parcourt toutes ces nombreuses ramifications dans un temps étonnamment court, tout le corps dans une

---

Fig. 47. Figure idéale de la circulation du sang chez les mammifères. *a*, oreillette droite; *b*, ventricule droit; *c*, artères pulmonaires; *d*, veines pulmonaires; *e*, oreillette gauche; *f*, ventricule gauche; *g*, artère aorte *h*, système veineux; *K*, grande, *k*, petite circulation.

demi-minute environ. Il éprouve sans cesse pendant son cours certaines transformations dont la plus importante a lieu dans les *poumons*, lors de la *respiration*.

Les poumons sont formés par une masse de tissu tendre, spongieux, par les subdivisions innombrables des vaisseaux sanguins et les ramifications entrelacées des nombreux vaisseaux aériens qui s'y distribuent. Il y a deux poumons : l'un droit, l'autre gauche. Chaque ramification se termine à ses extrémités les plus déliées en forme d'apparences racineuses ou utriculaires appelées *vésicules pulmonaires*. Ces vésicules sont extrêmement nombreuses ; elles sont entourées et séparées les unes des autres par un tissu élastique particulier. La figure 48 représente ce tissu fibreux ; les vésicules pul-

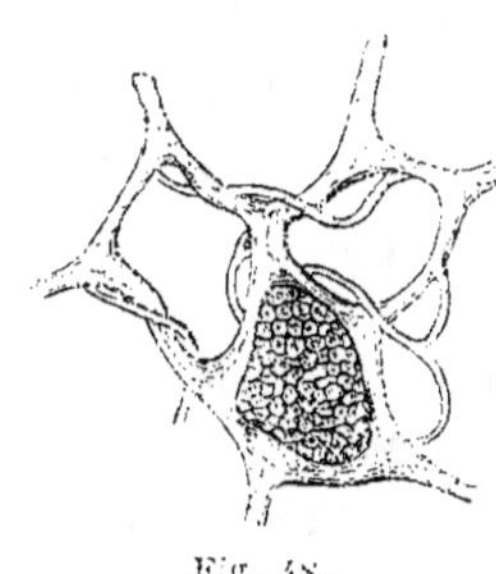

Fig. 48.

monaires sont logées dans les lacunes qu'il laisse. (Une de ces lacunes sur la figure est remplie par une vésicule pulmonaire.) Les vésicules pulmonaires sont revêtues à leur intérieur d'une couche muqueuse et entourées d'un réseau très-dense de vaisseaux capillaires très-nombreux qui permet un échange de substances continuel entre le sang contenu dans les innombrables capillaires et l'air conduit dans les vésicules pulmonaires par les organes de la respiration, les membranes pouvant être pénétrées à la fois par l'air et par les liquides.

Le sang *veineux*, revenant du corps dans le cœur droit et conduit par les artères pulmonaires dans les poumons, est de couleur rouge sombre et riche en acide carbonique. Sous cette forme, il est incapable de servir plus longtemps aux

---

Fig. 48. Tissu fibreux tiré du poumon d'un bœuf avec ses vaisseaux sanguins formant des lacunes où se trouvent les lobules pulmonaires. Une de ces lacunes figure la couche muqueuse d'une vésicule pulmonaire. Grossissement, 100 fois.

fonctions de la vie. Il doit éprouver une transformation, laisser échapper son acide carbonique et subir le contact de l'oxygène. C'est ce qui arrive pendant son passage à travers les minces vaisseaux des vésicules pulmonaires. L'air atmosphérique entré lors de l'inspiration contient, avec de l'azote, 21 pour 100 d'oxygène. L'azote joue un rôle indifférent, mais une partie de l'oxygène inspiré passe dans le sang d'où sort l'acide carbonique. L'air expiré est donc riche en acide carbonique et pauvre en oxygène ; il contient en outre une certaine quantité de vapeur d'eau.

Le contact des gaz dans les vésicules pulmonaires est incessant, car les poumons ne se vident pas complétement lors de l'expiration, et il reste toujours une certaine quantité d'oxygène. Ce qui pénètre de ce gaz dans le sang est absorbé en très-grande partie par les globules sanguins, en très-petite partie par les liquides du sang. Or, la quantité des globules du sang est très-grande ; leur surface chez un animal forme une surface d'absorption très-considérable.

Le sang est transformé dans ses propriétés par l'absorption de l'oxygène et le rejet de l'acide carbonique. Il devient couleur rouge clair et quitte les poumons à l'état de *sang artériel*, passe dans le cœur gauche pour porter de là dans toutes les parties du corps l'oxygène absorbé nécessaire à tous les phénomènes de formation et de rénovation organiques. Partout il s'efforce de se combiner avec le carbone pour se transformer en acide carbonique, et revient ainsi combiné au poumon par les veines. Les alcalis contenus dans le sang favorisent l'action de l'oxygène et excitent l'absorption et la dissolution de l'acide carbonique formé.

Comme dans la combustion, l'oxygène agit partout en élément destructeur. Si le sang ne contient pas suffisamment de matières comburantes, si on ne donne pas assez de substances respiratoires dans la ration, il s'attaque aux parties constituantes des organes eux-mêmes ; l'animal maigrit et finit par mourir.

L'absorption d'une quantité suffisante d'oxygène par le sang est donc d'une très-grande importance pour en maintenir les propriétés normales. De là la grande importance d'une bonne respiration. L'air de l'étable, fortement chargé d'acide carbonique exhalé et de vapeurs ammoniacales, est très-préjudiciable au renouvellement du sang et, par suite, au bien-être de l'animal, à l'heureux succès de l'alimentation. Il faut avoir soin de pratiquer une aération et une ventilation suffisantes dans les écuries, et lors de la stabulation permanente, pendant l'été, il convient de laisser les animaux au moins quelques heures à l'air libre.

La production et l'entretien uniforme de la *chaleur animale* sont étroitement liés à l'accomplissement des phénomènes respiratoires. La chaleur animale est en effet produite par l'oxygène porté dans toutes les parties du corps par le sang artériel. L'oxygène, en se combinant avec le carbone et l'hydrogène de certains éléments du sang et des tissus organiques anciens et usés soumis à une destruction continuelle, produit sans cesse de la chaleur. La transformation de 1 kilogramme de carbone en acide carbonique produit une quantité de chaleur susceptible d'élever 105 kilogr. d'eau de 0° à 60° Réaumur (70°,5 centig.). Dans les recherches d'*Henneberg* et *Stohmann*, comme nous l'avons déjà dit, des bœufs au repos, soumis à la ration d'entretien, avaient besoin chaque jour de 3 k. 75 à 5 k. 75 de substances organiques de la composition de la fécule pour l'entretien de leur respiration et pour la production et l'entretien uniforme de la chaleur de leur corps. Le besoin d'aliments respiratoires variait en rapport inverse de la température : en prenant pour point de départ la température de 8° Réaumur (10 centig.), le besoin respiratoire s'accroissait de 5 à 7 pour 100 par chaque degré de température en moins et diminuait par chaque degré en plus de 2 à 3 pour 100 lorsque la température approchait de 13° Réaumur (16°,5 centig.).

Ces expériences confirment ce fait connu que les animaux

ont besoin d'autant plus de fourrages que la température extérieure est plus basse. On épargne beaucoup de fourrages en ayant soin de ne pas conserver une température trop basse dans l'étable. D'après ces expériences, la température de 13° R. (16°,2 centig.) est celle qui est le plus avanta-geuse, celle qui exige la moindre somme d'aliments respiratoires.

Les besoins respiratoires varient essentiellement en raison des pertes de chaleur éprouvées par l'organisme animal par suite de la température extérieure. Or, plus la surface du corps de l'animal est grande par rapport à son poids, plus la déperdition de chaleur est considérable. Aussi les petits animaux exigent plus de fourrages que les gros par rapport à leur poids vivant. Toutefois, une température extérieure beaucoup trop élevée, lorsqu'elle ne correspond pas aux exigences spéciales d'une espèce d'animaux, agit toujours défavorablement. Elle limite le rayonnement de chaleur correspondant à chaque organisation particulière, détermine une activité croissante et non habituelle des fonctions de la peau, excite la sécrétion de la sueur pour combattre cette situation anormale et égaler la déperdition de chaleur nécessaire par une plus forte évaporation. De là un engourdissement plus ou moins considérable de la digestion et de l'activité musculaire. La chaleur solaire affaiblit et diminue l'appétit; le bœuf en souffre beaucoup, et les bœufs de trait sont abattus plus facilement et plus que les chevaux. Une température d'étable trop élevée est très-préjudiciable à la santé et à l'alimentation des animaux, parce qu'ici l'évaporation et la quantité croissante d'acide carbonique souillent l'air, le rendent nuisible à la respiration et s'ajoutent à la trop grande chaleur. L'agriculteur a donc toutes les raisons possibles de s'efforcer d'obtenir une température normale d'écurie comprise entre 10° et 14° R. (13° à 18° centig.) au plus pour le bœuf et le cheval. Pour le mouton, un maximum de 14° R. (18° centig.) est déjà trop élevé, une température de 8° à

10° R. (10° à 13° centig.) est plus favorable. En entretenant uniformément la chaleur du corps et la mesure de rayonnement de chaleur correspondant à chaque animal, on favorise les phénomènes vitaux ; la digestion et la nutrition s'accomplissent dans les meilleures conditions, et l'animal jouit de la plus haute capacité d'utilisation pour une dépense donnée de force et de matière.

Une trop grande déperdition de chaleur, si préjudiciable, peut être atténuée jusqu'à un certain point par le dépôt de graisse dans le tissu cellulaire placé sous la peau. Cette couche graisseuse, en raison de son moindre pouvoir conducteur, constitue une excellente protection contre les influences préjudiciables de la température extérieure et diminue ainsi la grandeur des besoins respiratoires. Il est donc très-avantageux, sous ce rapport, de tenir l'animal en bon état, en bonne alimentation : on épargne ainsi du fourrage. La dilapidation des fourrages atteint son maximum lorsqu'un mauvais état d'alimentation accompagne un entretien trop négligé d'animaux petits, rabougris, placés dans des étables trop froides.

NUTRITION ET EXCRÉTIONS.

Le sang est l'intermédiaire de toute formation matérielle dans le corps des animaux, le liquide nutritif par où doivent passer toutes les matières qui ont de l'importance pour l'organisme. Toutes les formes élémentaires du corps que nous avons appris à connaître dans la section précédente sont formées et renouvelées par le sang ; tous les éléments chimiques qui les composent proviennent du sang ; toute activité organique trouve en lui son point d'appui matériel. Là où le sang ne pénètre plus la mort arrive, et les changements dans sa composition normale déterminent des dérangements dans la santé des animaux.

Nous avons appris à regarder les phénomènes de la respiration comme d'une très-grande importance pour sa constitution normale ; nous savons comment certains éléments nutritifs nommés aliments respiratoires servent de préférence à l'entretien de la respiration ; nous savons aussi que le besoins de l'organisme en carbone pour la respiration et la production de la chaleur sont très-considérables et que les substances protéiques sont peu propres à les satisfaire. Les animaux nourris exclusivement de substances protéiques meurent au bout de peu de temps. Il en est de même pour les animaux qui ne reçoivent pour leur alimentation que des matières grasses et des hydrates de carbone ou une quantité insuffisante de substances inorganiques. Sans une certaine quantité d'eau, l'animal meurt de soif. L'alimentation doit donc introduire dans le sang, pour lui conserver ses propriétés normales et le faire servir à l'alimentation et à l'entretien de la vie, tous les divers groupes d'éléments nutritifs dans un rapport correspondant aux besoins des animaux.

Les substances nutritives ne sont pas contenues dans le sang sous la forme où elles sont susceptibles d'être désagrégées et absorbées lors de la digestion : elles sont transformées dès leur absorption. Les substances protéiques abandonnent la propriété spéciale d'être incoagulables qu'elles ont acquise sous l'influence des liquides de l'estomac pour devenir de l'albumine et de la fibrine coagulables. Elles sont alors immédiatement propres à servir d'aliments plastiques. On ne peut plus reconnaître la graisse à l'aide du microscope dans le sang ; elle s'est dissoute complétement et combinée en grande partie avec les alcalis. Ce n'est qu'à la suite d'un apport considérable de graisse qu'on peut en apercevoir sous forme finement divisée, en globules très-petits comme on la rencontre dans le chyle. La proportion de graisse du sang est plus considérable pendant qu'après la digestion et le sang veineux en contient plus que le sang artériel. Aussi longtemps que le sang renferme d'autres matériaux respiratoires, les matières grasses servent peu à la respiration, mais bien à

la formation de substances plastiques conjointement avec les
matières protéiques. Le sucre et l'acide lactique se trouvent
dans le sang, mais en bien plus petite quantité qu'on ne les
rencontre dans les fourrages ou lors de la transformation des
hydrates de carbone ; le sang veineux du foie est seul riche
en sucre. Ces substances sont en grande partie brûlées très-
rapidement pour l'entretien de la respiration, pour la production de la chaleur dans les vaisseaux sanguins. Il en est de
même des acides végétaux absorbés par le sang.

Les substances inorganiques prennent part également, par
l'intermédiaire du sang, aux phénomènes de formation des
liquides et des tissus du corps des animaux. Les sels phosphatés surtout sont d'une très-grande importance pour la
formation des cellules animales, pour la constitution des tissus.

L'acide chlorhydrique sécrété lors de la digestion par les
glandes de l'estomac provient du sang : il tire évidemment
son origine des chlorures alcalins du sang. L'eau du sang
sert d'intermédiaire à toutes les actions de contact, à toutes les
transformations des éléments du sang et des tissus. En péné-
trant au moyen des minces vaisseaux capillaires dans tous les
tissus et dans tous les organes, l'eau rend possible l'échange
incessant de matières qui doit avoir lieu entre le sang et toutes les cellules et formes élémentaires. Les parois des vaisseaux capillaires sont tendues et minces. Comme toutes les
membranes animales, ils se laissent traverser par l'eau et
les solutions aqueuses, et les liquides du sang ne sont pas
autre chose que des solutions aqueuses. Les cellules du sang
ne peuvent, il est vrai, traverser les parois des vaisseaux capillaires, mais ils se laissent pénétrer par des matières
qu'ils charrient et par les matières devenues libres des
anciens globules du sang soumis à une décomposition continuelle.

La transmutation de matières n'est jamais interrompue
dans l'organisme. Avec chaque acte vital, chaque manifesta-

tion de force, chaque activité nerveuse, chaque mouvement de muscles, des liquides et des formations organiques sont usés. Plus le phénomène est intense, plus l'usure est considérable. Les matières usées sont continuellement remplacées par des parties constituantes du sang ; l'usure continuelle de chaque élément organique isolé est accompagnée d'un renouvellement incessant. Les éléments organiques reçoivent la matière nécessaire à cette rénovation, soit directement par les vaisseaux capillaires, soit par les liquides nutritifs qui y sont contenus et qui pénètrent directement dans les tissus. Nous savons déjà que les liquides nutritifs du tissu musculaire constituent les sucs de la viande. Les parties les plus solides du corps, les os, sont également pénétrés par les liquides nutritifs. Ils viennent par les vaisseaux

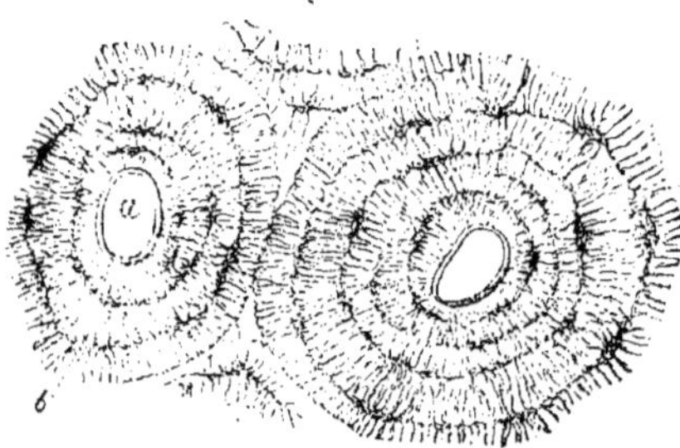

Fig. 49.

capillaires du canal médullaire et pénètrent partout dans la substance osseuse au moyen de minces petits canaux qui relient les cellules osseuses entre elles et avec le canal médullaire (fig. 49).

Les causes de la destruction de matières et de l'usure des tissus, lors de l'activité vitale des organes, ne sont pas encore suffisamment connues. Il est certain, cependant, que l'oxygène contenu dans le sang joue ici un rôle essentiel : les résidus des matières organiques sont rejetés en grande partie oxydés. Cette matière, si essentielle pour la formation et les propriétés normales du sang, servant à toute formation

---

Fig. 49. Coupe transversale d'un tube osseux. *a*, canal médullaire, *b*, cellules osseuses d'où partent de minces petits canaux reliant ensemble les cellules osseuses et le canal médullaire. Grossissement, 100 fois.

organique, en est aussi un agent destructeur. L'oxygène est
la cause principale de la destruction des tissus.

Lors de la désassimilation, il se forme de l'acide carbonique
et surtout des produits spéciaux qui se mélangent avec les
liquides nutritifs, dans le tissu musculaire, par exemple,
traversent les parois des capillaires pour revenir directement
dans le sang, ou qui sont absorbés par le système particulier
de vaisseaux nommés *système lymphatique*. Ces vaisseaux
prennent naissance dans les divers organes en ramifications
extrèmement déliées qui se réunissent en troncs de plus en
plus gros pour aboutir presque en totalité dans le canal thoracique. C'est là que la lymphe se mélange avec le chyle, et
le tout est versé dans la veine sous-clavière gauche. Quel
que soit le chemin suivi par les produits de désassimilation
pour pénétrer dans le sang, ils en sont séparés immédiatement par des organes particuliers ou bien ils y restent pour
y subir de nouvelles transformations et produire de la chaleur en absorbant de l'oxygène.

Cette transmutation de matières qui constitue l'assimilation
et la désassimilation peut avoir lieu de bien des manières. La
désassimilation est-elle plus considérable que l'assimilation
(rations insuffisantes, rations d'inanition), les parties élémentaires de l'organisme disparaissent, l'animal maigrit.
L'assimilation et la désassimilation sont-elles égales, l'animal
reste dans le même état. On désigne sous le nom de *ration*
de conservation l'apport de fourrages suffisants pour égaler
la désassimilation chez les animaux de travail adultes, au
repos. Si l'assimilation est plus considérable que la désassimilation, la multiplication et le renouvellement des parties
élémentaires deviennent plus actives, l'animal produit de la
viande et de la graisse. La quantité d'aliments qui détermine cet accroissement de l'assimilation (au-dessus de la
ration de conservation) est la *ration de production*. Si l'exploitation des animaux a pour but d'en tirer profit, de produire
de la force ou de la matière, le fourrage distribué doit dépas-

ser la ration de conservation, car il est clair que la ration de conservation n'est pas avantageuse en pareil cas et qu'une riche alimentation peut seule être véritablement utile. Si une alimentation insuffisante succède à une riche alimentation, la première détruira, par une désassimilation plus considérable, tout ce que la seconde avait édifié et lui enlèvera tout son effet. Et comme les produits de cette décomposition anormale, graisses, etc., sont d'un plus grand prix que les substances fourragères qui auraient pu l'empêcher, on est bien obligé de reconnaître le peu d'économie d'une semblable méthode d'alimentation. La destruction des éléments organiques se fait en bien moins de temps que leur production n'en a demandé (les animaux maigrissent plus vite qu'ils n'engraissent ; un mammifère tenu à la diète perd chaque jour $\frac{1}{23}$ de son poids vif) ; de plus la prédominance régulière de l'assimilation favorise cette direction de l'activité organique (un animal toujours bien nourri s'engraisse plus facilement qu'un animal d'abord mal nourri). On a donc tout avantage à donner aux animaux une *alimentation uniforme* et *uniformément bonne*.

Le *renouvellement* continuel a lieu du reste de manières bien différentes et encore très-peu connues dans les divers tissus. Il se produit en partie par la *formation* continuelle de *nouvelles cellules* dans le tissu supérieur de toutes les membranes muqueuses, par exemple. Les anciennes cellules sont alors complétement détachées et remplacées par de nouvelles : on rencontre dans la salive une grande quantité d'anciennes cellules détachées de la muqueuse de la bouche (fig. 50). Il

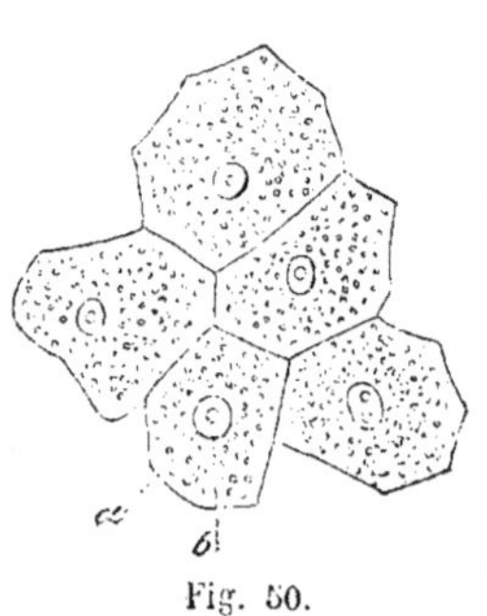

Fig. 50.

Fig. 50. Portion des cellules de la muqueuse du palais d'un veau. Les cellules laissent reconnaître le nucléus *a* et le nucléole *b*. Grossissement 230 fois.

en est de même pour l'épiderme de la peau : les pellicules de la peau, que nous nous efforçons d'éloigner à l'aide de la carde, ne sont pas autre chose que des cellules détachées à l'extérieur de la peau et remplacées complétement à l'intérieur par des couches de cellules nouvellement formées.

Les productions cornées de la surface de la peau, les gaines des cornes, les onglons et les poils sont aussi soumis à un continuel renouvellement à leur base. — Les glandes de l'estomac et de l'intestin sont, comme nous l'avons déjà montré, le siége d'un renouvellement incessant de cellules. Dans l'ovaire des femelles, dans les testicules des mâles a lieu une production nouvelle continue pour la formation des œufs et des fibrilles fécondantes. Ces phénomènes présentent, avec la formation des cellules graisseuses, les cas principaux de renouvellement complet de formes élémentaires chez les animaux adultes âgés.

Les formations nouvelles de parties organiques sont naturellement beaucoup plus nombreuses chez les jeunes animaux en voie de développement. Là, toutes les formes des tissus s'accroissent par production de nouvelles cellules ou par dédoublement des anciennes depuis le premier cloisonnement du vitellus jusqu'à ce que tous les tissus de l'animal adulte soient parfaitement développés. Partout les substances protéiques, les matières grasses, les matières inorganiques, les sels phosphatés surtout, doivent fournir la matière nécessaire à cette formation plastique comme au renouvellement des parties organiques.

Parmi les différents phénomènes de formation qui ont lieu lors de l'accroissement des animaux, la formation et la croissance des os nous intéressent particulièrement. Le système osseux forme le squelette du corps, la base solide de tous les autres tissus et organes ; son développement normal détermine la perfection des aplombs, la belle proportion des formes, la force et la solidité de toute la construction du corps. Des os fins, mais solides, denses, compactes garantissent à tous les points de vue une meilleure organisation et une meilleure capacité d'utilisation que des os gros, épais et spongieux.

Nous avons déjà vu que la formation des os a pour point de départ principal le tissu cartilagineux. Les cellules cartilagineuses (fig. 51) se multiplient par division et se transforment en partie en petits canaux destinés à servir de canaux médullaires et dans lesquels apparaissent des vaisseaux.

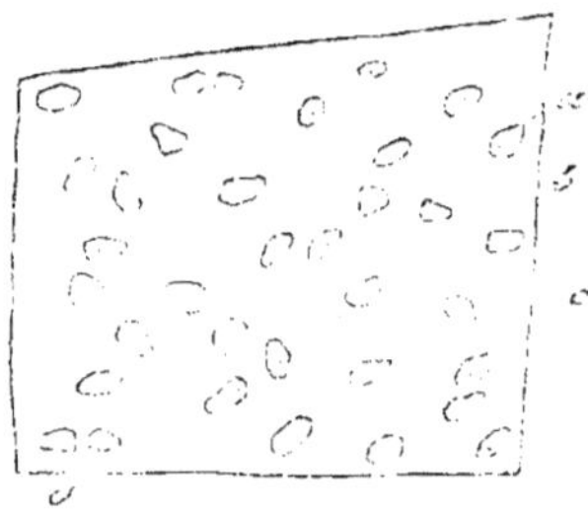

Fig. 51.

Ces derniers déterminent la formation ultérieure, le dépôt des substances inorganiques dans la substance primitive des os et la transformation des cellules cartilagineuses en cellules osseuses. La substance cartilagineuse primitive disparaît, la structure intérieure des os devient plus spongieuse. La partie la plus extérieure des os est formée par une membrane à tissu cellulaire très-riche en vaisseaux nommée *périoste*.

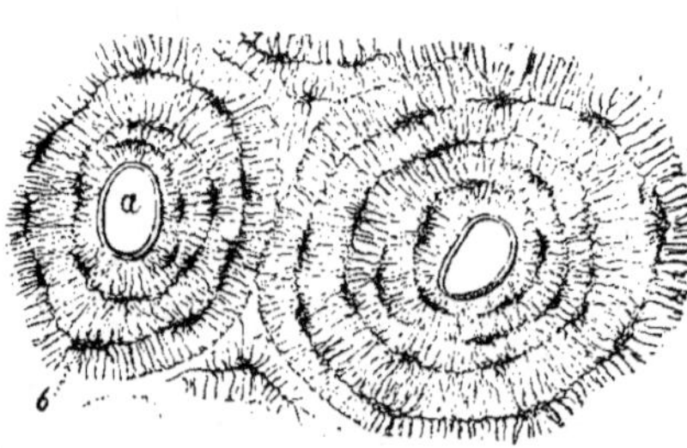

Fig. 52.

C'est elle qui détermine toute croissance ultérieure des os en épaisseur. La couche de tissu conjonctif de l'os se transforme en masse osseuse où apparaissent des canaux médullaires et des cellules osseuses (fig. 52) reliant

Fig. 51. Coupe à travers le cartilage de la cuisse d'un veau. *a*, cellules cartilagineuses; *b*, nucléus; *c*, substance intermédiaire; *d*, cellules très-voisines laissant reconnaître leur provenance commune d'une cellule divisée. Grossissement, 230 fois.

Fig. 52. Coupe à travers un tube osseux. *a*, canal médullaire; *b*, cellules osseuses. Grossissement, 100 fois.

le périoste au canal médullaire le plus intérieur des os. A mesure que l'os s'accroît, il se produit à son intérieur une résorption partielle des parties les plus anciennes et les cavités des os deviennent de plus en plus grandes. Plusieurs os, les os de la face par exemple, naissent immédiatement du tissu conjonctif comme les couches d'épaississement des os.

Il est intéressant de savoir que la partie la plus extérieure des os, provenant 'du tissu conjonctif, est non-seulement la plus solide mais encore la plus riche en acide phosphorique. Les os fins, denses, compactes dont on a parlé, contiennent beaucoup plus de phosphate de chaux et de phosphate de magnésie que les os spongieux. Et, comme la croissance des os est toujours active chez les jeunes animaux, surtout au premier âge, on comprend combien il est important pour la formation des os et le développement entier de l'animal de lui donner à cette époque *une quantité suffisante, abondante même de sels phosphatés dans la ration.* Les grains de céréales sont riches en acide phosphorique et le foin contient une grande proportion de sels calcaires. En les donnant simultanément en quantité suffisante, on assure au squelette osseux du jeune animal un parfait développement et un achèvement rapide.

Lorsque les os sont complétement développés, il ne se produit plus de nouvelles formations à leur surface. Il paraît en être de même pour les tissus musculaire et nerveux. La transmutation de matières dans ces tissus repose moins alors sur les formes élémentaires que sur leur contenu. Ce dernier continue d'être incessamment variable, toujours consumé et toujours renouvelé. Si l'alimentation est riche, le contenu des cellules de tous les tissus le devient également. Chez les animaux adultes, en dehors de la nouvelle formation des cellules à graisse dont nous avons parlé, il ne se produit pas comme chez les jeunes animaux de nouvelles masses osseuses, de nouveaux faisceaux musculaires et nerveux à la suite d'une riche alimentation, mais les matières renfermées dans les divers organes sont plus considérables. La viande des animaux maigres est plus aqueuse, moins ferme que celle du bœuf engraissé. Un kilogramme de viande de bœuf gras peut avoir plus du double de valeur nutritive qu'un kilogramme de viande de bœuf maigre. La différence provient de ce qu'une grande quantité de l'eau répandue dans le tissu musculaire de la viande maigre a été remplacée dans la viande grasse par des substances organiques et surtout de la graisse.

L'animal adulte a plus de propension à *produire* de la *graisse* que celui qui est en plein développement. Le dépôt de graisse se fait dans les *cellules à graisse* (fig. 53). Il suppose, comme nous l'avons dit, que ces dernières peuvent se multiplier par suite de la présence d'une quantité suffisante de matériaux plastiques.

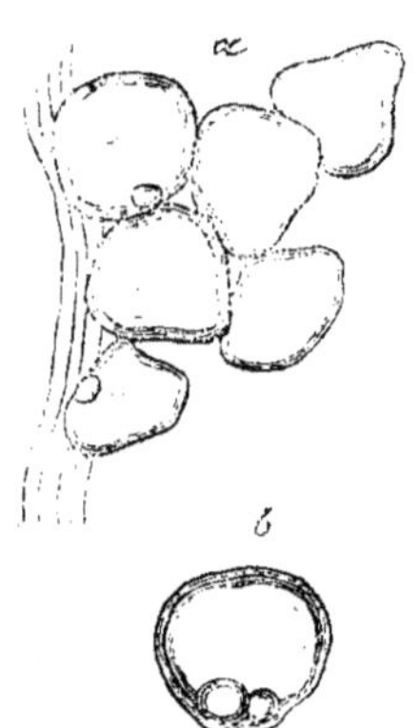

Fig. 53.

Les expériences de *Boussingault* et autres ont prouvé vraisemblablement que les hydrates de carbone peuvent servir à la formation de la graisse lorsqu'ils ont été donnés en quantité excédant les besoins respiratoires et lorsqu'il se trouve des matériaux suffisants pour la formation des cellules. Une autre source de graisse animale ce sont les huiles grasses contenues dans les fourrages. Elles servent à la respiration aussi longtemps que les hydrates de carbone sont en quantité insuffisante et elles y sont très-propres, comme nous l'avons vu, en raison de leur composition chimique.

Fig. 53. Tissu graisseux du dépôt de graisse du cœur d'un taureau. a, tissu conjonctif et cellules à graisse adhérentes : b, une cellule à graisse isolée. Grossissement, 100 fois.

Les matières grasses parviennent au sang par une voie beaucoup plus longue que le produit de la digestion des hydrates de carbone. Ceux-ci, d'une prompte et facile absorption, offrent, lorsqu'on les donne en suffisante quantité, une matière toujours prête pour l'entretien de la respiration et la production de la chaleur animale ; les alcalis contenus dans le sang en rendent d'ailleurs la combustion plus facile. La graisse des aliments peut alors servir à un autre emploi. Nous avons déjà vu comment les graisses absorbées par les villosités intestinales prennent déjà part dans le chyle à un commencement de formation de cellules, à la naissance des globules de chyle. Elles servent aussi conjointement avec les matières protéiques aux diverses formations ultérieures de l'organisme.

Données en plus grande quantité qu'elles ne sont exigées et qu'elles ne peuvent être employées dans ce but, les graisses se déposent en réserve dans les cellules à graisse. Plus on ajoute d'huiles grasses dans une ration contenant déjà d'autres aliments respiratoires en suffisante quantité, plus la formation de la graisse est accélérée. Cette source de graisse ne peut cependant pas couler trop abondamment sous peine de s'engorger elle-même. Si une proportion modérée de matières grasses dans les rations agit favorablement, comme nous l'avons vu, sur les phénomènes de la digestion, une quantité trop considérable manifeste une action opposée et devient préjudiciable.

La formation de la graisse au moyen des hydrates de carbone est toujours limitée. Lors d'une trop grande richesse des rations en fécule, etc., on retrouve toujours ces matières non digérées dans les excréments.

La nature a encore pris soin de fournir une troisième source à la formation de la graisse animale au moyen des substances protéiques. Données en quantité plus grande qu'il n'est nécessaire pour la formation et le renouvellemen des tissus, les substances albuminoïdes en excès se décomposent sous l'influence de l'oxygène en urée que les reins séparent du sang et en acide carbonique et en eau ; elles peuvent alors servir, mais d'une manière bien peu satisfaisante, à la respiration. Si le sang a déjà absorbé une grande quantité d'hydrates de carbone facilement oxydables, ceux-ci absorbent pour se transformer en acide carbonique l'oxygène disponible et l'empêchent d'agir sur les substances protéiques. Ces dernières, si elles sont en excès, se transforment en graisse et elles sont éminemment propres à cette formation, car ce n'est qu'avec une grande richesse des rations en substances protéiques qu'on obtient l'engraissement le plus rapide et le plus économique. C'est seulement dans la dernière période de l'engraissement que, d'après les observations de *Lawes* et *Gilbert*, la formation de la graisse dépend d'un riche apport d'hydrates de carbone facilement digestibles et assimilables.

Si nous nous rappelons maintenant qu'une proportion modérée de graisse dans la ration rend digestibles de grandes quantités de substances protéiques, que les hydrates de carbone facilement solubles, s'ils ne servent pas directement à la formation de la graisse en satisfaisant complétement aux besoins respiratoires et en laissant toute la graisse des aliments disponible pour la formation de la graisse animale, la présence et le rapport judicieux de ces trois groupes d'éléments nutritifs nous apparaîtront d'une très-grande importance dans la ration d'engraissement.

Tous les phénomènes de formation du corps animal dépendent d'une alimentation judicieusement mesurée en quantité et en qualité, mais le cours de la formation est encore beaucoup influencé par l'*état du système nerveux*. Le système nerveux est l'intermédiaire de toute activité vitale, la caractéristique de tout l'ensemble de l'organisation animale. Il exerce une influence très-importante sur toutes les manifestations organiques, sur les phénomènes de la nutrition, sur toute transmutation de matières, sur toute formation et sur toute destruction. Le succès de l'alimentation dépend donc à un haut degré de l'état du système nerveux de l'individu, de sa force, de sa constitution normale. Il nous faut donc pour nous guider à ce sujet, examiner tout ce qui pourrait exercer une influence préjudiciable sous ce rapport.

Nous ne savons pas si, en dehors de la présentation des matières nécessaires à la formation et au renouvellement des parties élémentaires du système nerveux, nous pouvons à l'aide d'une alimentation saine et puissante faire quelque chose pour le fortifier. Nous ignorons encore complétement si certaines parties des aliments, les alcaloïdes par exemple, n'exercent pas sur le système nerveux une action excitante favorable. Mais nous savons que tout affaiblissement de l'organisation par suite de l'abus des forces de reproduction des animaux exerce une action défavorable sur leurs descendants, nous savons que nous pouvons agir par le mode d'élevage, d'entretien, de pansage des animaux sur les propriétés de l'organisation individuelle, sur l'état de l'activité nerveuse. Tout ce qui distingue un individu d'un autre individu de même race : l'utilisation plus élevée des fourrages, la plus ou moins grande propension à produire de la viande ou de la graisse, le plus ou moins grande capacité d'activité musculaire, de production de matières de telle ou telle espèce, en un mot, tout ce que nous appelons l'aptitude de l'animal est le résultat de l'ensemble de son organisation spéciale et a son dernier fondement dans le développement particulier, dans le perfectionnement du système nerveux par suite du mode d'accouplement et d'élevage. Nous reviendrons plus tard sur ce sujet ; il suffit d'indiquer ici comment le succès de l'alimentation ne dépend pas exclusivement des éléments des fourrages, comment l'excellent emploi des fourrages dépend de l'organisation individuelle, de la constitution du système nerveux.

La spécialisation d'aptitude de l'animal, la constitution de son corps, le tempérament, l'âge, le sexe agissent sur l'effet nutritif. Il en est de même pour tout ce qui agit favorablement sur les sensations générales de l'animal, sur son bien-être, sur tout ce qui a rapport au pansage soigné et ponctuel, aux soins donnés à l'animal. Un proverbe populaire prétend que c'est déjà la moitié de la nourriture. Il n'est pas indifférent pour l'effet de la nutrition, de ne pas conserver l'animal en repos, de l'effrayer ou de le déranger de toute autre façon. Non-seulement c'est un devoir sacré pour l'homme de traiter amicalement les bêtes, de les caresser, mais cela est aussi très-important pour l'avantage qu'il peut en retirer. Celui qui n'a pas de cœur pour ses animaux n'a pas de bonheur avec eux, et là où l'œil du maître ne veille pas avec soin et amour sur eux, il n'y a aucun succès, aucune bénédiction.

Il nous reste encore à suivre le chemin des matières désassimilées absorbées par le sang. Leur séparation a lieu au moyen d'organes spéciaux de diverses formes, au moyen des *glandes*. Toutes sont traversées par de nombreux vaisseaux capillaires et servent à des buts divers dans la sécrétion des matières spéciales provenant des parties constitutives du sang.

Un organe glandulaire très-important pour l'exploitation agricole des animaux domestiques est le *pis*. Il se compose de deux grosses glandes sous forme de grappes, qui sont composées de lobes et de lobules plus ou moins gros, dont les petits éléments ronds forment les vésicules glandulaires. Ces éléments glandulaires et les lobules qu'ils forment sont enfouis dans une gangue de substance cellulaire compacte qui isole la masse glandulaire. Cette substance cellulaire est enveloppée par un tissu graisseux plus ou moins riche, puis extérieurement par la peau. Les vésicules glandulaires s'ouvrent dans de petits canaux très-déliés qui se réunissent en canaux plus ou moins gros. Ceux-ci se déversent exclusivement dans le large espace réservé au lait et qui communique avec les *trayons*.

Les vésicules glandulaires se composent d'une membrane

dépourvue de structure, revêtue à l'intérieur d'une couche de tissu cellulaire (*epithelium*) qui est le siége d'une transformation spéciale lors de la sécrétion du lait. À cette époque, les vésicules et les petits canaux dans lesquels elles s'ouvrent se trouvent distendus et deviennent le siége d'une active production de cellules. Originairement, il ne se trouve dans les espaces glandulaires qu'une petite quantité de mucosités visqueuses jaunâtres. Avec la conception, ou un plus tôt, les cellules qui revêtent les vésicules glandulaires commencent peu à peu à grossir et à produire des matières grasses. Il se produit ensuite une nouvelle formation de cellules, pendant que les plus anciennes sont poussées en avant, remplissent l'intérieur de la vésicule et s'avancent jusque dans les canaux conducteurs. Ce dernier phénomène a lieu à la fin de la gestation, de telle sorte que les cellules, par suite d'une destruction partielle en quelque sorte, pénétrent dans les gros canaux et dans le réservoir à lait. Avec le part commence une formation de cellules (sécrétion propre du lait) encore plus énergique, mais bien différente. Les excrétions des glandes formées précédemment sont rejetées au dehors sous forme de lait imparfait, nommé *colostrum*, et la véritable sécrétion du lait commence.

Le colostrum est filant, de couleur jaunâtre, riche en sels et en albumine. Il est caractérisé par la présence de globules

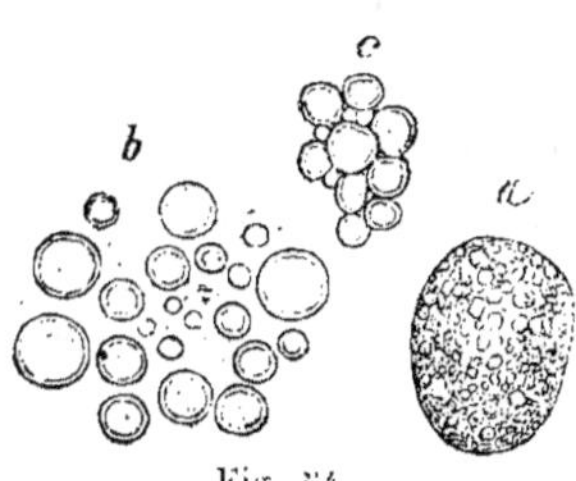

Fig. 54.

jaunes arrondis d'une manière spéciale ou ovoïdes, qu'on appelle *globules de colostrum*, et qui ne sont autre chose que les cellules épithéliales non détruites encore des vésicules glandulaires. La figure 54 représente un semblable globule de colostrum. On remarque qu'il

Fig. 54. *a*, globules de colostrum; *b*, globules de lait dans le colostrum adhérents en *c* sous forme de grumeaux. Grossissement, 450 fois.

est parfaitement délimité et qu'il renferme un contenu granuleux formé de petites gouttes de graisse et d'albumine. Le colostrum contient en outre de nombreux globules de graisse ou des *globules de lait* de grosseur très-variable, entourés d'une enveloppe, comme on le voit en observant les gros globules au microscope (fig. 54 *b*). Cette enveloppe est formée par de la caséine. On rencontre fréquemment les globules de lait réunis en plus ou moins grand nombre en grumeaux (fig. 54 *c*). On peut toujours séparer visiblement l'enveloppe de caséine de son contenu chez les gros globules isolés. Les globules de graisse n'adhèrent pas ensemble, l'adhérence ne s'y produit que par un battage persistant ; l'enveloppe de caséine se trouve alors détruite, comme il arrive lors de la fabrication du beurre.

Aussitôt que le lait a pris ses propriétés normales, il ne contient plus de globules de colostrum, mais de nombreux globules de lait plus ou moins rassemblés en grumeaux, un peu plus petits généralement que les grumeaux de colostrum, comme le montre la comparaison des figures 54 et 55. Il est

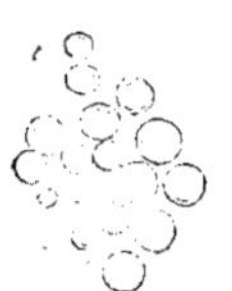

Fig. 55.

toujours possible, excepté chez les petits globules, d'apercevoir l'enveloppe de caséine à l'aide d'une installation convenable. Si on a affaire à des gouttelettes de graisse pure, elles présentent une autre apparence sous le microscope. Leur bord est régulier, noir, tranchant, tandis que les globules de lait sont plus clairs, un peu déchiquetés. Le lait propre, par suite de son contenu en globules de lait, est aussi le produit d'une formation de cellules. Cette production de cellules épithéliales, dans les vésicules glandulaires, jointe à la sécrétion de liquides, est très-énergique pendant le temps de l'allaitement ou de la traite, puis varie peu à peu sous le rapport de l'énergie, et diminue à des degrés divers suivant les animaux.

Fig. 55. Globules de lait de vache. Grossissement, 450 fois.

Les cellules épithéliales sont complétement remplies de globules de graisse : elles se dissolvent par suite d'une transformation ultérieure continuelle , sont repoussées dans les vaisseaux lactifères, se détruisent beaucoup plus tôt que dans la formation du colostrum, et leur contenu devient sous forme de globules de lait si complétement libre , que le lait n'en montre plus aucune trace et forme une masse complétement homogène. Les globules suspendus dans le lait lui communiquent un aspect particulier. Outre des matières grasses, du beurre et de la caséine, le lait contient encore du sucre de lait et des substances inorganiques, phosphate de chaux et phosphate de magnésie surtout. La proportion d'eau du lait et le rapport des autres matières qui s'y rencontrent varient beaucoup), suivant le moment de la traite, l'alimentation, l'organisation individuelle. Celle-ci détermine, en outre , de grandes variations dans la quantité de lait et dans la durée de la lactation.

Nous reviendrons plus en détail sur ces diverses influences lorsque nous parlerons de l'alimentation des vaches à lait : il nous suffit de dire ici qu'en général le lait contient les substances azotées, les substances non azotées et les substances inorganiques dans le rapport exigé pour l'allaitement du jeune animal. Il en résulte que la riche sécrétion d'une substance qui contient tous les matériaux nécessaires à la formation du sang et de la viande doit agir jusqu'à un certain point à l'encontre de la propre production de la viande et de la graisse. Les bonnes vaches à lait se tiennent le plus souvent en mauvais état et sont difficiles à engraisser. La production du lait, et la production de la viande et de la graisse ne peuvent être obtenues simultanément à un degré élevé.

Les *organes d'excrétion* doivent être distingués de ces glandes qui ont pour but la sécrétion propre de matières à employer dans l'organisme. Aux organes d'excrétion appartiennent les organes servant à l'*évaporation cutanée* (*perspiration*), constitués par diverses formations glandulaires

enfouies dans la peau. Outre l'excrétion de certaines matières
organiques désassimilées, elles déterminent une riche excrétion d'eau sous forme de vapeur et laissent échapper encore
un peu d'acide carbonique et de vapeur d'eau. Les sécrétions
des *glandes sudoripares* contiennent, outre de l'eau, de l'a-
cide lactique, de l'acide acétique, certaines matières organiques spéciales, ainsi qu'une petite quantité de substances
inorganiques, telles que phosphates, chlorure de sodium,
chlorhydrate d'ammoniaque, lactate d'ammoniaque et oxyde de
fer. Les *glandes sébacées* isolent les liquides huileux qui
s'endurcissent facilement à la surface de la peau et la souillent avec les pellicules épidermiques détachées (écailles).
L'action ultérieure des glandes de la peau peut être ainsi facilement entravée.

L'évaporation par la peau est très-importante : des bœufs
au repos exhalaient par la peau et les poumons, dans les recherches de *Stenneberg* et *Hohmann*, 5 à 10 kilogrammes
d'eau par jour. L'activité uniforme des glandes de la peau est
d'une très-grande importance hygiénique et ne manque pas
d'influence sur le succès de l'alimentation. On voit combien
il est important d'avoir, spécialement pour le bœuf, beaucoup
de soins pour la peau et combien ces soins contribuent directement à la plus haute utilisation possible des éléments
nutritifs.

La séparation du sang la plus considérable des substances
usées par l'organisme se fait par les *reins*. Ils sécrètent continuellement de l'urine dans les renflements terminaux de
leurs très-petits canaux qui se réunissent peu à peu pour s'ou-
vrir dans la *vessie*, où l'urine se rassemble pour être rejetée
périodiquement. Les substances organiques les plus importantes de l'urine du bœuf sont l'*urée*, substance très-riche
en azote, et l'acide *hippurique*, qui contient aussi de l'azote.
Les éléments inorganiques de l'urine se font remarquer par
une grande proportion de *bicarbonates alcalins;* mais on
y trouve encore, en bien moindre quantité, des sulfates, des

carbonates de magnésie, etc. L'acide phosphorique manque complétement dans l'urine de bœuf.

Les substances azotées de l'urine sont les produits terminaux de la transformation des substances protéiques des fourrages. Celles-ci ont d'abord été transformées en parties constituantes du sang ; elles ont servi, après diverses métamorphoses, à la construction et au renouvellement des divers tissus pour revenir enfin dans le sang à l'état de produits désassimilés et en être séparées sous forme d'urée et d'acide hippurique. La sécrétion urinaire a pour but principal de séparer ces produits extrêmes des substances azotées , de régulariser ainsi les phénomènes de formation dans le sang et dans chaque partie des tissus, tandis que les produits terminaux des substances non azotées s'en vont surtout, comme nous l'avons vu, par les organes respiratoires.

Les substances inorganiques , après avoir servi à la formation du sang et à la constitution des tissus, sont éliminées par des voies diverses. Nous avons trouvé les excréments solides très-riches en acide phosphorique et en alcalis, et si l'urine du bœuf ne contient pas de phosphates et renferme seulement quelques traces d'alcalis, elle est en revanche très-riche en carbonates alcalins. L'eau absorbée en grande quantité après avoir favorisé partout la transmutation des matières est évaporée en partie par les poumons et par la peau, en partie sécrétée sous forme liquide dans l'urine, dont elle forme environ 93 0/0.

Le rapport de chaque élément de l'urine varie beaucoup suivant l'espèce d'aliments, suivant l'énergie de l'assimilation et de la désassimilation dans l'organisme. Plus le fourrage est riche en substances protéiques, plus il se trouve de matières azotées dans l'urine. Il en est de même après une désassimilation considérable, à la suite d'une vive activité nerveuse et musculaire. La proportion d'eau devient plus considérable lors de boissons abondantes et de la suppression de l'évaporation cutanée. Les substances qui ont été apportées dans le sang par la digestion, mais qui ne peuvent servir à l'alimentation, sont immédiatement sécrétées par l'urine. Les substances protéiques elles-mêmes, fournies en excès dans le sang par rapport aux besoins de l'activité formatrice, par suite d'un rapport défectueux relativement aux autres matières, sont transformées en urine et excrétées. Il est donc bien important d'observer un rapport judicieux des divers groupes d'éléments nutritifs dans les aliments. La nature a soin de rendre non nuisible l'apport en excès de chaque substance isolée par une sécrétion immédiate, mais cette sécrétion se fait toujours aux dépens de l'utilisation complète, de l'emploi avantageux des éléments nutritifs des fourrages.

La quantité de matières sécrétées chaque jour dans les liquides digestifs ou dans les autres sécrétions, ajoutée à la quantité de matières excrétées par les poumons ou autres organes d'excrétion spéciaux, forment ensemble plus que toute la masse du sang. Le corps animal est donc sans cesse le siége d'une transmutation énergique de matières qu'il importe de toujours remplacer à l'aide d'une alimentation judicieusement mesurée sous le rapport de la quantité et de la qualité. Dans le cours de nos considérations nous avons vérifié partout et toujours que le cours normal de tous les phénomènes de la vie ne peut s'accomplir sans un apport partout suffisant de matières dans les aliments et que c'est de cette façon seulement qu'il est possible d'obtenir la production animale la plus considérable possible.

Il importe aussi de connaître le rapport précis des parties des fourrages aux excréments et l'influence qu'exerce une alimentation plus ou moins riche sur la valeur du fumier provenant de ces excrétions. L'urine contient surtout les résidus des matières azotées ; les alcalis, les phosphates terreux se rencontrent au contraire dans les excréments solides. Il résulte de là que la présence simultanée de ces deux excrétions communique au fumier obtenu sa plus grande valeur et son action la plus complète comme source des éléments nutritifs des plantes. Il faut empêcher avec soin la plus petite déperdition d'urine, rechercher le meilleur moyen d'en tirer parti, ce qui n'arrive pas toujours bien souvent. La meilleure manière de préparer le fumier est assurément de le laisser sous les animaux pendant un temps plus ou moins long et de déterminer l'absorption des urines à l'aide d'une litière abondante de manière à renfermer le purin dans le fumier. Des places à fumier et des fosses à purin sont indispensables.

Le fumier a d'autant plus de valeur que l'alimentation de l'animal a été plus riche. Il ne reste dans l'organisme, lors d'une formation de cellules proportionnellement considérable, qu'une petite portion des éléments nutritifs, la plus grande partie s'échappe du corps après l'accomplissement de ses fonctions physiologiques. A la suite d'une active transmutation des matières, les excréments solides contiennent beaucoup plus d'excrétions organiques, de parties usées de muqueuses sans cesse renouvelées, de plus ils sont plus riches en acide phosphorique, en chaux, en magnésie et ils contiennent une grande quantité d'acide silicique. Le contenu de l'urine en urée et en alcalis s'accroît également en pareil cas. La valeur du fumier provenant des excrétions d'un animal bien nourri peut être du double plus considérable que celle d'un animal mal nourri. Nous avons déjà vu qu'une riche alimentation seule rend possible une production avantageuse du bétail, elle est d'autant plus précieuse qu'elle donne lieu à des excréments solides et liquides de valeur bien plus considérable. *Une riche alimentation, calculée selon le but de l'alimentation, est deux fois avantageuse pour le bétail,* parce qu'elle produit une utilisation plus élevée et un engrais bien plus énergique. Les engrais renferment toutes les substances qui composaient les fourrages avec une perte relativement moindre, et avec eux elles retournent au sol pour être employées à une nouvelle formation de plantes. L'engrais produit par les animaux est complétement propre, en raison de sa composition, à entretenir la force productive du sol lorsque l'alimentation est la plus riche possible et qu'on restitue (1) les matières

---

(1) Il n'est pas indifférent de savoir que cette restitution peut être très-variable, suivant les substances exportées. Pour l'exportation de la fécule des céréales, de la fécule des pommes de terre brûlée pour la production de l'alcool, de l'huile de colza, de la graisse des animaux gras, du beurre produit par les vaches, il n'est besoin de rien restituer. Ces matières ne contiennent pas autre chose que les éléments de l'eau et de l'acide carbonique. Quant à l'azote exporté, il est restitué par l'ammoniaque et l'acide nitrique qui sont contenus dans l'atmosphère et qui pénètrent dans le sol. Aussi voyons-nous, malgré l'exportation des divers principes que nous venons de mentionner, la récolte et le contenu en azote des plantes s'élever à la suite d'une fumure plus riche en azote, s'il se trouve une quantité suffisante d'éléments inorganiques solubles dans le sol. La restitution d'éléments inorganiques n'est pas indispensable, elle est cependant utile. L'apport d'une plus grande quantité d'azote dans la fumure détermine l'utilisation la plus prompte et la plus élevée des éléments du sol, et avec une fumure exclusivement azotée, le sol s'épuise peu à peu. La désagrégation continuelle du sol, accrue par le travail des terres, fournit toujours à la vérité de nouvelles provisions d'éléments minéraux aux plantes, mais pourtant les provisions les plus considérables doivent s'épuiser. Le sol doit-il conserver toute sa force productive, il faut restituer continuellement des matières inorganiques. Avec les graines de céréales on exporte de grandes quantités de phosphates, et comme il ne s'en trouve précisément que de petites quantités dans le sol, on doit attacher beaucoup d'importance à en restituer suffisamment. Les fourrages très-azotés que nous achetons habituellement, à cause de leur action énergique dans l'alimentation des animaux, sont, les tourteaux surtout, très-riches en phosphates ; le oin des prés, qui trouve dans l'eau des ruisseaux et des fleuves un continuel renouvellement dans l'activité de sa production, forme également une abondante source de restitution de ces matières. Ceci est très-avantageux pour la restitution des phosphates. Après l'acide phosphorique, vient la potasse, dont le sol s'appauvrit rapidement dans le cas d'une restitution insuffisante, là où se trouvent de fortes cultures de betteraves ou de pommes de terre destinées à une vente immédiate. Si les résidus de la production industrielle du sucre et de l'alcool reviennent au lieu même de production pour être employés comme fourrages, les substances inorganiques et la potasse reviennent en grande partie à la culture.

exportées par la vente de produits végétaux et animaux au moyen des prairies fumées indirectement (arrosées) au moyen de résidus de fabrications industrielles et de l'emploi convenable dans l'alimentation de tourteaux, de sons, etc.

La restitution peut se faire complétement à l'aide d'engrais industriels, de poudre d'os, de guano, de cendres, aussi longtemps que l'exploitation n'est pas dans un état de fumure extraordinairement bon. Un semblable soutien de la culture, et même une restitution plus considérable qu'il n'est nécessaire, se montrent le plus souvent avantageux.

Il n'est pas toujours plus économique d'acheter des engrais que des fourrages, des tourteaux de colza surtout, destinés à produire des engrais plus riches pour améliorer les champs. Les recherches intéressantes de *Henneberg* et *Stohmann* (p. 128 et suiv.) l'ont suffisamment prouvé. Ils ont déterminé pour huit rations différentes, le prix de revient de l'alimentation de deux bœufs, d'après les prix moyens des marchés. Le foin de trèfle était estimé 50 francs, la paille d'avoine et la paille de seigle 33 fr. 70 c., les betteraves 12 fr. 50 c., le tourteau 112 fr. 50 c., le sel 40 francs, le tout par 1,000 kilogrammes. Les bœufs d'expérience étant soumis à la ration d'entretien et ne produisant rien autre chose que du fumier, les frais de production de celui-ci devaient supporter à la fois les frais d'alimentation et de pansage. En tenant seulement compte du prix des fourrages, le prix de 1,000 kilogrammes d'excréments et d'urine revenait de 12 fr. 50 c. à 17 fr. 75 c.

Si l'on attribue aux matières contenues dans les excréments et l'urine les prix attribués aux substances de même nature dans les engrais industriels pour en déterminer la valeur commerciale et la convenance de prix, le kilogramme d'acide phosphorique se trouve évalué à 0 fr. 60 c., le kilogramme d'alcali à 0 fr. 50 c., le kilogramme d'azote à 2 fr. 50 c., et 100 kilogrammes de fumier frais ont une valeur argent de 1 fr. 50 c à 1 fr. 90 c. En supposant que les autres substances contenues dans le fumier couvrent les frais de pansage, dans le cas de la ration de trèfle la valeur du fumier obtenu (1 fr. 90 c.) est plus élevée que le prix des fourrages consommés (1 franc 75) pour le produire. Les écarts les plus considérables entre le prix du fumier et les prix des fourrages ont eu lieu lors de l'alimentation avec les betteraves. Ces prix seraient égaux si les betteraves valaient 6 fr. 25 c. au lieu de 12 fr. 50 c. les 1,000 kilogr. Henneberg et Stohmann remarquent à ce sujet :

« Il résulte de nos expériences qu'en évitant toute perte essentielle, en recueillant et en conservant les engrais, il est possible (et plutôt avec une alimentation chère et riche en azote qu'avec une alimentation pauvre en azote) en achetant des fourrages pour les faire consommer même dans le cas où ils sont employés à l'alimentation d'animaux improductifs, d'obtenir le supplément d'engrais nécessaire dans des conditions aussi économiques que par l'achat direct d'engrais industriels aussi longtemps que les prix de vente du foin, de la paille, des tourteaux de colza et des fèves égrugées ne dépasseront pas les prix indiqués dans les expériences. Par contre, le prix d'achat des betteraves ne devra pas dépasser 6 francs ou 6 fr. 25 c. les 1,000 kilogr. »

Il est particulièremen remarquable que ce sont les rations les plus riches en azote quoique les plus chères qui ont couvert complétement le prix de revient de l'engrais calculé d'après le prix des engrais industriels.

De quelque côté que nous dirigions nos recherches, partout nous trouvons grand avantage à donner une alimentation riche, bien calculée sous le rapport de la quantité et de la qualité. C'est le moyen d'obtenir, et le produit animal le plus élevé, et le fumier le plus riche et le plus précieux, par suite de l'utilisation la plus grande possible des fourrages. *Là gît précisément la haute importance agricole de l'exploitation des animaux.* Lorsque la science adresse, et non sans raison, à l'agriculteur cet avertissement qu'il ne doit pas pousser à l'agriculture de vol, mais essayer d'élever la fertilité de ses champs dans le but de procurer utilité et avantage à ses descendants, on peut lui répondre que l'agriculteur, soit fermier, soit propriétaire, ne peut pas dès aujourd'hui restituer économiquement à ses champs à l'aide d'engrais industriels. Le manque ne sera peut-être apparent qu'après une longue série d'années, et il laisse le soin d'y pourvoir à ses arrière-petits-enfants. La restitution ne s'opère-t-elle pas dès maintenant à l'aide d'une exploitation étendue et rationnelle des animaux? Un hectare de trèfle et un hectare de betteraves peuvent donner une aussi bonne récolte qu'un hectare de froment et de colza, puisque le trèfle et les betteraves peuvent trouver une haute utilisation à l'aide d'animaux d'une haute aptitude soumis à une alimentation convenablement bonne. Les substances inorganiques des fourrages retournent, comme nous l'avons vu, en très-grande partie avec l'engrais dans le sol. L'extension de la culture des fourrages a donc pour résultat l'accroissement de la fertilité du sol, car leurs nombreuses feuilles permettent en même temps d'obtenir la plus grande utilisation des parties de l'atmosphère. D'ailleurs les aliments non azotés obtenus le plus souvent en excès rendront avantageux en vue de leur plus haute utilisation l'emploi d'aliments azotés, l'achat de sons, de tourteaux, etc., de résidus de fabrication industrielle des céréales et des graines huileuses exportées. Une grande partie des substances inorganiques revient ainsi au sol et à la culture. Il manque bien un peu d'acide phosphorique et de potasse pour que la restitution soit complète, mais l'exportation de ces deux substances est bien petite. Il sera pourtant avantageux de la couvrir avec des engrais industriels, même sur des sols qui n'en sont pas encore trop pauvres.

Des fumures additionnelles modérées, données sous forme plus concentrée, plus facilement assimilables, offrent à la plante une nourriture d'un emploi immédiat. Elles servent de première base au développement des plantes et accélèrent surtout la formation de leurs radicelles. Les engrais industriels produisent, en pareil cas, un effet aussi important et aussi avantageux que la riche et bonne alimentation des animaux pendant la jeunesse. La culture en ligne permet d'ailleurs de placer de semblables fumures aussi près des jeunes plants que peut le comporter leur constitution. Dans ce but, en quelque sorte hygiénique pour la culture des plantes, on emploie toujours avec avantage une quantité modérée d'engrais concentrés. Cela suffit, avec une culture étendue des fourrages et l'achat de fourrages concentrés, avec une alimentation riche et rationnelle des animaux, pour remplacer complétement les éléments du sol exportés dans les récoltes, comme la science l'exige, sans que nous ayons à faire des déboursés qui ne sont pas toujours couverts dans un temps proportionnellement court par de gros intérêts. Et d'ailleurs, en raison de la désagrégation continue du sol, de nouveaux éléments nutritifs deviennent sans cesse libres, pendant que les plus anciens reviennent toujours à la culture. Les conditions d'une semblable exploitation agricole, aussi judicieuse au point de vue scientifique que rémunératrice au point de vue pratique, déterminent, non-seulement l'entretien, mais *l'accroissement continuel de la puissance du sol*, au moyen de laquelle les récoltes de céréales sont plus élevées, et la culture rémunératrice des plantes industrielles plus certaine. Mais la base d'une semblable exploitation est *l'exploitation rationnelle des animaux appuyée avant tout sur une alimentation riche et convenable*. Nous croyons avoir donné la preuve incontestable de la justesse de ce précepte, placé au commencement de notre introduction, qu'*une alimentation rationnelle des animaux domestiques est non-seulement la source d'un riche revenu dans l'exploitation des animaux, mais encore la base la plus solide et la plus sûre d'une agriculture intensive*.

ALIMENTATION DU BŒUF

Jusqu'ici, nous avons envisagé de préférence le côté scientifique du problème que nous nous sommes proposé de résoudre, nous allons nous occuper maintenant de déterminer d'une manière plus précise l'établissement pratique d'une alimentation rationnelle du bœuf.

Dans la première partie, je suis entré dans des détails sur les phénomènes physiologiques, parce que je suis persuadé qu'il est plus utile à l'agriculteur d'avoir une idée claire des phénomènes de la digestion que de posséder des règles purement empiriques ou des règles théoriques d'une valeur douteuse.

En ce qui concerne la nutrition animale, il nous reste encore beaucoup à rechercher, beaucoup à expérimenter avant de réussir à obtenir partout des données certaines pour l'alimentation de nos animaux domestiques. La science s'est tournée avec ardeur vers cet important problème pratique, et il nous faut beaucoup attendre d'elle et surtout des *stations d'essais agricoles* et des forces remarquables qui y sont employées. L'agriculteur ne doit pas rester passif au milieu des efforts si importants faits en vue du progrès et de la prospérité de l'agriculture; il doit susciter en lui un vif intérêt pour les stations, les soutenir et les faire progresser avec reconnaissance au point de vue matériel, quoique le bénéfice ne se laisse pas chiffrer partout par sous et par deniers. Il lui faut aussi travailler lui-même à sa propre instruction afin de pouvoir s'approprier directement les découvertes des savants. Les connaissances physiologiques lui permettront de vérifier les données d'expérimentation qui se succèdent rapidement, de tirer parti de son bétail à des points de vue particuliers, dans des buts spéciaux d'entretien et d'élevage. Il ne se laissera pas induire en erreur par les contradictions des expérimentateurs eux-mêmes. Tandis que le pur empirique accorde la même valeur à toutes ces données, sans se soucier de la portée différente des efforts scientifiques auxquels elles sont dues, en quoi il se nuit bêtement à lui-même, l'agriculteur instruit sait distinguer, au contraire, l'essentiel de ce qui ne l'est point, ce qui est valable de ce qui est douteux. S'attachant précisément à ce qui est véritablement démontré par l'expérience, il saisit avec reconnaissance toutes les occasions d'étendre ses connaissances et il sait en tirer un utile parti dans la pratique. Il ne s'agit plus pour lui de parler de matières azotées ou non azotées, de tenir simplement pour *Émile Wolff*, pour *Grouven*, ou pour tout autre savant, puis d'installer ses rations sur les terrains battus « d'après des bases chimiques. » *Il n'est pas plus possible de nourrir rationnellement le bétail d'après des formules chimiques que d'après des règles empiriques seules.* On a affaire à tous les phénomènes diversement combinés de la vie dans l'organisme, et ce n'est qu'une estimation approfondie qui nous rend capables de les connaître. Suivre aveuglément tel ou tel expérimentateur, c'est s'en faire le serviteur. Il ne s'agit pas de se livrer à un calcul, il nous faut encore faire des réflexions approfondies. Les expérimentateurs ont fourni les premiers matériaux de la théorie de l'alimentation ; à l'agriculteur possédant des connaissances physiologiques de les employer d'une manière judicieuse ! C'est de ce point de vue que nous partons pour chercher à appliquer les connaissances acquises, dans la première partie, à l'alimentation du bœuf en général et par rapport à ses divers buts d'utilisation.

ALIMENTATION DU BŒUF EN GÉNÉRAL.

L'animal a besoin, comme nous l'avons vu, de remplacer continuellement les matières usées par le fonctionnement de la vie au moyen d'une alimentation convenable en quantité et en qualité. Les besoins de l'animal variant avec chaque individu, et en raison du but d'élevage, le moyen le plus simple et le plus naturel serait d'en laisser la satisfaction à l'instinct de l'animal; mais comme cet instinct n'est pas précisément développé en raison des buts qu'on peut se proposer dans la production et l'élevage, il faut abandonner cette méthode d'alimentation, parce qu'elle n'est pas en harmonie avec les nécessités agricoles.

Dans les prairies même, où l'animal est plus abandonné à lui-même, il nous faut veiller encore à l'alimentation, prendre garde que la santé des animaux n'éprouve aucun dommage du gonflement, de la mauvaise nourriture et de la maladie par suite de l'usage des plantes nuisibles. Il est encore plus nécessaire d'apprécier la quantité et la qualité des aliments qui doivent être donnés à l'étable, surtout pendant l'hiver. Il faudra distribuer aux animaux le fourrage en toutes petites portions, pour éviter la détérioration des aliments par les vapeurs de l'étable ou l'haleine de l'animal; il faudra non-seulement rassasier l'animal, mais lui donner les aliments qui recevront la plus complète utilisation en vue du but qu'on se propose. *Le problème d'une bonne méthode d'alimentation rationnelle exige non-seulement que les fourrages disponibles soient distribués de telle façon, en telle proportion que les rations correspondent aux besoins de l'animal et au but de son entretien, mais encore que l'alimentation convienne et corresponde à ce qu'il y a de préférable au point de vue de la culture et de plus avantageux au point de vue du bénéfice.* Pour le résoudre, nous avons besoin de points de repère généraux pour déterminer d'abord la convenance du fourrage et en opérer le partage et la distribution de manière à en tirer le parti le plus complet, le plus convenable et le plus avantageux.

Pour y arriver, il ne convient pas de prendre pour base le nombre des animaux d'une étable, car les besoins de deux animaux peuvent être très-différents. Le poids vif serait meilleur ; mais cette base n'est pas encore très-sûre, car nous savons que la température et bien d'autres conditions extérieures, les soins, le pansage, agissent sur les besoins alimentaires, que l'âge, la race, l'individualité exercent aussi une influence, que tel animal se nourrit très-bien, tel autre très-mal. Le volume du corps n'est pas non plus sans influence : les petits animaux exhalent proportionnellement plus d'acide carbonique, possèdent, par conséquent, de plus grands besoins de principes respiratoires. De plus, le poids brut de l'animal, tel que nous l'indique son poids vivant, comprend le contenu de l'animal, le contenu de ses intestins ; le rapport du poids net au poids du contenu des intestins est très-variable à diverses époques et change avec des animaux de conformation différente. Les animaux grossiers, à ventre pendant, à flancs grands, présentent un poids net bien inférieur à celui des animaux régulièrement conformés ; la différence peut aller jusqu'à 13 0/0 et même plus, suivant les animaux. On peut dire qu'en moyenne le contenu des intestins est égal à 15 0/0 du poids vif, et que le poids net est au poids vif comme 85 : 100.

Quoique le poids vif ne puisse nous fournir une base absolument certaine, c'est cependant la seule qu'il soit possible d'adopter dans la fixation des rations à distribuer aux animaux. On remarquera même qu'en tenant compte des modifications à introduire dans nos rations, d'après les observations précédentes, il y sera parfaitement propre. Toutes les fois qu'il s'agit de l'organisme animal, nous manquons de points de départ absolument certains, de points d'appui commodes pour la paresse du raisonnement et le calcul machi-

nal, il nous faut observer et réfléchir nous-mêmes à chaque
instant. Aussi, l'agriculteur instruit, à l'aide d'observations
précises, de réflexions bien dirigées et bien méditées, avec
un esprit bien exercé, sera conduit à de tout autres résultats
que l'empirique pur ou le simple calculateur.

On peut déterminer le poids d'un animal par l'appréciation
directe, ou mieux, au moyen d'un cordon, d'après la méthode
décrite par le professeur Pressler (1). Le moyen le plus sûr
est encore la balance.

Toute exploitation de quelque importance devrait posséder
une grande balance : elle est bientôt payée en l'employant à
divers usages. Sans mesure précise, sans poids certains, nous
marchons partout à tâtons dans l'obscurité. C'est surtout pour
le bétail qu'une balance est d'une valeur inappréciable. C'est
le meilleur guide pour partager et distribuer les fourrages
aux animaux d'une manière rationnelle ; elle permet de contrôler à chaque instant et avec soin l'effet de la nourriture.
Il faut remarquer que le poids des animaux peut présenter
des différences importantes selon qu'ils ont été pesés avant
ou après le repas. Le poids vif peut changer aussi d'un jour
à l'autre. D'après les recherches de *Fraas*, des animaux de
4 à 500 kilogr., avec la même alimentation, pesés toujours
au même moment, avant le repas, ont présenté d'un jour à
l'autre des différences de 1 à 5 pour 100. Il ne faut donc pas
tirer de conclusions sur de minimes différences de poids
dans les pesages. Des pesages fréquents avant le repas et
au même moment pourront toujours donner cependant des
moyennes précises.

Dans la fixation des rations journalières à distribuer aux
animaux, on peut employer le poids ou la mesure, mais l'emploi de celle-ci n'est pas facile pour le foin et la paille et pas
aussi certain (pour les aliments hachés, par exemple). Il

---

(1) Pressler. Neue Viehmessekunst. Dresde, 1856.

est toujours préférable de se servir plutôt du poids que de la mesure.

L'eau contenue dans les aliments est pesée avec eux : elle n'a pas cependant une grande importance dans la ration, car il est facile de la remplacer par de l'eau bue directement. L'eau contenue dans les fourrages est absorbée rapidement dans l'estomac, dans les feuillets surtout, comme nous l'avons vu, et rapidement dispersée dans le sang. Aussi il est préférable de parler, à propos des phénomènes de la digestion et de l'effet produit, du poids des *substances sèches* des fourrages, c'est la seule base convenable à prendre pour la fixation des rations.

En raison des dispositions spéciales de leur appareil digestif, les animaux peuvent digérer des quantités très-variables d'aliments sans en éprouver de préjudice notable à condition que la transition ne soit pas trop brusque. Ainsi, le poids de substances sèches des fourrages que le bœuf peut manger sans danger oscille de 15 à 35 kilogr. par 1,000 de poids vif. La moyenne entre ces deux limites extrêmes (qui ne sont cependant pas les plus extrêmes) est 25 kilogr. soit $\frac{1}{40}$ du poids vif. Il en résulte qu'il est absolument inadmissible de vouloir exprimer le besoin d'un animal en substances sèches par un rapport quelconque au poids vif. Nous pouvons toutefois changer le poids des substances sèches en prenant les précautions nécessaires suivant l'espèce d'aliments disponibles. Il est toujours très-avantageux, et même indispensable pour une production convenable, d'éviter les changements fréquents et de donner la même quantité de fourrages. L'habitude entre pour beaucoup dans la meilleure quantité de fourrages à distribuer aux animaux. Ceux qui ont été élevés avec des fourrages riches en substances sèches mais pauvres en matières assimilables resteront toujours de moins bons utilisateurs, quand bien même on leur donnerait la même somme de substances nutritives sous forme plus concentrée, et réciproquement.

En raison des considérations précédentes, on ne saurait trouver, en général, de bases absolues dans les nombres suivants indiqués d'après les résultats d'expériences antérieures. Aux jeunes animaux qui tettent on donne $\frac{1}{50}$ de leur poids en substances sèches, et à mesure que les animaux se développent on donne graduellement des fourrages de plus en plus volumineux, de telle sorte que les substances sèches de la ration à la fin de la première année forment $\frac{1}{40}$ du poids des animaux. Aux animaux plus âgés il convient de donner de $\frac{1}{40}$ à $\frac{1}{30}$ de leur poids de substances sèches. La proportion de substances sèches doit au contraire diminuer graduellement pour les animaux à l'engrais arrivés à une période avancée de l'engraissement ; ils doivent recevoir des fourrages plus concentrés. Lorsque l'animal adulte ne doit recevoir qu'une ration de conservation, on peut baisser la quantité de substances sèches jusqu'à son minimum. *Henneberg* et *Stohmann* ont trouvé que des bœufs de travail, soumis au repos, exigeaient un minimum de 14 k. 7 de substances sèches par 1,000 de poids vif, soit $\frac{1}{8}$ de celui-ci.

Quelles que soient les limites qu'on ne puisse dépasser dans la fixation des quantités de fourrages des rations, il est cependant rationnel, ainsi qu'on l'établira plus tard d'une manière plus précise, de fixer approximativement en raison du but d'élevage certains rapports qui nous laissent cependant une marge suffisante pour régler définitivement les rations en raison des fourrages disponibles.

Il n'est pas indifférent de donner les substances sèches sous telle ou telle forme à l'animal. Nous savons combien il est important pour le bœuf d'accomplir normalement la rumination : il faudra s'attacher dans la fixation des rations à satisfaire régulièrement ce besoin physiologique. En donnant à l'animal une plus grande quantité de nourriture sous forme de liquide ou de bouillie que cela n'a lieu habituelle-

ment, le phénomène de la rumination n'a lieu qu'imparfaitement : il est donc nécessaire d'ajouter aux fourrages liquides
ou très-aqueux une quantité suffisante de fourrages bruts
(foin et paille) ; la grande proportion de matières difficiles à
digérer ou en partie indigestibles aura le pouvoir de maintenir le premier estomac en activité et de prolonger avec
avantage pour leur utilisation le séjour des aliments dans
le canal digestif. Dans l'alimentation en vert il est donc
utile d'ajouter quelque peu de fourrages bruts aussi longtemps que le fourrage vert sera jeune et aqueux.

La quantité de fourrages bruts à donner au bœuf varie
d'après la quantité des autres fourrages distribués, de $\frac{1}{50}$ à $\frac{1}{90}$
du poids vif. Plus le fourrage additionnel est aqueux et
plus la quantité de fourrages bruts doit être considérable
dans la ration. Lorsqu'on a déjà un aliment suffisamment
riche on peut souvent, pour obtenir un volume suffisant,
remplacer le foin par de bonne paille. Seul, le veau peut
recevoir pendant la jeunesse une nourriture liquide; à mesure qu'il grandit, il convient de lui donner une quantité
croissante de fourrages bruts (foin).

Le rapport des substances sèches de la ration au *besoin
d'eau* des animaux est très-variable : il est en moyenne
comme 1 : 4. Il est plus considérable en été et en général
par une température élevée. Le jeune fourrage et l'herbe
pâturée contiennent beaucoup plus d'eau qu'il n'est indiqué
dans le rapport précédent, les animaux boivent cependant.
Avec du fourrage sec le bœuf boit plus qu'avec du fourrage
vert, mais la somme totale d'eau (eau des aliments + eau des
boissons) est moins considérable.

L'ingestion d'une quantité suffisante d'eau ne manque pas
d'importance pour l'accomplissement normal des transformations. Plus la quantité d'eau ingérée est considérable, et
plus les transformations, par suite, plus la sécrétion du lait et
la formation de la graisse sont actives; c'est pourquoi on
emploie pendant l'hiver des boissons tièdes mélangées avec

des substances nutritives. Une telle pratique est d'autant plus favorable qu'il n'y a plus besoin d'autant de chaleur pour arriver à la température du corps. Les boissons chaudes économisent beaucoup d'aliments respiratoires. Quelle que soit cependant l'importance de l'ingestion d'une quantité suffisante d'eau pour la nutrition, il ne faut pas oublier que l'eau prise en excès agit d'une façon préjudiciable sur la santé des animaux et sur la qualité de leurs produits.

Tout en donnant une quantité suffisante de nourriture, il faut attacher une grande importance à ce qu'elle soit de qualité judicieusement calculée. Nous savons, en effet, que l'utilisation des divers groupes d'éléments nutritifs dépend d'un rapport convenable à observer entre eux, et qu'ils doivent être donnés simultanément en quantité suffisante, soit qu'il s'agisse d'entretenir seulement l'animal, soit qu'on cherche à en obtenir des produits divers.

Les différents groupes d'éléments nutritifs ne correspondent pas exclusivement, comme nous l'avons vu, à certaines fonctions physiologiques, un groupe sert de préférence seulement à telle ou telle série des phénomènes de la vie. Nous considérons les *matières protéiques* comme matières *plastiques*, non qu'elles aient un but exclusif et qu'elles ne puissent servir à l'entretien de la respiration ou à la production de la chaleur, ce à quoi leurs produits de transformation contribuent toujours dans toutes les circonstances, mais parce que, dans l'organisme animal comme dans l'organisme végétal, elles sont de préférence la condition de toute formation plastique et la partie caractéristique de toute forme élémentaire du corps des animaux. En raison même de l'importance particulière des matières protéiques pour la formation et le renouvellement des parties organiques, fonctions où elles ne peuvent être remplacées par aucune autre substance, l'effet nutritif des fourrages dépend à un très-haut degré de la présence de ces substances dans les fourrages. Il faut avoir grand soin d'en donner en quantité suffisante dans les matières sèches de la ration, et ne pas oublier que les matières protéiques ne réussissent à être complétement utilisées qu'à la condition que les autres groupes d'éléments nutritifs s'y trouveront aussi en quantité convenable.

Le besoin de matières protéiques du bœuf varie suivant le but d'exploitation qu'on se propose. Dans les expériences classiques souvent citées *d'Henneberg* et *Stohmann*, des bœufs de travail au repos soumis à la ration d'entretien exigeaient chaque jour de 0.9 à 1 kilogr., de substances protéiques par 1,000 de poids vif. Les animaux qui doivent être soumis à un travail pénible, produire du lait, de la viande, de la graisse, ou ceux qui se trouvent en voie d'accroissement en exigent une plus grande quantité. D'après les expériences de *Crusius*, le veau qui tette a besoin de 0.64 kilogr. de matières protéiques par 100 de poids vif. A mesure que le veau se développe, le besoin diminue, en sorte que d'après mes observations, à la fin de la première année, une quantité de 0.3 kilogr. de protéine par 100 de poids vif suffit au jeune bétail destiné à produire du lait ou du travail pour obtenir une croissance suffisante et une aptitude précoce. La seconde année, les jeunes bœufs destinés au trait n'exigent plus que 0.25 kilogr. de protéine par 100 de poids vif. Les expériences installées à *Mœckern* ont donné pour les vaches à lait 3.1 kilogr. de substances protéiques par 1,000 de poids vif, soit $\frac{1}{32,2}$ de ce dernier, pour le rapport le plus avantageux. De nouvelles expériences ont montré qu'on pouvait donner aux vaches des rations un peu moins riches en matières protéiques. Pour les bêtes à l'engrais le contenu en matières protéiques doit être plus considérable que pour les vaches à lait, il doit être d'autant plus élevé que l'engraissement est plus intensif et doit durer moins longtemps. J'ai trouvé, lors de l'engraissement de bœufs de trait, vieux mais non délabrés, que 4 kilogr. de matières protéiques (avec 1.8 kilogr. matières grasses) par 1,000 de poids vif constituaient une moyenne avantageuse. Sous l'influence de cette alimentation, le plus grand accroissement moyen de poids vif par jour et par tête s'éleva dans la première période d'engraissement à 2.7 et plus tard à 2.85 kilogr.

Il importe de tenir compte de ces faits suivant les buts spéciaux d'exploitation que l'on se propose, et il faut dire que c'est une grande faute de donner une quantité suffisante de fourrages sans donner une quantité correspondante de matières protéiques. On n'obtient ainsi qu'un produit insuffisant et les fourrages sont mal employés. En s'aidant des divers points de repère que nous venons d'indiquer on pourra éviter cette faute dans la composition des rations et atteindre la plus haute utilisation des fourrages. A dire vrai, ces points de repère ne peuvent et ne doivent servir que de bases générales pour la composition rationnelle des rations ; il faut les modifier de diverses façons suivant l'espèce de l'animal, suivant les ptitudes particulières de la famille, suivant les provisions de fourrages disponibles ou les fourrages à employer, suivant d'autres circonstances locales qui ont trait à la production. Chaque cas particulier nous donne du reste, par lui-même, un guide nécessaire et suffisant pour nous conduire.

On doit tenir pour essentiel qu'il ne suffit pas toujours de nourrir richement, de donner une quantité tout à fait satisfaisante de matières sèches, mais qu'il faut encore nourrir richement avec une quantité convenable de matières protéiques. Ce mode d'alimentation a cependant une limite suivant les divers buts de production. Il ne conviendra pas de donner à la vache à lait en raison de ses aptitudes particulières une quantité de matières protéiques qui n'est rémunératrice que pour l'engraissement; car nous savons que les matières protéiques données en excès sont éliminées du sang sous forme d'urine sans avoir été assimilées et restent improductives. D'un autre côté les parties non azotées ne réussissent pas à être

complétement utilisées sans une quantité suffisante de matières protéiques. *Haubner* alimenta des moutons avec 1.125-
1.25 kilogr. paille de froment jointe d'abord à 0.50 pommes de
terre, ensuite à 1 kilogr. pommes de terre par tête et par jour.
Les pommes de terre furent complétement digérées. En ajoutant 1.50 pommes de terre il y eut une perte considérable de
fécule passée dans les excréments. L'addition aux 1.50 kilogr.
pommes de terre de 0.125 kilogr. pois rendit la ration plus
riche en matières protéiques et la perte de fécule cessa. Il en
est de même pour le bœuf. En lui donnant une alimentation
trop pauvre en principes protéiques et trop riche en hydrates
de carbone, une portion importante de ces derniers sort du
corps sans être utilisée et constitue une perte sèche. Des
rations relativement trop riches en matières protéiques ne
sont pas aussi désavantageuses, elles contiennent beaucoup
d'azote, d'acide phosphorique, etc., qui sont en partie employés, dans l'organisme ou que l'on retrouve dans les fumiers. D'après les recherches d'*Henneberg* et *Stohmann*, elles
peuvent, dans le cas de ration de conservation, sans être
employées dans la production, « être payées par le fumier en
l'estimant au prix des engrais industriels, quoique la ration
la plus riche en azote se trouve la plus chère. » Je tiens pour
certain que dans la plupart des conditions agricoles, du reste
si variées, il est plus judicieux de donner avec des hydrates
de carbone en suffisance des rations un peu trop riches que
trop pauvres en matières protéiques, dans les limites assignées pour chaque but spécial d'alimentation. C'est ainsi
seulement qu'on obtient l'utilisation la plus complète possible
des hydrates de carbone, des éléments qui n'ont aucune
valeur dans le fumier, et l'on a un engrais précieux et actif
qui paye largement les frais de production. Nous différons
d'opinion sur ce point avec le docteur Grouven, qui, à la
page 726 de son excellent ouvrage « *Kritische Darstellung
der Futterungs-versuche, eine gekronte Preisschrift,*
Berlin 1863, » et dans la 2ᵉ édition de son « *Vorträge über*

Agricultur-chemie » soutient qu'il faut donner la préférence aux rapports trop faibles d'éléments nutritifs, « ceux dans lesquels 1 kilogr. de matières protéiques est allié à une quantité trop grande de combinaisons non azotées.

Le docteur Em. Wolff montre dans son ouvrage non moins remarquable « *Die landwirthschaftliche Fütterungslehre*, Stuttgard, 1861, page 402, » à propos de l'alimentation des vaches à lait par exemple, combien importantes peuvent être les oscillations dans le contenu en substances protéiques des rations sans que l'aptitude considérée des animaux en souffre. A la suite d'un ensemble d'expériences faites par lui, *Ritthausen, Scheven, Knop* et *Arendt*, il remarque très-judicieusement « qu'il est complétement impossible d'établir d'après les bases des résultats d'expériences d'alimentation obtenus jusqu'ici, la quantité et le rapport le plus convenable d'éléments nutritifs des rations journalières à distribuer aux vaches sans commettre quelques légères fautes. »

« La production du lait proportionnellement la plus riche, jointe en même temps à l'accroissement plus ou moins évident du poids vif des animaux » sans qu'on cherche cependant à les engraisser, s'est manifestée avec des mélanges de fourrage dont la proportion de matières sèches par 1,000 kilogr. de poids vif variait de 21.1 à 31.1 kilogr., et celles des matières protéiques de 2.09 à 3.85 kilogr.

Nous devons encore attirer l'attention sur un point de vue moins immédiat. D'après le 2ᵉ fascicule du « *Beitrage zur Bergundung einer rationellen der Fütterung der Wiederkauer* » d'Henneberg et Stohmann, les expériences de Weende ont mis en lumière d'intéressants et importants résultats pratiques sur la digestibilité des différentes espèces de paille et de foin. Les deux bœufs d'expérience (deux bœufs adultes castrés de la race indigène de *Gœttingen*, pesant 5 à 600 kilogr. poids vif) digéraient complétement les substances azotées des fèves égrugées, la légumine, alors qu'ils digéraient des substances protéiques :

De la paille de froment. .   26 pour cent.
De la paille d'avoine. . .   40   »
De la paille de fèves. . .   51   »
Du foin de trèfle   51   »
Du foin de pré.   60   »

Les bœufs n'ont *digéré* en moyenne que *la moitié environ des matières azotées* des fourrages bruts indiquées dans les tables d'*Émile Wolff* et de *Grouven*. Ces tables doivent donc subir, pour être employées dans la pratique de l'alimentation, une modification essentielle. C'est pourquoi il convient, *si l'on tient compte de toute la quantité des substances protéiques trouvées par l'analyse* (comme cela a lieu dans ces tables), *de donner aux animaux des rations de plus en plus riches suivant que l'on distribue plus de fourrages bruts*. On doit regarder les matières protéiques des semences, des plantes sarclées comme entièrement digestibles : elles le sont un peu moins après le traitement industriel dans les résidus. Gustave Kühn, dans ses expériences sur les vaches à lait, a trouvé que les matières protéiques de la farine de colza sans huile étaient digérées dans la proportion de 90 p. 0/0. Les bons tourteaux d'huile atteignent également cette proportion; mais les tourteaux pressés à chaud, de couleur sombre, ne renferment que des matières protéiques bien moins digestibles. Les matières protéiques de la pulpe, de la pulpe pressée, peuvent être considérées comme complétement digestibles : chez la mélasse la proportion digérée n'atteint qu'environ 75 p. 0/0.

La présence des éléments non azotés des aliments est aussi d'une importance essentielle pour la composition des rations et le succès de l'alimentation. Nous avons, en effet, appris à attribuer une grande valeur au contenu en *matières grasses* des fourrages et nous nous souvenons de son importance pour accélérer l'accomplissement des phénomènes de la digestion. Les matières grasses possèdent une valeur très-élevée comme aliments respiratoires : 1 kilogr. de graisse, en raison de sa richesse en carbone et en hydrogène, peut produire autant de chaleur animale que 2, 5 kilogr. de cellulose dissoute ou de fécule et presque autant que 3 kilogr. de sucre de raisin cristallisé (hydraté).

La graisse prend une part essentielle à toutes les productions de formes élémentaires organiques. L'huile contenue dans des rations renfermant d'ailleurs, en quantité suffisante et convenablement riche, des substances respiratoires de toute sorte et des matières protéiques en quantité nécessaire pour la formation des cellules, se dépose sous forme de graisse animale et accélère singulièrement l'engraissement. La proportion de matières azotées une fois réglée dans les rations, il faut donner tous ses soins à ajouter une certaine proportion de matières grasses pour obtenir l'utilisation la plus complète de toutes les parties des aliments à l'aide d'une digestion plus parfaite et obtenir le plus haut rendement d'une quantité donnée de substances sèches.

La riche proportion de matières grasses contenue dans le lait naturel destiné à servir de premier aliment montre déjà combien elles sont importantes dans l'élevage des jeunes animaux. Elles forment plus du quart des substances sèches du lait. *Crusius* (1) a montré l'influence considérable d'un lait plus ou moins riche en graisse sur le développement des veaux. Il alimenta un veau avec 10 kilogr. de lait écrémé, un autre avec 6 kilogr. de bon lait mélangé à 6 de petit lait, un troisième avec 8, 25 kilogr. de bon lait et 1, 75 de crème. Les données de l'expérience étaient par 100 kilogr. de poids vif :

VEAUX.	CONTENU DES ALIMENTS par semaine en			ACCROISSEMENT PAR SEMAINE.	1 KILOGR. D'ACCROISSEMENT exigeait donc un contenu des aliments en substances sèches.
	CASÉINE.	SUCRE DE LAIT.	MATIÈRES GRASSES.		
	k.	k.	k.	k.	k.
1	4,6	5,5	1,2	5,9	1,9
2	3,8	7,7	2,0	12,2	1,10
3	5,1	6,3	7,5	22,1	0,85

(1) V. *Ueber die Bedeutung der vegetabilischen Fette Bei der* Rind-

L'accroissement en poids n'a pas varié en raison de la proportion de caséine et de sucre de lait, mais bien en raison de la proportion de graisse. Le plus grand accroissement a eu lieu lors de l'alimentation la plus riche en matières grasses : un accroissement donné a été obtenu avec une quantité de substances sèches d'autant moindre qu'il y a eu plus de matières grasses dans la ration. En comparant les données des expériences 1 et 3, on voit que « l'effet nutritif du lait a été plus que doublé en augmentant le contenu en matières grasses des rations. » Il en résulte qu'il faut avoir grand soin, au moment du sevrage, de donner à l'animal des aliments riches en matières grasses, des graines de lin d'abord, puis des tourteaux. On doit aussi s'efforcer de fournir aux animaux plus âgés, à l'aide de l'addition de tourteau d'huile, une alimentation moins riche en graisse, mais en contenant encore une proportion importante.

L'addition d'une quantité même très-petite de tourteaux de lin montre l'influence favorable d'une alimentation riche en matières grasses sur le développement de la sécrétion lactée chez les vaches avancées de veau et l'action spéciale exercée par une semblable alimentation sur les vaches avortées pour l'abondance de la sécrétion du lait. Au delà d'une certaine limite pourtant, l'addition de matières grasses reste sans influence, comme le montrent les expériences faites sur les chèvres par *Stohmann* à la station d'essai de *Halle*. De l'huile ajoutée à une ration de foin pur n'a pas augmenté la proportion de graisse du lait. Nous manquons encore d'expériences concluantes sur la proportion de matières grasses la plus avantageuse à employer dans les rations destinées aux animaux producteurs de lait. Dans les expériences faites à *Mœckern* on n'a pas analysé au point de vue de leur contenu en graisse les fourrages utilisés. En leur supposant une com-

---

vichfütterung von Dr Fried. Crusius in Die landwirthschaftlichen Versuchstationen, 2 Heft, Dresde, 1859.

position moyenne sous ce rapport, les vaches auraient reçu 1 kilogr. de substances grasses par 1,000 de poids vif, soit environ 1 de substances grasses pour 3 de substances protéiques. Les nouvelles expériences de Gustave Kühn autoriseraient à admettre pour une production normale de lait une moindre proportion de matières grasses dans les rations et un rapport moins élevé entre les matières grasses et les matières protéiques.

Une alimentation riche en matières grasses convient également aux bêtes de trait. De là la haute valeur d'une ration renfermant une forte proportion de tourteaux pour les bœufs de trait soumis à un travail pénible.

Pour les animaux à l'engrais, Crusius a trouvé dans ses expériences qu'une proportion de 0,25 kilogr. de matières grasses par 1,000 de poids vif était beaucoup trop petite, 0,75 kilogr. pas encore assez forte. L'accroissement de poids le plus avantageux eut lieu avec un rapport de 1 à 2 jusqu'à 3 des matières grasses aux matières protéiques. Les rations riches en matières grasses agissaient favorablement lorsqu'elles étaient en même temps riches en matières protéiques, les rations pauvres en graisse ne se montraient avantageuses qu'avec une riche proportion d'hydrates de carbone facilement assimilables. J'ai obtenu, comme je l'ai déjà dit, des résultats favorables d'engraissement avec une alimentation qui contenait par 1,000 kilogr. de poids vif 1.8 de graisse dans un rapport de 1 à 2,2 avec les matières protéiques. Crusius a prouvé que les rations riches en graisse et en matières protéiques procuraient à la fois l'engraissement le plus rapide et le plus économique. D'après *Stœckhardt*, les aliments les plus communs se distribuent ainsi d'après leur contenu en graisse :

On trouve par 100 kilogr. de :

Graines de colza, graines de pavot.	40 à 50 kilogr.	matières grasses.
Graines de lin, graines de chanvre.	30 à 40 »	»
Graines de soleil, graines de faîne.	20 à 30 »	»
Tourteaux de lin.	10 à 12 »	»

Tourteaux de colza et autres. Œufs.	8 à 10 kilogr.	matières grasses.
Grains de maïs et de lupin. . . .	6 à 7 »	»
Graines d'avoine. Pois chiche. . .	4 à 6 »	»
Glands, grains d'orge, son de fro- ment, son de seigle. Germes de malt. Malt séché au four	3 à 5 »	
Foin de pré, de trèfle, de luzerne. Lait doux	3 à 4 »	»
Grains de seigle, pois, fèves, millet, sarrazin. Malt séché à l'air. . .	3 à 3 »	»
Blé, lin, vesces, féverolles, malt vert, balles de céréales, siliques de pois, de lupin, de colza, etc.	1,5 à 2 »	»
Paille mûre des légumineuses, des céréales, du colza, etc., résidus de brasserie.	1 à 1,5 »	
Fourrage vert de trèfle, de luzerne, de vesce, herbe verte.	0,6 à 0,8 »	»
Lait caillé, lait de beurre, pulpe de céréales	0,4 à 0,6 »	»
Pommes de terre, choux, spergule en vert, maïs vert, etc., riz. . .	0,3 à 0,4 »	»
Betteraves, carottes, topinambours, pulpe de betteraves pressée. . .	0,2 à 0,3 »	»
Betteraves à sucre, feuilles de bet- teraves, pulpe de pommes de terre.	0,1 à 0,2 »	»

Ces nombres et les indications sur les substances grasses des fourrages fournies par les tables placées à la fin de ce volume comprennent, il faut bien le remarquer, les matières solubles dans l'éther qui ne sont pas toutes digérées. D'après Henneberg et Stohmann, les graisses propres, la substance huileuse sont facilement assimilables dans certaines limites. La substance huileuse des fèves égrugées et l'huile de navette don- nées directement à la dose de 0. 2 à 0. 3 kilogr. par tête et par jour étaient complétement assimilables ; on n'en put retrou- ver aucune trace dans les excréments des animaux à travers les parties non digérées des fourrages. Quant aux parties solu- bles dans l'éther, du foin et de la paille, aux substances grasses des fourrages bruts, une partie seulement, en moyenne $\frac{1}{3}$ réussissait à être digérée. « On peut bien objecter que la partie non digérée de l'extrait d'éther se composait principalement de matières cireuses et résineuses. » Quoi qu'il en soit, dans l'emploi des indications des tables pour le contenu en graisse des divers fourrages, il faut s'efforcer de donner une proportion d'autant plus grande de matières grasses que la ration contient plus de fourrages bruts.

Les parties non azotées des fourrages autres que les graisses sont aussi d'une grande importance pour l'alimentation des animaux. Ces matières, nous le savons, pour la plupart facilement assimilables et promptement absorbées, sont très-propres en raison de leur facile combustion dans le sang à servir à l'entretien de la respiration et à la production de la chaleur, elles empêchent l'action préjudiciable de l'oxygène inspiré sur les graisses et les tissus. Fournies en grande quantité elles servent de matériaux plastiques et sont employées à la formation de la graisse. Nous avons vu aussi que toutes les matières non azotées des fourrages ne sont pas d'égale valeur et qu'il y en a même d'une action nutritive douteuse.

La réunion en un seul groupe sans distinction de tous ces éléments moins le ligneux n'est donc pas sans soulever des scrupules, mais leur division en éléments nutritifs non azotés « solubles » et en ligneux considéré comme partie insoluble des fourrages est encore plus sujette à contestation. Les premiers renferment des éléments de valeur nutritive très-douteuse tandis que le ligneux regardé comme indigestible est en grande partie soluble dans les liquides digestifs.

Les intéressantes expériences de *Haubner, Sussdorf* et *Stœckhart* (1) « ont constaté et établi d'une matière indubitable que la fibre ligneuse des plantes, celle même qu'on dit lignifiée, est en grande partie soluble dans l'appareil digestif

____

(1) Der chemische Ackermann, 1860, n° 1, page 58.

des ruminants. » La cellulose finement divisée du papier ou du lin a été digérée dans la proportion de 70 à 80 pour 100, la cellulose du foin pas trop âgé, coupé au moment de la floraison, de 60 à 70 pour 100, la cellulose dure de la paille et de la sciure de bois en pâte à papier de 40 à 50 pour 100, et la cellulose lignifiée de la sciure de bois de sapin riche en résine de 30 à 40 pour 100. Ces expériences montrent à la fois l'influence d'une division plus ou moins grande (pâte à papier comparée avec la sciure de bois de sapin) et d'une lignification plus ou moins avancée (foin comparé avec paille) sur la digestion du ligneux qui, même dans des cas très-défavorables, ne laisse pas d'être digéré en quantité très-importante. Les vaisseaux et les cellules épidermiques du foin et de la paille échappent cependant, comme nous l'avons vu, à la digestion.

Les expériences que j'ai déjà exposées fournissent un autre genre de preuves de la digestibilité de la matière des cellules, car elles montrent qu'une complète concordance existe entre la composition de la cellulose et celle de la fécule. Nous attachons une valeur spéciale à ces expériences parce qu'elles renversent ce préjugé que la fibre ligneuse digérée n'a peut-être aucune importance dans le cours de la nutrition. Il n'existe pas, je l'ai prouvé, de différence essentielle entre la fécule et la cellulose, et, si la première possède une grande valeur nutritive comme aliment respiratoire, il est hors de doute que la cellulose digérée jouit d'une valeur nutritive non moins élevée.

Pareille conclusion résulte aussi des nouvelles recherches d'*Henneberg* et *Stohmann* d'après le 2ᵉ fascicule de leur « *Beiträge zur Begründung einer rationnellen Fütterung der Wiederhäuer.* » Il a été digéré de la *fibre ligneuse* des fourrages, ou mieux, comme le dit Henneberg, du *ligneux brut* dans ces expériences :

Avec paille d'avoine.	55	pour cent.
Avec paille de blé. .	52	»
Avec paille de fèves.	36	»
Avec foin de trèfle. .	39	»
Avec foin de pré . .	60	»

La partie digérée se composait de 43,5 de carbone, 6,6 hydrogène et 49 oxygène, c'est-à-dire à peu près de cellulose pure (44,4 C, 6,2 H, 49,4 O). « Ces expériences fournirent pour la première fois la preuve exacte qu'*en réalité, la cellulose* (matière des cellules ou fibre ligneuse pure) *est la partie des ligneux des fourrages qui réussit à être utilisée, à être digérée* (1). »

Ces mêmes expériences prouvent que la partie soluble dans l'eau, les alcalis et les acides étendus des substances non azotées des fourrages (*matières extractives non azotées* de Henneberg), est digestible :

Dans la paille d'avoine dans la proportion de 44 pour cent.
Dans la paille de blé dans la proportion de. . 39   »
Dans la paille de fèves dans la proportion de. 62   »
Dans le foin de trèfle dans la proportion de . 67   »
Dans le foin de pré dans la proportion de. .   67   »

Ces nombres confirment les doutes exprimés plus haut sur la digestibilité complète de ces éléments.

Il est très-remarquable que les substances non azotées se

---

(1) Lorsque l'on dit ailleurs, p. 363, après avoir distingué la partie des substances non azotées qui réussit à être digérée : « que la lignine, au contraire, la cellulose qui reste alliée à la lignine après le traitement des acides et des alcalis étendus, ainsi que les matières corticales et épidermiques des fourrages, échappent à la digestion, » on pourrait peut-être en conclure que le ligneux des excréments ne se compose que de cellulose alliée à la lignine. Cette supposition n'est cependant pas juste. Le ligneux reconnaissable au microscope dans les excréments ne se comporte pas avec les réactifs d'une manière essentiellement différente de celle du ligneux des fourrages dont il provient. Il contient relativement une grande quantité de cellulose qui se colore en bleu d'une façon tout à fait normale sous l'influence de l'iode et de l'acide sulfurique sans avoir besoin d'avoir été traitée par la potasse caustique ou l'acide nitrique. Je l'ai non-seulement trouvée à l'aide de la recherche microscopique d'excréments ordinaires, mais d'excréments provenant des animaux mis en expérience à Weende, et dont je dois l'envoi à l'extrême obligeance de M. le Dr Henneberg.

comportent absolument de la même façon dans les fourrages bruts appartenant à la même famille de plantes. La paille de froment et la paille d'avoine, la paille de fèves et le foin de trèfle, sont des produits analogues, ceux-ci provenant de légumineuses, ceux-là de céréales ; la paille de fèves et le foin de trèfle d'un côté, la paille de froment et la paille d'avoine de l'autre, contiennent à peu près autant de ligneux et de substances solubles non azotées, mais ces deux classes comparées ensemble présentent une digestibilité bien différente. Le foin de pré peut être placé, sous certains rapports, dans la même classe que le foin de trèfle ou la paille de fèves ; sous d'autres, dans celle de pailles de céréales. Eh bien ! ce qu'on appelle fibres ligneuses ou ligneux brut, est beaucoup moins digestible dans la paille de fèves et le foin de trèfle que dans la paille de céréales ou le foin de pré ; mais dans chacune de ces deux classes, les fourrages bruts possèdent presque le même degré de digestibilité. Henneberg remarque avec raison à propos de ces faits : « Il résulte de là d'une manière indubitable que *les pailles de toute espèce possèdent une grande valeur pour fournir les matières nutritives non azotées;* 1 kilogr. de paille de froment ou de paille d'avoine en contient autant que 1 kilogr. de foin de pré et plus que 3 kilogr. de betteraves. Il faut faire remarquer en outre la richesse de la paille de fèves en matières azotées ; il suffit d'ajouter à 100 kilogr. paille de fèves 11 kilogr. de fèves égrugées pour remplacer et au delà 100 kilogr. foin de trèfle.

Voici un autre résultat très-important de ces expériences. La préparation d'un extrait aqueux des matières des fourrages, soit au moyen de la cuisson, soit au moyen de l'infusion, et comprenant *les matières solubles dans l'eau des fourrages bruts, donne la mesure approchée de la partie des matières extractives non azotées susceptibles d'être digérées.* En réalité, les deux séries de nombre concordent presque exactement ensemble :

ESPÈCES DE FOURRAGES.	CONTENU des fourrages bruts en substances solubles dans l'eau.	MATIÈRES EXTRACTIVES non azotées digérées, graisse non comprise.
	k.	k.
Paille d'avoine . . .	3,255	3,175
Paille de froment . . .	0,94	1,07
Paille de fèves	5,185	5,345
Foin de trèfle.	11,245	11,30
Foin de pré.	6,425	6,805

Ces expériences nous fournissent des bases importantes pour la fixation des parties nutritives non azotées des fourrages dans les rations. Nous savons maintenant en quelle proportion le ligneux se trouve digéré dans les différentes espèces de fourrages, et l'extrait aqueux nous donne la mesure des matières extractives non azotées qui réussissent à être digérées : nous pouvons donc déterminer combien chaque mélange de fourrages peut apporter de matières respiratoires aux animaux.

Les expériences d'alimentation de *Henneberg* et *Stohmann*, si riches en résultats pratiques, nous fournissent encore un point de repère important. Ils ont trouvé dans leurs premières expériences sur les rations d'entretien, et les expériences entreprises plus tard l'ont confirmé, que : *la partie digérée du ligneux ajoutée à la partie digérée des matières extractives égale à peu près la somme des matières extractives des fourrages*, en sorte que nous possédons une mesure approchée des matières non azotée des fourrages réussissant à être digérées. Ceci résulte très-clairement des données d'expériences suivantes :

TABLEAU.

NOMBRE des EXPÉRIENCES.	ESPÈCES de FOURRAGE BRUT.	LIGNEUX DIGÉRÉ. k.	MATIÈRES extractives non azotées digérées graisse comprise. k.	TOTAL des matières non azotées digérées. k.	MATIÈRES extractives non azotées, graisse comprise. k.
2	Paille d'avoine. . .	3,79	3,215	7,005	7,245
1	Paille de froment. .	1,685	1,085	2,77	2,755
3	Paille de fèves. . .	3,16	5,445	8,605	8,745
4	Foin de trèfle. . . .	5,14	11,49	16,63	17,265
5	Foin de pré	3,695	6,965	10,685	10,46

On voit que la somme des substances non azotées digérées concorde à peu près avec la somme des matières extractives non azotées. Gustave Kühn et Moritz Fleischer sont arrivés à des résultats semblables dans leurs expériences sur les vaches à lait. Il se fait ainsi une remarquable compensation : la somme des éléments nutritifs non azotés *digérés*, et du ligneux *digéré*, est très-rapprochée de la somme totale des matières non azotées des fourrages solubles dans les alcalis et les acides étendus. Malgré la digestibilité partielle du ligneux, malgré la digestibilité partielle des matières extractives, les tables des éléments non azotés (*V.* les tables à la fin du volume) fournissent *des données pour l'appréciation de la partie pratiquement utilisable de ces sortes de matières.* Nous avons ainsi un point de repère commode, et nous sommes en mesure dans l'établissement des rations d'en pouvoir considérer le contenu en éléments directement respiratoires absolument comme nous faisons pour leur contenu en matières protéiques et en matières grasses.

Il faut bien se garder toutefois de considérer ces nombres comme absolus et de les prendre aveuglément pour points d'appui ; nous ne devons les regarder le plus souvent que comme des bases générales pour la composition des rations, bases qui devront être modifiées de diverses façons dans divers cas spéciaux par rapport à chaque race, à chaque famille, à chaque individu, en raison du but d'utilité qu'on se propose d'atteindre et des fourrages disponibles. Toutes ces conditions changent aussi le rapport entre la quantité de matières protéiques et celle des matières respiratoires, et il ne faut pas admettre un rapport d'éléments nutritifs immuables en vue d'un certain but d'utilité, par exemple une partie d'éléments azotés (a) pour cinq parties d'éléments non azotés (n a) des fourrages, soit $\frac{a}{5\,n\,a}$ pour les vaches à lait.

D'après l'ensemble des expériences d'*Émile Wolff*, déjà citées à la page 128, on obtiendrait une production relativement riche de lait, c'est-à-dire un certain but de production avec un contenu des rations en éléments non azotés, oscillant de 4,85 à 7,9, le rapport des éléments nutritifs variant de $\frac{1}{2.44}$ à $\frac{1}{6}$.

Émile Wolff recommande spécialement pour les vaches à lait un rapport d'éléments nutritifs de $\frac{a}{5\,n\,a}$. *Grouven*, dans ses règlements de rations, conseille dans le même but des rapports d'éléments nutritifs variant de $\frac{1}{5.5}$ à $\frac{1}{6.3}$. Ces deux expérimentateurs peuvent avoir raison : cela tient aux cas spéciaux qui les ont dirigés dans l'établissement de leurs préceptes d'alimentation. Les expériences de *Henneberg* et *Stohmann* nous montrent parfaitement l'influence de l'individualité des animaux pour la détermination précise des rations à donner aux animaux. Alors que la limite de l'amoindrissement des substances protéiques et de l'augmentation de la fécule était déjà atteinte avec 3,2 kilogr. de fécule et 2.15 kilogr. de fèves égrugées pour un bœuf pesant 550 kilogr., on put dans les mêmes conditions alimenter un bœuf pesant 650 kilogr. avec 3.6 de fécule, 2 kilogr. sucre et seulement 0.25 kilogr. de fèves égrugées, c'est-à-dire avec un rapport d'éléments nutritifs bien moins élevé, tombé à $\frac{a}{7\,n\,a}$. « Ces écarts si

considérables dans la manière d'être de ces deux animaux
doivent être attribués en grande partie à la différence individuelle de leur organisation : le bœuf n° 1, comme l'ont
montré des expériences ultérieures, avec les mêmes rations.
était plus prédisposé que le bœuf n° 2 aux indigestions. Il faut
dire aussi que le sucre possède une bien plus grande facilité
de digestion et d'absorption que la fécule. » Ce dernier fait
ne manque pas d'importance en pratique. Le sucre se trouve
avoir une forme très-propre à l'assimilation ; la digestion de
la fécule au contraire dure bien plus longtemps. Avec des
fourrages riches en sucre, le rapport des éléments nutritifs
peut être bien moins élevé, la proportion des substances
protéiques pouvant être abaissée davantage et la quantité des
éléments non azotés élevée au contraire.

Plus une ration est riche en matières facilement assimilables, en substances absolument digestibles (albumine des
plantes, gluten, sucre, dextrine, fécule, huiles grasses, etc.),
plus l'utilisation des matières difficilement assimilables, particulièrement du ligneux des fourrages bruts, est amoindrie.
Le ligneux trouve sa plus complète utilisation relative dans
la ration de conservation, parce que le contenu de matières
exigé peut être obtenu seulement avec du foin et de la paille
ou avec une très-petite addition de tourteaux, de fèves égrugées, de pulpes de distillerie, etc. Si, au contraire, nous avons
en vue la production la plus élevée possible (lait, engraissement, etc.), il faut renoncer à une parfaite utilisation des
fourrages bruts, car il nous sera nécessaire d'élever la proportion des hydrates de carbone facilement assimilables, des
substances protéiques et des matières grasses, par une
copieuse addition de substances tout à fait assimilables.
L'amoindrissement dans l'utilisation des fourrages bruts lors
de la ration d'engraissement peut aller à 20 pour 100 environ
et plus. Cet amoindrissement n'atteint pas seulement le
ligneux et les matières grasses, mais encore, et dans une proportion très-élevée, les éléments azotés du foin et de la paille.

Il faut donc avoir soin, comme on l'a déjà dit, de donner des rations de production d'autant plus riches en matières protéiques que le fourrage brut y entre pour une plus grande proportion. Nous nous appesantirons davantage sur les préceptes spéciaux concernant le contenu des fourrages en substances extractives non azotées à propos des divers buts de l'exploitation du bétail.

Il nous reste à nous occuper plus spécialement des *substances inorganiques* que nous savons être aussi importantes pour les phénomènes physiologiques de la nutrition que les autres groupes d'aliments nutritifs. Leur influence, nous le savons, est considérable pour le cours normal des transmutations ; elles prennent une part essentielle à la formation des formes élémentaires et constituent une part essentielle très-importante des tissus. Toute alimentation normale exige une proportion suffisante de ces substances dans les fourrages.

On rencontre les substances inorganiques en diverses proportions dans les différentes matières qui servent d'aliments. Elles forment le plus souvent de 5 à 8 pour 100 des différentes espèces de foin, de paille et de tourteau, de 4 à 5 pour 100 des sons, de la graine de lin, de 2 à 3 pour 100 des graines de céréales, de légumineuses et des pulpes de betteraves pressées, de 1 à 2 pour 100 des fourrages verts et des résidus de fabrication de la bière, de 0.5 à 1 pour 100 des pulpes, du lait de vache, du lait de beurre, du petit-lait et des plantes sarclées.

Nous manquons malheureusement d'expériences précises sur les quantités de chaque substance inorganique nécessaire aux animaux de production. Des bœufs de trait au repos, soumis à la ration d'entretien, d'après les recherches d'*Henneberg* et *Stohmann*, recevaient chaque jour par 1,000 kilogr. de poids vif au moins 0,036 kilogr. d'acide phosphorique, 0,22 d'alcalis et de 0,076 à 0,078 kilogr. de chaux. Dans une expérience de *Boussingault*, une vache à lait pleine recevait

10

par jour dans sa ration 0,050 kilogr. d'acide phosphorique et 0,1 kilogr. de chaux dont la moitié environ ne se retrouvait plus dans les excréments et les urines et avait été assimilée (0,215 kilogr. acide phosphorique et 0,051 kilogr. chaux). Si l'on compare ces nombres avec la quantité et la composition des cendres des aliments, l'hypothèse qu'en général les animaux adultes reçoivent tous les éléments organiques qui leur sont nécessaires dans les rations normales, aussi longtemps qu'une quantité judicieuse de fourrages leur est donnée, se trouve vraie. Elle est même d'autant plus vraie que les plantes ont poussé dans des terres fertiles, fortement fumées. On verra plus tard l'importance, sous ce rapport, de la fumure avec de la poudre d'os et de son effet dans la culture des plantes fourragères.

Il en est autrement pour les animaux en plein développement. Ici, l'appréciation du contenu des rations en substances inorganiques est d'une très-grande importance, car il s'agit de fournir les principales matières nécessaires à la formation d'un tissu ferme et dense des os, l'acide phosphorique et la chaux. Le veau absorbe par 100 kilogr. de poids vivant et par jour 16 kilogr. de lait contenant 16,66 grammes d'acide phosphorique et 13 grammes de chaux. Lors du sevrage, il est nécessaire pour une réussite complète de donner dans les rations une quantité de matières inorganiques correspondant à celle qui se trouve dans le lait retiré. Les intéressantes recherches de *Lehmann* ont montré qu'en beaucoup de cas, avec des mélanges de fourrages excellents en apparence, on ne donnait pas une quantité suffisante de matières inorganiques.

Dans le tableau suivant de *Lehmann* (1), auquel j'ai ajouté la composition du son et de l'avoine décortiquée, sont indi-

---

(1) Dr Julius Lehmann, über die Knochen und deren Nahrstoffe in Beziehung zu unseren Hausthieren in « Amtsblatt für die landwirthschaftliche Vereine », 1859, n° 11.

qués les contenus en acide phosphorique et en chaux des fourrages suivants :

DANS 1,000 PARTIES en poids des fourrages ci-dessous il y a :	CHAUX.	ACIDE PHOSPHORIQUE.	DANS 1,000 PARTIES en poids des fourrages ci-dessous il y a :	CHAUX.	ACIDE PHOSPHORIQUE.
I. GRAINS ET ISSUES.			**III. FOURRAGES VERTS.**		
Maïs	0,14	5,5	Spergule	2,50	1,8
Orge	0,40	8,9	Trèfle rouge	3,45	0,9
Seigle	0,40	9,8	**IV. FOINS.**		
Froment	0,50	9,3			
Avoine	1,20	7,6	Foin de pré	10,01	3.3
Avoine décortiquée	1,56	9,8	Sainfoin	16,80	4,9
Féverolles	1,33	11,1	Trèfle rouge	18.08	4,6
Pois	1,53	8.1	Trèfle blanc	20.27	8,8
Vesces	1,70	8.8			
Molt humide	1,20	4,3	**V. PAILLES.**		
Molt desséché à l'air	4,60	15,6			
Son	2,25	15,0	Orge	2,50	1,4
Tourteaux de colza	4,90	18,6	Froment	3,10	1.5
Tourteaux de lin	4,90	20,0	Seigle	4,10	3,6
			Avoine	4,50	1,9
			Féverolles	12,00	4,1
II. TUBERCULES ET RACINES.			Pois	25,10	3,0
Pommes de terre	0,16	2,0			
Betteraves	0,54	0,5	**VI. LAIT.**	1.70	2.2
Navet	0,73	0,8			
Carotte	0,79	0,8	**VII. BEURRE.**	0,70	1,1

Ce tableau permet de contrôler facilement les mélanges de fourrages sous le rapport de leur composition en acide phosphorique et en chaux.

Le foin, par son contenu en chaux, les grains et les résidus de fabrication industrielle par leur proportion d'acide phosphorique, offrent au veau la matière nécessaire pour la formation des os. Les tourteaux et les grains d'avoine renferment aussi de très-grandes quantités de ces deux substances; leur contenu en acide phosphorique est plus considérable que celui de toutes les autres espèces de grains et leur contenu en chaux est très-important.

Si les aliments ne contiennent qu'une quantité insuffisante des substances nécessaires à la formation des os, c'est alors qu'il faut prendre en considération les résultats des expériences faites par *Lehmann* sur la distribution directe de poudre d'os. Ces expériences montrent que les veaux peuvent assimiler de la substance osseuse finement pulvérisée, préparée avec de la poudre d'os, en sorte qu'il y a là un moyen facile de remédier à la composition défectueuse des rations incomplètes sous ce rapport et de contribuer directement à la formation de la charpente osseuse. A une ration composée de 1 kilogr. orge égrugée, 1 kilogr. tourteaux de colza, 4 kilogr. foin de fléole finement coupé et 20 kilogr. de petit lait par 100 kilogr. de poids vif pour un veau âgé de 5 mois, Lehmann ajoutait 4.1 grammes de poudre d'os. L'animal assimila plus de la moitié de l'acide phosphorique et près des $\frac{5}{7}$ de la chaux de la poudre d'os, alors qu'il n'absorbait pas plus de $\frac{1}{3}$ de la magnésie nécessaire en moindre quantité.

La quantité des matières inorganiques fournie par les boissons n'est pas non plus à négliger dans le règlement des rations.

Nous nous sommes déjà étendu, page 64, sur l'utilité du sel dans les rations des animaux et sur la dose qu'il convient de leur en donner : nous devons ajouter que l'action d'une dose modérée de sel ne détermine pas un accroissement direct de viande et de graisse pas plus que de la quantité de lait, mais bien la régularisation, l'accélération de tous les phénomènes physiologiques du corps animal. *Boussingault*, dans ses expériences sur l'addition du sel aux rations de jeunes animaux, n'a pas constaté un accroissement plus rapide à la suite de l'usage du sel, mais les animaux avaient bien meilleure apparence. « Les animaux qui avaient été privés de sel pendant une année avaient un poil ébouriffé, laissant apercevoir çà et là des places où la peau était mise à nu. Leur allure plus lente, la froideur de leur tempérament les faisaient

immédiatement distinguer de ceux qui avaient reçu du sel. La vivacité de ces derniers et les fréquents indices du besoin de saillir qu'ils manifestaient dénotaient la force et la santé. Nul doute que sur les marchés on eût obtenu un prix plus avantageux des taureaux élevés sous l'influence du sel. »

Liebig remarque, à propos des expériences de Boussingault : « Les jeunes animaux qui reçoivent tous les jours du sel restent en bonne santé, même dans des conditions très-peu favorables à l'accomplissement des phénomènes de la vie, telles qu'une alimentation excessive, le manque d'exercice. Leur sang reste toujours pur et propre à entretenir tous les phénomènes de la nutrition. Le sel est un moyen puissant, indispensable en certaines circonstances pour combattre les influences extérieures nuisibles à la santé des animaux. Le corps de l'animal ressemble, sous le rapport des maladies, à un foyer rempli des matières combustibles les plus inflammables auquel il ne manque qu'une étincelle pour s'embraser et se consumer. Le sel n'agit pas pour produire de la viande, mais il écarte les influences nuisibles à la production de la viande dans l'état contre nature de l'engraissement (engraissement à l'étable). On n'en saurait trop recommander l'emploi. » Une addition modérée de sel (4 à 8 gr. par 100 kilogr. de poids vif) à la ration journalière n'est jamais nuisible; elle exerce, au contraire, une action très-favorable lorsque l'on donne aux animaux beaucoup de pommes de terre et de grains ou beaucoup d'aliments très-aqueux comme la pulpe, le fourrage vert poussé très-dru.

S'il faut tenir compte, pour leur meilleure utilisation, de la quantité et de la composition judicieuses des rations, il importe aussi de considérer leur constitution physique. Le but de la *préparation* des fourrages est de les mettre sous une forme telle que les organes digestifs fonctionnent à leur plus haut degré d'activité, en favorisant, en préparant l'action des liquides digestifs.

Les méthodes de préparation varient avec l'espèce de fourrages et le but d'exploitation des animaux. Le jeune fourrage vert n'a besoin d'aucune préparation. Ce n'est que plus tard, lorsqu'il est âgé, que ses tiges deviennent dures, qu'il est nécessaire de hacher le fourrage vert. Les animaux l'utilisent mieux ainsi et en font un moindre gaspillage. S'il s'agit d'économiser le plus possible le fourrage vert, il faut conseiller de le hacher à toutes les périodes de son développement. Le très-jeune trèfle devra être mélangé avec de la paille hachée, mais on diminue la quantité de paille à mesure que les fourrages verts avancent en âge.

Pendant l'alimentation d'hiver, le coupage des betteraves et des pommes de terre, l'égrugeage des grains rendent possible le mélange parfait des divers fourrages. Ces préparations permettent en outre de faire manger des fourrages peu appétissants mélangés à des fourrages plus agréables. Le premier acte de la digestion, la mastication, est ainsi rendu plus facile et plus rapide. Toutefois, il ne faut pas pousser trop loin la division des aliments à cause de l'insalivation. On hachera, par exemple, plus long pour les vaches et les bœufs que pour les chevaux.

Le foin est haché assez rarement ; cela n'a lieu que lorsque le foin se trouve très-long et rempli de grosses tiges ou lorsqu'il doit être mélangé en partie à d'autres fourrages, avec des fourrages traités à l'eau chaude principalement. Il ne convient pas non plus de couper trop mince les racines, d'en faire une sorte de bouillie à cause de l'insalivation insuffisante dans de semblables conditions. Il faut éviter aussi de donner des grains entiers, car, d'après les expériences de *Lehmann* et de *Grouven*, ils ne sont utilisés que très-imparfaitement. On préfère l'égrugeage à une simple humectation, et, lorsque les graines doivent être mélangées parfaitement avec les autres fourrages, on les emploie de préférence sous forme de farine.

La cuisson à l'eau et à la vapeur des aliments amollit considérablement toutes les parties des aliments et modifie, en beaucoup de cas, leur valeur nutritive. Les pommes de terre, cuites à l'eau et à la vapeur, agissent plus favorablement sur la production de la graisse, à l'état brut, sur la production du lait. L'eau mélangée intimement aux aliments est moins promptement absorbée que l'eau des boissons ; elle est éminemment propre à faciliter l'amollissement et la désagrégation des fourrages, lors de la première digestion, surtout. C'est pour cela que le fourrage vert possède une plus grande valeur nutritive que la quantité de foin qui lui correspond. — La cuisson à la vapeur facilite la digestion des fourrages bruts, mais pas au même degré que l'état vert ; il faut la recommander lorsqu'on donne beaucoup de fourrages bruts. En en donnant moins et en donnant des racines juteuses cette méthode est inutile ; elle facilite beaucoup trop la rumination et engourdit les organes digestifs.

Le traitement à l'eau chaude des fourrages agit de la même façon, mais le but n'est pas atteint aussi complétement, et l'amollissement est bien moins considérable.

Ces diverses préparations exigent beaucoup de combustible : il importe de bien calculer si l'élévation de l'effet nutritif correspond à la dépense faite. Si les provisions de plantes sarclées rendent possible la diminution de l'alimentation à la paille, il est plus profitable de repousser ces méthodes de préparation ; mais, dans les mauvaises années de fourrages où le contraire arrive et où il faut donner beaucoup de fourrages peu nutritifs, de la paille, peu de foin, c'est une pratique excellente de traiter les fourrages à la vapeur, pour en obtenir une utilisation plus complète. Le prix des fourrages est alors plus élevé, et l'économie obtenue peut mieux couvrir les dépenses de combustible. Le docteur Grouven, après avoir apprécié soigneusement ces avantages, dit du traitement à la vapeur, dans son ouvrage déjà cité : « Lorsque j'additionne tous les avantages du traitement des fourrages à la vapeur, je crois, au moins, à une économie de fourrage de 10 0/0 , soit un gain de viande, de graisse ou de lait de 10 0/0. Je recommande ce mode de préparation aux agriculteurs, surtout pendant l'hiver, car on sait que, pendant la saison froide, la chaleur des rations est aussi importante que la chaleur de l'étable. Une ration ordinaire, pendant l'hiver, coûte 1f,25 ; elle vaut 0f,125 de plus en la traitant à la vapeur, et, comme les frais de préparation ne vont qu'à 0f,016 ou 0f,026, la question de rendement du traitement à la vapeur ne souffre pas de contestation. »

Celui qui ne possède pas d'appareil à vapeur peut employer l'échauffement spontané des fourrages. Cette méthode que nous connaissons depuis vingt ans, nous l'avons employée et vu employer avec grand succès bien des fois, pendant l'été sec de 1842 surtout. On l'a beaucoup conseillée, ces dernières années, et elle est la plus susceptible d'être employée généralement. Lorsque l'alimentation d'hiver est basée de préférence sur des plantes sarclées, et particulièrement sur des betteraves mélangées avec autant de paille qu'il est nécessaire pour obtenir une insalivation parfaite, l'échauffement spontané n'a aucune raison d'être ; il est même préjudiciable quand les betteraves sont réduites en une espèce de bouillie.

Il faut éviter avec le plus grand soin dans l'usage de cette pratique, de ne pas mélanger suffisamment les aliments, surtout lorsqu'il s'agit d'employer et d'utiliser la plus grande quantité de paille. Le fourrage brut est mélangé convenablement avec les autres aliments coupés, humectés avec de la pulpe ou de l'eau dans laquelle on a fait dissoudre suffisamment de tourteaux ou de grains aigris par la fermentation, on tasse la masse dans de hautes caisses (on en a besoin de 3 ou 4), on recouvre et on charge. Les fourrages commencent bientôt à s'échauffer, et au bout de 3 ou 4 jours, suivant la température, ils atteignent 35° R. (44° C.). C'est le moment d'employer le mélange ; il a acquis un goût alcoolique, les animaux le mangent très-volontiers et il exerce une action

très-favorable sur la production de la viande et du lait. Il
faut repousser le mode de préparation en tas fortement fou-
lés à l'air libre, quoiqu'il soit souvent employé. On trouve
sur toutes les parties âgées des plantes, sur la paille principalement, divers spores de champignons qui n'exercent pas
un grand préjudice s'ils sont en petite quantité, mais qui
germent très-vite sous l'influence de l'élévation de la température et de l'accès de l'air, et s'accroissent rapidement, en
quelques heures, à la surface des tas. Ils forment souvent, au
bout de deux jours, avec leur mycélium, une couche de plus
de 2.60 centimètres sur la masse et communiquent aux fourrages des propriétés nuisibles à la santé des animaux.

Un mode de conservation et de préparation des fourrages
verts et des plantes sarclées pas assez estimé, en bien des
cas, est la fermentation en fosse. Elle est surtout très-avantageuse lorsqu'à des fourrages ainsi fermentés on peut ajouter beaucoup de bon foin sec. Il ne convient pas de recommander ordinairement la fermentation de l'herbe des prairies
et du trèfle, et cela d'autant moins que l'alimentation d'hiver
sera basée sur plus d'aliments aqueux, car nous savons combien il est important d'y joindre une certaine quantité de
fourrages secs. On peut toujours réussir, même par des
temps très-peu favorables, à récolter assez bien le trèfle
avec la méthode des moyettes ou des poupées. Cette méthode consiste à placer en petits tas les andains déjà flé-
tris de la veille. On prend avec les deux mains une partie de
l'andain, on le rassemble, on le roule ensemble, on arrache
les brins écartés, on le pique et on l'arrange en pointe à son
extrémité supérieure. Le travail est rapide lorsque les gens
y mettent de la bonne volonté. On laisse ces petits tas sans
les toucher jusqu'à ce qu'on les mette sur le chariot, on re-
lève seulement les tas jetés à terre par le vent. — Lorsqu'il
s'agit de débarrasser un champ de trèfle par des pluies per-
sistantes, de récolter la dernière coupe des prairies à l'automne, ou des mélanges de fourrages qu'on ne peut laisser

mûrir en raison des circonstances pressantes d'une culture
ultérieure, et dont le desséchement se ferait en tous cas dans
de mauvaises conditions, la fermentation en fosse est le meilleur moyen d'utiliser les fourrages, parce que le travail peut
avoir lieu pour les fourrages même humides et par des temps
de pluie modérée. On laisse aussi fermenter de cette façon
le maïs vert qu'on n'a pu consommer à l'automne comme
fourrage vert. C'est surtout pour tirer parti des feuilles de
betteraves que cette méthode est avantageuse. Elles agissent
comme purgatifs lorsqu'elles sont données en quantité trop
considérable, et on n'a pas intérêt à les employer dans de
semblables conditions, d'autant qu'une fois fermentées, elles
constituent un excellent fourrage additionnel pour les vaches
à lait. La fermentation en fosse est aussi très-propre et très-
avantageuse pour la conservation des pulpes pressées et des
betteraves, surtout de la portion de betteraves qu'on doit
donner à la sortie de l'hiver. Les betteraves en silos perdent
de leur valeur à cette époque par la germination, tandis que
mises en fosse, elles se conservent jusqu'au printemps avec
toute leur valeur nutritive. Lorsque les betteraves sont gelées dans les champs ou dans les silos, on évite toute perte
en les tassant immédiatement dans des fosses avant le dégel.
Lorsqu'elles commencent à devenir malades et à se putréfier,
on n'a rien de mieux à faire que de les mettre promptement
en fermentation. Dans mon livre sur les maladies des plantes
cultivées (*Die Krankheiten der Kulturgewächse*), p. 232 et
suivantes, j'ai cité plusieurs cas, où, à l'apparition de certains symptômes de maladies de betteraves, il était possible
d'arrêter la maladie et d'éviter des pertes importantes en produisant à temps la fermentation. Les pommes de terre malades qui ne sont pas encore pourries se laissent parfaitement conserver par ce procédé.

Les fosses ont ordinairement 2 m. 50 c. de largeur à l'ouverture, sur 1 m. 55 c. de profondeur; on leur donne la longueur que l'on veut. Les parois doivent être perpendiculaires

pour obtenir un tassement uniforme de la masse. On peut
établir ces fosses en pleine terre ou en revêtir les parois de
briques : il est mieux encore, si l'on pratique habituellement
ce mode de fermentation, de les murer en ciment afin d'éviter toute perte et toute souillure de fourrages.

On étend uniformément le fourrage vert en couche, on le
tasse et on le bat fortement. Les betteraves y sont mises
écrasées ou divisées par n'importe quel coupe-racines; il
n'est ni nécessaire ni utile d'en pousser la division trop loin
ou de les préparer avec plus de soin. Chaque couche, épaisse
de 10 à 15 centimètres, est recouverte par une nouvelle
couche répandue uniformément et tassée avec une batte à
main recourbée en forme d'S, pour obtenir un tassement meilleur et plus uniforme. Il convient d'ajouter alternativement
de faibles couches de paille hachée pour absorber la séve des
betteraves devenue libre à la suite de la pression ou des phénomènes de fermentation. Il n'est pas nécessaire de mettre
du sel lors de la fermentation en fosse des fourrages verts et
des plantes sarclées; j'ajoute cependant dans les fosses le
sel que je dois donner à mes animaux. Il ne convient pas
d'en mettre plus de 332 grammes par 100 kilogr.; la quantité
de 132.8 à 166 grammes est même bien suffisante, car le
fourrage trop fortement salé agit comme purgatif. Après le
remplissage des fosses, on tasse encore plus fortement, de
manière à pouvoir éloigner plus tard les eaux à l'aide de surfaces en quelque sorte imperméables. On recouvre ensuite
d'une couche de feuilles épaisse de 26 millimètres, puis avec
de la terre, mise par couches fortement tassées, de manière
à former une couverture de 62 à 77 centimètres. La couverture de terre doit dépasser suffisamment chaque bord de la
fosse, et il faut veiller à ce qu'il ne s'y produise aucune fissure. Le but de toutes ces opérations est d'éviter le passage
de l'oxygène de l'air atmosphérique. Aussi il ne convient pas
de recouvrir la masse avec de la paille longue avant d'y mettre de la terre, ou de revêtir les bords de la fosse avec de la

paille, parce qu'elle renferme beaucoup d'air, empêche le tassement uniforme de la masse et donne souvent lieu à la production de cavités. Il faut donc en éviter l'emploi afin d'empêcher la formation des champignons et la putréfaction partielle des fourrages. En observant toutes ces indications, la masse de fourrages se comporte parfaitement en fosse et prend, à la suite de phénomènes propres de fermentation, une saveur et un goût agréables qui la font manger avec appétit par les animaux.

La ration mesurée judicieusement sous le rapport de la qualité et de la quantité et convenablement préparée, nous devons nous occuper de l'influence produite sur l'effet nutritif par la régularité et l'ordre de distribution. En raison du phénomène de la rumination, propre au bœuf en tant que ruminant, les distributions doivent être faites à intervalles assez considérables : des distributions trop fréquentes exercent une action préjudiciable sur la parfaite utilisation des substances nutritives. Les distributions trop rares doivent être aussi évitées parce que les animaux mangent trop de fourrages à la fois pour que l'utilisation en soit bien favorable. Il est judicieux et convenable, en raison de la nature du bœuf, d'adopter trois repas journaliers, également espacés autant que possible, et laissant dans leur intervalle un temps suffisant pour la rumination. Ces repas se composeront de plusieurs portions, de manière à donner les divers fourrages, soit mélangés, si leur espèce l'exige, soit alternés et par petites portions. Le mode de distribution, une fois établi, devra être conservé avec le plus grand soin.

Il est indispensable d'apporter la plus grande propreté dans les préparations des fourrages, de nettoyer parfaitement les baquets et les crèches, pour que l'animal utilise le plus complétement possible une somme donnée de fourrages. L'uniformité dans les conditions de la stabulation, dans les heures de distribution, dans la quantité et l'espèce de fourrages distribués, exerce une action toujours favorable. De fréquents

changements dans les fourrages sont préjudiciables à la régularité de la production, quand bien même les fourrages donnés pour changer seraient aussi nourrissants que ceux distribués auparavant. En pareils cas, la production complète n'a
lieu qu'au bout de quelques jours, quand les animaux se sont
habitués aux nouveaux fourrages. Cette influence de l'habi-
tation, de l'uniformité de la stabulation, de l'ordre et de la
ponctualité des distributions, de la propreté et des soins sont
des choses qu'on ne saurait trop apprécier dans l'alimentation. Toute ration réglée avec soin sous le rapport de la quantité et de la qualité n'aura pas un succès correspondant s'il
manque quelque chose sous ce rapport, si « l'œil du maître »
ne veille pas sans cesse sur le mode et sur la manière de faire
les distributions.

Voici quelques résultats obtenus à *Weidlitz*, par *Julius
Lehmann* (1), pour prouver l'action préjudiciable des fréquents changements de fourrages sur les animaux domestiques. Deux bœufs de 2 ans 1/2 recevaient des rations composées de 0.75 kilogr. de tourteaux de colza en poudre,
2.50 kilogr. de foin, 2.50 kilogr. de paille et 21 kilogr. de
betteraves. On remplaça dans les rations les betteraves par
10.60 kilogr. de pommes de terre. Les bœufs diminuaient
sans cesse de poids à partir du changement des rations, puis
augmentèrent peu à peu, mais ce ne fut qu'au bout de 7 jours
que l'un des bœufs, au bout de 12 jours que l'autre atteignit
le poids qu'il avait au moment du changement des rations.

Il en est de même pour le passage de l'alimentation d'hiver
à l'alimentation en trèfle vert. Deux bœufs âgés de 1 an 1/2
reçurent pendant 99 jours la ration journalière suivante :
0.75 kilogr. tourteaux de colza, 2.50 kilogr. paille de seigle,
2.50 kilogr. foin et 10 kilogr. pommes de terre. L'un des
deux bœufs s'était accru, sous l'influence de cette alimenta-

---

(1) Amtsblatt für die landwirthschaftlichen Vereine. Année 1861.
p. 53.

tion, de 0.77 kilogr. par jour, l'autre, de 0,815 kilogr. A partir du 22 mai, on donne aux animaux, au lieu des rations précédentes, autant de trèfle qu'ils en pouvaient manger, et on constate les changements de poids suivants :

		I.		II.	
Poids au	22 mai. . .	417	kil.	362,5	kil.
»	24 mai. . .	412,5	»	354	»
»	6 juin. . .	406	»	356	»
»	9 juin. . .	416,5	»	363	»
»	13 juin. . .	420	»	371	»

L'influence du passage brusque de l'alimentation d'hiver à l'alimentation de printemps fut donc si préjudiciable qu'il fallut dix-huit jours aux deux animaux pour atteindre le poids qu'ils avaient avant le changement des rations. Le fourrage qu'ils reçurent dans cet intervalle fut donc complétement perdu pour la production. Lehmann remarque à ce sujet : C'est surtout sur les veaux que le changement brusque exerce une influence préjudiciable, lorsqu'ils ont teté longtemps la mère et qu'on remplace brusquement le lait par des aliments plus consistants. Il n'est même pas besoin de se servir pour cela de la balance, car un œil peu exercé ne tarde pas à reconnaître, à l'amaigrissement des animaux, la perte de poids considérable qu'ils viennent de subir. Et il ne se passe pas seulement des jours, mais des semaines avant que l'animal ait repris des forces et recommence à accroître la masse de son corps. J'ai vu apparaître, lors d'un changement brusque de fourrages, des maladies, principalement des diarrhées, et, lorsqu'elles se produisent, tout accroissement de poids cesse, même avec les meilleures rations de production. Il faut donc les éviter avec soin.

Avec de longues transitions, en remplaçant peu à peu un fourrage par un autre, la production ne souffre aucune interruption, comme le constate ailleurs *Lehmann*, à l'aide des résultats de l'expérience. Deux bœufs âgés de deux ans et demi obtinrent le même mélange de fourrages pendant vingt-quatre jours. A partir du 11 novembre, les mêmes fourrages leur furent distribués en même quantité, mais en remplaçant les pommes de terre par les betteraves de la manière suivante :

DATES.	POMMES DE TERRE.	BETTERAVES	TOURTEAUX DE COLZA.	SON.	FOIN OU COSSES DE COLZA.	POIDS A LA FIN DE CHAQUE PÉRIODE.	
	k.	k.	k.	k.	k.	k. I.	k. II.
Jusqu'au 10 novembre . . .	10	—	1,5	1,5	5	548,5	492,5
Du 11 au 13. . .	7,5	5	1,5	1,5	5	552,5	501,5
Du 14 au 17. .	5	7,5	1,5	1,5	5	556	504
Du 18 au 25. .	2,5	20	1,5	1,5	5	563	512
Du 26 nov. au 1er déc. . . .	—	20	1,5	1,5	5	566	518,50

Au moyen de cette transition insensible des pommes de terre aux betteraves, il n'y eut aucune interruption dans la production. Ainsi : régularité la plus grande possible dans l'entretien des animaux, transitions brusques évitées autant que possible, lorsqu'il est nécessaire de passer d'un fourrage à un autre. Faute de tenir compte de ces circonstances, les exploitations considérables éprouveront des pertes énormes. « Nous avons trouvé très-fréquemment que la négligence et le défaut de prendre ces précautions, en elles-mêmes sans importance, dans l'alimentation et les soins à donner aux animaux domestiques, leur fait reprocher à quelques agriculteurs d'être un mal nécessaire, tandis que d'autres les considèrent comme une source importante de bénéfices. »

Nous venons d'examiner à divers points de vue les bases générales à adopter dans la fixation, la détermination et la distribution des fourrages nécessaires au bœuf, suivant le but de son exploitation. Une revue rapide de tout ce que nous avons dit nous montre combien les données en sont encore incertaines et combien il reste à chercher sous ce rapport, combien même est incertaine la première base que nous avons prise pour déterminer le besoin d'aliments, le poids vif des animaux. Est-ce que l'individualité des animaux ne mérite pas d'être prise en considération? Est-ce que deux animaux de même poids seront toujours des utilisateurs semblables des fourrages? Ne savons-nous pas que les analyses chimiques, dont les résultats moyens nous servent à calculer les rations, ont encore un grand besoin du perfectionnement des méthodes de recherches, et, d'ailleurs, chaque moyenne nous donnera-t-elle un point de repère général, puisque la composition des fourrages est elle-même variable? Nous avons vu combien le sol, la fumure, les circonstances météorologiques exercent d'influence sur la composition des divers fourrages. Les méthodes de fanage et de conservation ont aussi une grande importance.

Il est évident que le foin ou le regain mal récolté, ayant reçu beaucoup de pluie, a perdu beaucoup de sa valeur nutritive. Il en est de même pour les pailles de céréales et de légumineuses qui ont été longtemps exposées à la pluie, avant d'être rentrées. A la diminution de valeur nutritive causée par la dissolution par la pluie s'ajoutent encore, par un temps chaud, d'importantes transformations dans les éléments des fourrages : la plante se couvre de champignons vivants sur les parties mortes. De là la mauvaise couleur de ce foin ou de cette paille et la poussière qu'ils produisent, une fois desséchés. Cette poussière, facile à apercevoir avant le secouage, se compose d'une énorme quantité de spores de champignons. Un fourrage qui a beaucoup souffert de cette façon est nécessairement très-pauvre en substances nutritives ; mais les plantes couvertes de champignons parasites sont facilement préjudiciables à la santé. On en peut dire autant des plantes pourries. Des transformations semblables et aussi préjudiciables ont lieu chez les fourrages mal conservés. De plus, la valeur nutritive des fourrages

diminue peu à peu, avec la meilleure méthode de conservation, et c'est surtout l'azote qui s'en va. Cette dernière circonstance dont on doit tenir compte dans la distribution des
fourrages ne saurait empêcher d'avoir de vieilles réserves de
paille et de foin, parce que, d'un côté, l'alimentation avec du
foin et de la paille fraîchement récoltés, avant qu'ils n'aient
ressué, est facilement nuisible aux animaux, et que, d'un autre
côté, il faut compter sur les mauvaises années. La paille
perd, du reste, plus que le foin à la conservation ; le foin
perd d'autant moins qu'il est plus tassé. La valeur nutritive
du foin brun se conserve parfaitement bien lorsqu'il est en
masses considérables.

Il résulte de tout ce que nous venons de dire qu'il est bien
difficile d'établir des moyennes de composition des fourrages
à employer pour la composition des rations, comme on est
souvent obligé de le faire. Un regard jeté sur les tables annexées à ce livre suffit à montrer combien peuvent être considérables les oscillations dans la composition de chaque
fourrage. Si on a donné les maxima et les minima, c'est surtout pour rappeler sans cesse qu'on n'opère pas sur un terrain précisément ferme et qu'il faut tenir compte des cas
particuliers pour apporter des corrections aux moyennes.
Nous devons faire remarquer aussi que les éléments des
plantes que nous renfermons dans un même groupe d'éléments nutritifs ne sont pas toujours également actifs : ainsi,
l'albumine est plus facilement assimilable et assimilée que le
gluten ; le sucre, comme nous l'avons déjà dit, se comporte
autrement que la fécule et se trouve plus facilement assimilé.
Il ne nous faut donc pas trop croire à la sûreté et à la précision de nos fixations de ration. Néanmoins, chacune de ces
bases, malgré son incertitude, est d'une valeur inappréciable
pour l'agriculteur réfléchi et observateur qui estime toutes
les influences et base ses calculs sur ses estimations.

Nous avons dit, nous avons répété que les connaissances
actuelles étaient imparfaites, mais nous nous sommes effor-

cé, par la description de la physiologie de la nutrition, par la considération de la composition du corps des animaux et la manière d'être des éléments nutritifs des fourrages, par l'exposé des changements qu'ils éprouvent sous l'influence de la digestion, de l'assimilation des fonctions physiologiques qu'ils sont appelés à entretenir, de conduire à des réflexions plus étendues, à des observations plus approfondies. Celui qui connaît le terrain se servira de maints points de repère où tout autre ne trouvera absolument rien pour se guider. L'instruction et l'intelligence sont aussi des capitaux qui trouvent dans l'exercice de la pratique une plus haute utilisation que ne le pensent souvent les gens ignorants, orgueilleux de leur or. Elles trouvent moyen, dans de semblables questions, d'arriver à des appréciations certaines, quelque incertaines que paraissent toujours les bases indiquées.

On ne s'attache pas trop exclusivement au poids vif et on tient compte, comme nous l'avons dit, des conditions extérieures, de l'individualité, particulièrement de la capacité d'utilisation des animaux. Tel animal qui possède cette dernière faculté à un moindre degré aura besoin, proportionnellement à son poids vif, de plus de fourrages que tel autre qui utilise parfaitement les parties nutritives des fourrages et en fait un meilleur emploi.

La détermination des substances sèches très-variables du reste des fourrages, dans les plantes sarclées, par exemple, peut se faire sans grande difficulté, par l'agriculteur avec une précision suffisante pour la pratique.

Quant à la composition approximative des fourrages, on modifie les moyennes obtenues par l'analyse chimique et données dans les tables en examinant les éléments des fourrages d'après les bases indiquées, en tenant compte de l'influence de la température sur la récolte, de celle de la conservation, de celle de la préparation et de celle du mélange des fourrages. Dans les cas douteux, on peut avoir recours aux stations agricoles, qui nous donnent les analyses précises sous le rapport des éléments nutritifs les plus importants des fourrages qui leur sont confiés.

On tient compte encore de la constitution physique des fourrages, et on donne une quantité suffisante de fourrages bruts. Le partage des rations, l'ordre des distributions sont maintenus, une fois établis. On a soin que tout soit réellement exécuté de la manière déterminée, ce qui ne peut se faire sans une surveillance active du personnel. On n'oublie pas de maintenir l'uniformité, la régularité de l'alimentation des animaux, la propreté, la pureté de l'air, les soins de la peau, la douceur des traitements, le bien-être exigé pour le cours normal de la digestion et de l'utilisation des fourrages.

On organise un contrôle perpétuel de l'effet nutritif pour compléter ou améliorer l'alimentation, lorsqu'elle n'est pas satisfaisante. L'œil reconnaît au maintien, au bien-être des animaux, à la plénitude et la rondeur de leurs formes, leur rassasiement complet et l'heureux succès de l'alimentation ; l'emploi incessant de la balance le constate encore mieux. Pour les vaches à lait, le mesurage régulier du lait, la détermination de son contenu en crème et en beurre fournissent les meilleurs renseignements pour juger de l'influence plus ou moins favorable des aliments sur la quantité et la qualité des produits.

On s'assure, en outre, de temps en temps, si la digestion est plus ou moins complète, en examinant les excréments sous le microscope, en les soumettant à l'influence des réactifs, de la teinture d'iode surtout. On apporte une grande attention aux conditions hygiéniques de l'animal, pour ne pas attribuer aux fourrages des effets qui pourraient avoir leur cause dans un état physiologique de l'animal. C'est le cas de recommander l'étude attentive et assidue de l'ouvrage classique de *Haubner* : «*Die Gesundheitspflege der landwirthschaftlichen Haussäugethiere*, Dresde, 1865.

L'œil du maître doit veiller à tout. Les nombres qui servent de base à la fixation de ses rations pourront présenter quelques incertitudes, mais il ne s'y laissera pas arrêter sottement, et il cherchera à apprécier partout d'une manière juste les tendances impérieuses de la nature, pour modifier au besoin ses rations. Il aura toujours soin de donner une *alimentation suffisamment riche et bonne*, et de ne pas tenir plus d'animaux qu'il en pourra nourrir, copieusement et bien. Car il importe, comme nous l'avons vu plus haut, pour l'utilisation et l'emploi des fourrages, de donner une alimentation uniformément bonne. Une ration suffisante seulement pour remplacer les matériaux usés de l'organisme, une ration de conservation n'est jamais économique ; une riche alimentation est seule vraiment profitable. Toute alimentation qui laisse dépérir les animaux, qui les force à conserver la graisse déjà formée, est insuffisante, c'est le plus grand gaspillage qu'il soit possible de faire.

Donnez à la culture des fourrages une étendue suffisante dans les sols les plus riches et les meilleurs ; laissez-leur près de la moitié de l'exploitation ; davantage même dans les sols plus faciles ! et n'étendez pas seulement les surfaces consacrées aux fourrages, poussez aussi sur une surface donnée à leur culture la plus intensive ! Tout exploitant qui veut marcher en avant doit, avant tout, consacrer à cette culture ses forces et son attention. De fortes fumures, possibles en certains cas, à l'aide d'engrais industriels, avec bonne préparation du sol et des soins appropriés peuvent élever considérablement le rendement en plantes fourragères. Les carottes, les betteraves surtout et les plantes de ce genre se montrent très-reconnaissantes d'une culture intensive. Elles sont très-propres, avec d'excellent foin, à former la base principale de l'alimentation d'hiver. L'alimentation du printemps se fait avec de la luzerne et du trèfle, puis avec du maïs. Dans les sols légers, il faut recommander instamment la culture de la luzerne des sables. Pour toutes ces cultures aussi, les forces les plus puissantes du sol, sa propriété, son appropriation exigée sont les bases principales d'une culture élevée.

On ne saurait trop conseiller le mélange du ray-grass d'Italie avec le trèfle destiné à la fauchaison. Le ray-grass constitue une herbe excellente, de grand rapport, que les animaux mangent volontiers, qui leur donne beaucoup de poids et les pousse à la croissance. Les plaintes à propos de sa difficulté d'hivernage ne sont pas fondées, comme je l'ai constaté dans mes expériences. Il ne s'est même pas perdu pendant une longue série d'années, après avoir été semé une seule fois sur un lehm sablonneux. Comme tous les mélanges de fourrages, on sème épais le mélange trèfle et ray-grass : 40 kilogr. par hectare me semblent une quantité convenable. On regarde comme règle de ne pas semer plus de graines qu'il n'est nécessaire pour obtenir un champ moyennement garni, si elles poussaient toutes. Ainsi on ne sème pas plus de 16 kilogr. de trèfle rouge à l'hectare ; plus épais, il ne se développe pas aussi favorablement : 16 kilogr. me paraissent donc une bonne quantité moyenne à semer. Lorsque la température favorise particulièrement sa croissance, la quantité de semence indiquée est bien suffisante pour que le trèfle n'étouffe pas les herbes répandues au travers et ne forme pas seul la première coupe. Si le trèfle disparaît, si sa croissance n'est pas bien favorisée par les conditions atmosphériques, les herbes qu'on a semées en suffisante quantité pour pouvoir toujours garnir tout le champ se développent alors, et on obtient quand même une bonne coupe. Trop de plantes de même espèce s'affaiblissent réciproquement ; trop de plantes d'espèce différente se développent toujours fortement, et celles-là surpasseront les autres, auxquelles la saison ou les circonstances atmosphériques seront particulièrement favorables. Nous faisons pour nos champs ce qui se passe pour les prairies naturelles. J'ai compté les plantes venues sur un pied carré de gazon pris dans une prairie de l'institut agricole de Halle. Cette prairie, très-fertile, a pour sous-sol, sur une épaisseur de trois pieds, de la marne du diluvium reposant sur de l'argile porphyrique. Il y avait 1,139 plantes graminées et 145 plantes feuillées, en tout 1,284 plantes sur le pied carré de gazon. Ce nombre concorde avec d'autres obtenus dans des recherches du même genre. Plus la prairie est bonne, plus son gazon est épais et plus on rencontre de plantes sur une même surface. Il n'y a donc rien à craindre d'une semaille épaisse de mélange de trèfle, bien au contraire, on obtient une récolte plus abondante et plus sûre. Pendant l'alimentation aux prairies ou aux fourrages verts, excepté au maïs, la proportion des substances protéiques est toujours plus que suffisante, tant que les plantes ne deviennent pas trop âgées. L'alimentation au maïs, au contraire, doit être additionnée en partie de jeune trèfle ou de jeune mélange, et à leur défaut, de fourrages riches en matières protéiques.

L'alimentation d'hiver est ordinairement pauvre en matières protéiques. La pulpe, nous le savons, est riche sous ce rapport, aussi la pratique de la distillerie forme-t-elle une base essentielle de l'exploitation du bétail dans les sols légers. Les tourteaux sont également très-propres à élever le contenu en azote des rations et permettre l'utilisation plus complète des aliments pauvres en azote ; la culture du colza sur une étendue convenable est pour les meilleurs sols ce qu'est la culture des pommes de terre pour la fabrication de l'alcool dans les sols légers, lorsqu'on exporte l'huile et qu'on rachète les tourteaux. En vendant un sac de colza pour racheter un quintal de tourteaux, le colza n'est pas seulement un produit commercial avantageux, mais encore la base de l'exploitation du bétail. L'extension de sa culture, lorsqu'on peut lui consacrer une fumure suffisante à l'aide du fumier de ferme ou d'un achat convenable de guano et de poudre d'os, est une véritable bénédiction pour l'exploitation.

Nous devons nous efforcer non-seulement d'obtenir des fourrages riches en matières protéiques, mais encore d'en obtenir suffisamment. C'est ainsi qu'on obtient à la fois et une production élevée du bétail et beaucoup de bon fumier qui réagit favorablement sur les céréales et en augmente le rendement.

Beaucoup de fourrages, beaucoup de lait, beaucoup d'engrais, beaucoup de grains, beaucoup d'argent.

EXEMPLE D'UNE INSTALLATION POUR LA DÉTERMINATION DES RATIONS D'APRÈS LES DONNÉES PRÉCÉDENTES.

Il s'agit de fixer la ration d'hiver de 50 vaches d'un poids vif moyen de 475 kilogr. Le troupeau possède une bonne capacité d'utilisation des fourrages, la température de l'écurie est facile à régler et toutes les autres conditions de l'entretien sont normales. Nous n'avons aucune raison de croire à des conditions défavorables de besoin de fourrages par rapport au poids moyen de nos animaux.

D'après les tableaux des récoltes et le pesage précis de quelques *fuder* (mesure de 824 litres), et en supposant une diminution de 5 pour 100 sur la valeur du foin pendant la conservation, on a à donner aux vaches 20,000 kilogr. de foin de trèfle et 27,500 kilogr. de foin de pré. Comme il doit rester en magasin à la fin de l'alimentation d'hiver 3,000 kilogr. de foin de pré, soit pour réserve, soit pour donner avec le fourrage vert, et qu'on a fait manger pendant les derniers jours de l'automne 2,250 kilogr. de foin de pré, il reste encore 20,250 kilogr. de foin de pré au commencement de l'alimentation d'hiver, plus la réserve. La provision de trèfle n'a pas encore été entamée.

5,000 kilogr. de foin de pré à employer n'ont pas été bien récoltés, le reste a été rentré dans de bonnes conditions. Le seigle semé pour donner aux animaux au printemps comme fourrage vert précoce ayant été mangé par les vers, il ne faut pas compter commencer l'alimentation en vert avant le 20 mai. La période d'alimentation d'hiver ira donc du 2 novembre au 20 mai, soit 200 jours ; ce qui donne par jour et par tête : 2 kilogr. trèfle, 1 kilogr. foin bien récolté

et 0,50 kilogr. mal récolté. On a 35,000 kilogr. de paille
d'orge disponible, soit par jour et par tête 3,50 kilogr. et
pour hacher 25,000 kilogr. de paille de froment et 60,000
kilogr. de paille de seigle. Comme les foins et les pailles
de printemps forment déjà 7,50 kilogr. de fourrages bruts,
on ne saurait ajouter à la ration plus de 2,50 kilogr. de
paille d'hiver. La paille de froment suffit dans ce cas et toute
la paille de seigle peut rester pour litière et, à la dose de
4 kilogr. par tête et par jour, fournir la paille nécessaire
dans ce but jusqu'à la fin d'août. On a en balles, en balles
de froment principalement, à employer 1 kilogr. par tête et
par jour. On a aussi, en déduisant 10 pour 100 pour les
pertes possibles, à utiliser 250,000 kilogr. de betteraves,
soit par tête et par jour 25 kilogr. Tels sont les fourrages
disponibles obtenus dans l'exploitation même. Il y a bien
encore 137,5 hectolitres de pommes de terre, mais bien que
le prix en soit très-bas, on doute qu'il soit avantageux au
point de vue agricole de les employer dans l'alimentation. Un
calcul plus précis va nous montrer d'ailleurs s'il est nécessaire et judicieux de revenir sur notre décision. Nous ferons
les calculs à l'aide des données inscrites dans les tables,
mais il nous faut d'abord avant de les employer rappeler
quelques souvenirs éloignés.

1° Le trèfle a poussé sur une terre fertile, riche, fumée
d'ailleurs avec des cendres de bois. On l'a fauché au commencement de la floraison et récolté dans d'excellentes conditions. Pour une quantité moyenne donnée de substances
sèches, nous pouvons assigner une proportion plus considérable de substances nutritives que ne l'indique la moyenne
des tables. Elles indiquent sous le rapport du contenu en
substances protéiques des oscillations dans la composition
du trèfle de 7,2 à 14,8 pour 100. Nous ne nous trompons
guère dans les conditions où nous sommes placés en prenant
le plus haut contenu en matières protéiques, soit 14 pour 100.
Nous réglerons de même le contenu en graisse de notre

trèfle à 3 pour 100 et son contenu en matières extractives non azotées à 38 pour 100.

2° Le foin de pré bien récolté est de moyenne qualité. On peut lui assigner comme composition la moyenne des tables. Quant à celui qui a été mal récolté, on ne saurait lui attribuer pour la même somme de substances sèches plus de 8 pour 100 et au maximum de substances protéiques non altérées et 1,6 pour 100 de graisse. Le minimum indiqué dans nos tables pour les substances extractives non azotées du foin de pré est de 22,6 pour 100. En raison de l'altération de notre foin, nous ne lui assignerons pas une composition plus élevée que 24 pour 100.

3° Toutes les pailles ont été normalement récoltées. La paille d'orge est mélangée de beaucoup de jeune trèfle, on peut lui attribuer une composition de 6,5 pour 100 de substances protéiques et de 2 pour 100 de graisse. Les balles peuvent correspondre aux moyennes des tables.

4° Les betteraves (rouge ronde de Klumper) en raison du peu de durée de leur végétation n'ont atteint qu'une grosseur moyenne, mais elles ont été cultivées avec soin, dans des conditions atmosphériques favorables, sur un lehm à sous-sol marneux. La recherche de leurs substances sèches donne un résultat de 14,6 pour 100, soit 2,6 pour 100 plus que la moyenne des tables. Cette riche proportion de substances sèches, bien plus élevée que la moyenne, résulte des heureuses conditions de culture qu'on vient de mentionner. Il serait possible que cette proportion considérable de substances sèches provînt principalement d'une plus forte quantité de ligneux et de substances sans valeur. Cela pourrait bien se faire, parce qu'on a obtenu une récolte proportionnellement élevée, en moyenne 72,000 kilogr. Pour s'en assurer, on envoie un échantillon des betteraves à la station expérimentale la plus voisine, et au bout de peu de temps on a entre les mains le résultat de l'analyse chimique. Il confirme nos conjectures favorables. L'analyse donne comme composition des betteraves 1,50 pour 100 de substances protéiques, 0,35 [pour 100 de graisse, 10,4 pour 100 de substances extractives non azotées. La composition des rations est donc ainsi déterminée :

	SUBSTANCES SÈCHES.	SUBSTANCES PROTÉIQUES.	SUBSTANCES GRASSES.	SUBSTANCES EXTRACTIVES. non AZOTÉES.
	k.	k.	k.	k.
2 kil. foin de trèfle	1,665	0,28	0,07	0,76
1,50 » bon foin de pré. . . .	1,285	0,125	0,045	0,575
0,50 » moins bon	0,43	0,04	0,008	0,12
3,50 » paille d'orge mélangée de beaucoup de jeune trèfle.	3,00	0,225	0,070	1,145
2,50 » paille de froment . . .	2,145	0,05	0,0375	0,715
1 » balles de froment. . .	0,855	0,045	0,015	0,32
25 » betteraves	3,65	0,375	0,0875	2,60
	13,03	1,14	0,333	6,235

D'après les bases prises plus haut, nos vaches peuvent recevoir jusqu'à 33,3 kilogr. de substances sèches par 1,000 kilogr. de poids vif, mais comme elles ne sont pas encore habituées à une ration aussi volumineuse, nous commencerons par leur donner seulement 30 kilogr. de substances sèches par 1,000 kilogr. de poids vivant. Nos animaux, en raison de leur poids, pourront recevoir jusqu'à 14,15 kilogr. environ de substances sèches.

Ces rations sont trop pauvres, comme le montre une détermination précise, et il importe de compléter dans la ration le contenu en chaque élément nutritif. On ne saurait donner moins de 2,5 kilogr. de substances protéiques par 100 kilogr. de poids vif, sans dépasser cependant 3 kilogr. pour les vaches à lait. Ainsi, la quantité de 1.14 kilogr. de substances protéiques de la ration n'est qu'un minimum trop bas pour nos animaux : on pourrait l'élever sans préjudice pour 475 kilogr. poids vif jusqu'à 1,425 kilogr., d'après les expériences de Mœckern. Nous avons avantage à le faire pour obtenir une meilleure utilisation des autres substances nutritives et un fumier de meilleure qualité en raison d'une alimentation plus azotée. Nous avons d'autant mieux raison d'agir ainsi, qu'en pareil cas, avec des fourrages bruts en grande quantité, on ne saurait compter sur l'utilisation de plus de la moitié des substances protéiques. Il faut nécessairement atteindre la quantité de 1,425 kilogr. de substances protéiques et même l'élever s'il est possible à 1,475 kilogr.

La quantité de matières grasses à donner aux animaux en raison de leur poids, de 475 kilogr. peut osciller entre 0.4 et 0.475 kilogr. En raison de la grande quantité de fourrage brut, il est désirable que la proportion de matières grasses des rations soit plus élevée, suivant les indications fournies précédemment.

Les substances extractives non azotées peuvent être convenablement portées pour nos vaches à 6 ou 6,50 kilogr. environ.

En comparant avec les données des rations que nous avons établies, nous constatons que la proportion de substances sèches et de matières extractives non azotées est suffisante, mais nos rations ne renferment pas assez de substances protéiques et de matières grasses. C'est au moins 0,285 kilogr. de substances protéiques qu'il nous faut ajouter à chaque ration pour qu'elle soit propre au but que nous nous proposons. Peut-on combler ce déficit en ajoutant une certaine quantité de pommes de terre? Les 0.285 kilogr. de substances protéiques qui manquent dans la ration journalière exigent une addition de pommes de terre de 14.25 kilogr. Notre provision n'y suffirait pas ! D'ailleurs une addition semblable de plantes sarclées ne serait pas convenable au point de vue de l'hygiène et du reste peu avantageuse. Il ne faut donc plus songer à ajouter des pommes de terre pour parfaire la quantité de substances protéiques nécessaires.

On aurait ainsi un poids trop élevé de substances sèches,

car on élèverait le poids des substances sèches de la ration de 3.55 kilogr. pour la porter à 16.55, ce que nous n'admettons pas avec nos idées sur le règlement des rations. Le prix des pommes de terre est cependant très-bas, 2 fr. 50 les 100 kilogr. et nous pourrions songer à acheter des pommes de terre.

Il est bien préférable cependant d'ajouter des aliments riches en matières protéiques. On nous a offert de bon son de seigle à 10 fr. les 10 kilogr. et des tourteaux à 12 fr. 50. Le prix des tourteaux est élevé, celui des sons l'est proportionnellement moins : nous nous déciderons à acheter des sons si le prix des grains n'est pas assez bas. Il faut payer les sons 10 fr. les 100 kilogr. tandis que le seigle ne vaut que 16 fr. Il vaudra mieux prendre des grains égrugés. D'après les tables 100 kilogr. de seigle en contiennent 11 de substances protéiques, et comme il nous en manque par tête et par jour 0.285 kilogr., ce sera 2.50 kilogr. de seigle égrugé à ajouter à la ration. C'est beaucoup trop ! Il est préférable d'avoir un rapport d'éléments nutritifs moins élevé en diminuant le seigle d'un tiers et d'ajouter au plus 1.75 kilogr. de seigle. Notre ration se compose :

	SUBSTANCES SÈCHES.	SUBSTANCES PROTÉIQUES.	GRAISSE.	SUBSTANCES EXTRACTIVES non AZOTÉES.
	k.	k.	k.	k.
Ration primitive . . .	13,03	1,14	0,333	6,235
1.75 k. seigle égrugé.	1,50	0.19	0,035	1,175
	14,53	1,33	0,368	7,41

Notre rapport d'éléments nutritifs est-il convenable ? Les substances sèches ne sont pas trop élevées, mais les hydrates de carbone sont en trop grande quantité et il peut être à craindre qu'ils ne soient pas tous entièrement utilisés en raison des substances protéiques de la ration. Aurons-nous une alimentation plus économique qu'avec les sons, qu'avec les tourteaux de colza si utiles pendant la gestation ? Il nous faudra 14,640 kilogrammes de seigle à 16 francs les 100 kilogrammes, soit 2,362 fr. 50 c. Que coûterait une alimentation avec des sons et des tourteaux ? En élevant le contenu en azote des aliments nous obtiendrions un fumier de meilleure qualité. Essayons de calculer ce que nous économiserons d'argent en employant les sons de préférence au seigle égrugé. Il s'agit de savoir combien il nous faudrait de son.

Cent kilogrammes de son de seigle contiennent d'après les tables 13,7 kilogrammes de substances protéiques. L'examen de l'échantillon de son prouve qu'il a été convenablement moulu, qu'il n'est pas détérioré. On peut donc prendre pour sa composition moyenne les moyennes des tables, et comme il nous faut en plus 0,285 kilogrammes de substances protéiques par tête et par jour, on a l'équation :

$$\frac{13,07}{0,285} = \frac{100}{x} \text{ d'où } x = 2,08 \text{ kilogr. son.}$$

En déterminant le rapport d'éléments nutritifs on a :

	SUBSTANCES SÈCHES.	SUBSTANCES PROTÉIQUES.	GRAISSE.	SUBSTANCES EXTRACTIVES non AZOTÉES.
	k.	k.	k.	k.
Ration primitive. . .	13,03	1,14	0,335	6,235
En ajoutant 2,08 son.	1,82	0,285	0,065	1,05
	14,85	1,425	0,398	7,285

Les substances sèches sont encore en quantité un peu trop considérable, mais le rapport des éléments nutritifs est plus favorable avec l'alimentation avec les sons. Mais à quel prix achetons-nous ce meilleur rapport ? Il ne nous faudra pas moins de 100 kilogrammes de son par jour, soit pendant tout l'hiver 20,000 kilogrammes à 10 francs les 100 kilogrammes, 2,000 francs, ou 362 fr. 50 c. de moins qu'avec les grains égrugés. Nous étions donc en erreur en considérant l'alimentation avec les grains égrugés comme plus économique puisque le son nous coûte meilleur marché, qu'il nous procure une meilleure utilisation des fourrages, une production plus considérable de lait et du fumier de meilleure qualité. Il est bon de s'assurer mieux encore si l'alimentation avec le son est réellement la plus économique.

De combien le voisin N. N., qui n'emploie ni le seigle égrugé, ni le son pour ses vaches, mais les tourteaux d'huile beaucoup plus chers, peut-il se tromper? C'est encore plus prudent d'examiner la question à tous les points de vue et de calculer, avant d'acheter les sons, combien il nous faudrait de tourteaux. Les échantillons de tourteaux que nous avons entre les mains sont bons, sains et proportionnellement riches en huile. En calculant leur composition d'après les moyennes des tables, il nous faudrait 1,005 kilogrammes de tourteaux pour fournir les substances protéiques nécessaires, d'après l'équation :

$$\frac{14,15}{0,285} = \frac{100}{x} \text{ d'où } x = 1,005 \text{ kilogr.}$$

Et nous avons en ajoutant les tourteaux une ration composée de :

	SUBSTANCES SÈCHES.	SUBSTANCES PROTÉIQUES.	GRAISSE.	MATIÈRES EXTRACTIVES non AZOTÉES.
	k.	k.	k.	k.
	13,03	1,14	0,335	6,235
1,005 kilogr. tourteaux.	0,855	0,285	0,095	0,245
	23,885	1,425	0,430	6,480

Il n'y a pas à s'y tromper, les substances sèches exigées sont dans le meilleur rapport. Avec les rations contenant du son, le rapport des aliments plastiques aux aliments respira-

toires en ajoutant aux substances azotées 2 1 2 fois le poids
de la graisse est de $\frac{1}{5,8}$, avec les rations renfermant des tourteaux de $\frac{1}{5,3}$. Quand bien même le premier rapport serait
dans les limites assignées pour obtenir la plus grande production de lait, il n'en faudrait pas moins attendre assurément une utilisation plus complète des substances non azotées sous l'influence du second. L'alimentation est encore
plus complète lorsqu'on peut élever un peu le contenu en
substances protéiques et en matières grasses. En donnant
1,2 kilogramme de tourteaux on a :

SUBSTANCES SÈCHES.	MATIÈRES PROTÉIQUES.	GRAISSE.	SUBSTANCES EXTRACTIVES NON AZOTÉES.
14,05 kilogr.	1,475 kilogr.	0,45 kilogr.	6,525 kilogr.

ration qui avec une quantité normale de substances sèches
contient une proportion très-favorable de substances protéiques et de matières grasses. Nous devons donner la préférence aux tourteaux s'ils ne sont pas trop chers et si les
sons ne sont pas un bien meilleur fourrage à lait.

Nous envoyons le beurre provenant de la crème douce à
Berlin, où il ne doit avoir aucun mauvais goût. Qui sait si les
tourteaux ne communiqueraient pas un goût peu agréable au
beurre? Comparons cependant le prix des deux compléments
de ration. Les sons nous coûtent, d'après le précédent calcul,
2,000 francs. Il nous faudra 1,2 kilogramme de tourteaux
par tête et par jour pendant tout le temps de l'alimentation
ou 12,000 kilogrammes à 12 fr. 50 c. les 100 kilogrammes
1,500 francs. Nous sommes tout étonnés d'avoir écarté les
tourteaux comme beaucoup trop chers? Avons-nous bien
calculé et pouvons-nous réellement épargner 500 francs en
donnant des tourteaux tout en nourrissant normalement nos
animaux? Il n'en est rien, nous perdrons d'un côté ce que
nous gagnerons de l'autre. Notre marchand de Berlin veut
nous refuser nos beurres si nous alimentons avec des tour-

teaux. 500 francs c'est pourtant une belle somme à économiser ! Peut-être serait-il bon d'essayer en petit une expérience avec des tourteaux. N'achetons que les sons qui nous sont nécessaires pour le moment et retirons peu à peu le son de la ration pour le remplacer par du tourteau et voyons ce que devient le beurre. Chose dite, chose faite. Six semaines plus tard, nous sommes certains que le beurre ne contracte aucun mauvais goût en ajoutant une petite quantité de tourteaux au foin et à la grande quantité de betteraves que nous donnons. Nous rions d'autant mieux que le brave homme de Berlin, un fin connaisseur pourtant et un tracassier continuel, ne se souvient plus de ce qu'il nous avait avancé. L'appréciation régulière du lait et de la crème accuse d'ailleurs plutôt une augmentation qu'une diminution dans la quantité et la qualité du lait, les animaux sont restés bien en chair, toujours en bon appétit, leur poil est brillant, les pesées accusent des changements sans importance de poids vif. Nous allons bien vite à la ville pour acheter des tourteaux. Hélas ! les tourteaux avaient augmenté dans l'intervalle de 1 fr. 25 c. par 100 kilogrammes. Notre parti fut bien vite pris : il s'agissait d'économiser encore 350 francs. Nous avons encore heureusement une partie de notre colza ; cette marchandise est très-demandée, en raison de l'augmentation des tourteaux, et nous faisons encore un bon marché en achetant les tourteaux dont nous avons besoin à 13 fr. 75 c. Nous perdons un peu, il est vrai, mais à ce prix nous avons acquis la connaissance.

Nous savons maintenant à quoi nous en tenir sur notre alimentation. Elle est d'autant plus économique qu'il nous reste encore toutes nos pommes de terre. Nous pensons que les prix ne s'amélioreront pas et nous vendons à 2 fr. 28 c. l'hectolitre, en tout 3,125 francs. Cette somme paye nos tourteaux et il nous reste encore 1,475 francs. Si nous avions acheté des sons « si économiques » il ne nous resterait plus que 1,125 francs de l'argent de nos pommes de terre.

Voici encore quelques questions qu'on pourrait se poser.
Serait-il préférable d'employer les pommes de terre à bas
prix au lieu des betteraves dans l'alimentation, et vaudrait-il
mieux vendre les betteraves et acheter des pommes de
terre ? Notre voisin N. paye les betteraves 12 fr. 50 c. les
100 kilogrammes. — Vaut-il mieux cultiver les pommes de
terre que les betteraves ? Que c'est ennuyeux de cultiver des
betteraves ! il faut les travailler sans cesse, s'inquiéter de les
rentrer en temps convenable, c'est bien incommode ! et les
« masses d'argent » que coûtent les gens qui les cultivent !
Les pommes de terre sont d'ailleurs un bon fourrage à lait
et nous en avons récolté cette année 174 hectolitres à l'hectare : la qualité en est excellente, la maladie paraît les avoir
complétement épargnées et elles se sont bien conservées
jusqu'à présent. Voyons si au moyen des indications fournies par la science nous ne pouvions pas apporter quelques
éclaircissements dans ces problèmes.

La détermination précise des substances sèches de nos
pommes de terre nous donne des résultats en concordance
avec les moyennes des tables. Comme notre sol est très-
propre à la production de betteraves à riche composition, il
faut compter sur une récolte élevée de pommes de terre, de
qualité moyenne au moins. Voyons quelle quantité de
pommes de terre pourrait remplacer 25 kilogrammes de betteraves dans les rations que nous avons établies. Pour obtenir un fourrage contenant la même quantité de substances
protéiques on a :

$$\frac{2}{0,375} = \frac{100}{x} \text{ d'où } x = 18,75$$

Il faut donc 18,75 kilogrammes de pommes de terre. Mais
les substances nutritives non azotées en suffisante quantité
dans nos premières rations sont encore augmentées par ce
procédé de 1,28 kilogrammes. Le rapport des éléments nutritifs est diminué et l'utilisation de la fécule de pommes de

terre va devenir très-imparfaite. Le sucre des betteraves est absorbé très-promptement, et dans le mélange de fourrages indiqué plus haut, en ayant soin de maintenir un rapport favorable des substances protéiques et des matières grasses, il détermine non-seulement une digestion plus complète des autres éléments solubles et assimilables, mais encore une utilisation plus avantageuse du ligneux. La trop grande quantité de fécule au contraire diminue la digestion de ces substances. Si le mélange manquait d'hydrates de carbone, l'introduction de la pomme de terre, fourrage riche en fécule, serait très-avantageuse. Dans le cas où nous sommes placés il nous faut avant tout songer à tirer le meilleur parti de nos provisions de paille et de foin et composer la ration de manière à leur trouver la plus haute utilisation. L'emploi de la pomme de terre n'aurait pas l'avantage qu'il pourrait posséder ailleurs. Bref, nous voulons remplacer dans nos rations 25 kilogrammes de betteraves riches en azote par 18,75 kilogrammes de pommes de terre. Les betteraves de la ration nous reviennent à 0 fr. 31 c. et les 18,75 kilogrammes de pommes de terre à 0 fr. 47 c. En employant ces dernières nous perdrons par jour et par tête 0 fr. 16 c. soit pendant toute la durée de l'alimentation d'hiver 1,562 fr. 50 c. Nous voyons ainsi d'une manière très-évidente qu'un fourrage très-précieux et très-actif en lui-même peut, par un emploi défectueux, élever le prix de l'alimentation des animaux et par suite le prix de revient de leurs divers produits. Le fumier ne gagnera rien du reste, par suite d'une utilisation imparfaite des hydrates de carbone. — La différence peut être très-grande entre la valeur d'un fourrage et la valeur de son utilisation. Ce n'est pas la différence d'utilisation qui règle la valeur réciproque des betteraves et des pommes de terre, c'est le prix du marché. On peut toujours prétendre sans trop se tromper que 1 kilogramme de substances nutritives azotées vaut environ 0 fr. 45 c. ; 1 kilogramme de substances nutritives non azotées environ

0 fr. 75 c. (la graisse valant 2 1/2 fois la même quantité d'autres substances nutritives non azotées). En calculant d'après ces bases la valeur des pommes de terre on a par 100 kilogrammes :

$$
\begin{array}{lll}
\text{2 kil. aliments plastiques à.} & \text{0 fr. 45} & = \quad \text{0 fr. 90} \\
\text{12.45 » aliments respiratoires à.} & \text{0 \quad 075} & = \quad \text{1 \quad 60} \\
\hline
\text{Total . . . . .} & & \text{2 fr. 50}
\end{array}
$$

100 kilogr. de betteraves de la composition indiquée valent, d'après les mêmes bases :

$$
\begin{array}{lll}
\text{1,5 kil. aliments plastiques à . .} & \text{0 fr. 45} & = \quad \text{0 \quad 675} \\
\text{11.3 » aliments respiratoires à .} & \text{0 \quad 075} & = \quad \text{0 \quad 8475} \\
\hline
\text{Total . . . . .} & & \text{1 fr. 5225}
\end{array}
$$

soit une valeur plus forte de 0 fr. 275 que celle qu'on leur avait d'abord attribuée. En prenant pour éléments de calcul la composition moyenne des betteraves indiquée dans les tables, on a pour les betteraves de qualité moyenne :

$$
\begin{array}{lll}
\text{1,1 kil. aliments plastiques à . .} & \text{0 fr. 45} & = \quad \text{0 fr. 495} \\
\text{9,25 » aliments respiratoires à .} & \text{0 \quad 075} & = \quad \text{0 \quad 694} \\
\hline
\text{Total . . . . .} & & \text{1 fr. 189}
\end{array}
$$

c'est-à-dire un prix un peu moins élevé par 100 kilogr. que le prix de vente ordinaire. Nous pouvons faire remarquer que la valeur nutritive de nos betteraves serait payée trop bon marché, à ce prix.

Ces données nous permettront de calculer s'il est plus avantageux de cultiver des betteraves que des pommes de terre dans notre exploitation. Notre récolte de betteraves de 72,000 kilogr. par hectare est, d'ailleurs, une des plus élevées que nous ayons jamais eues, et, quoique nous ne doutions pas de pouvoir la surpasser plus tard, à l'aide de la culture intensive, nous prenons pour base la récolte moyenne des trois dernières années, soit 52,000 kilogr. à l'hectare. Au lieu de prendre pour base de prix la valeur calculée de nos betteraves, 1 fr. 5225, nous prendrons le prix de vente, 1 fr. 25 les 100 kilogr., pour ne pas favoriser les betteraves en aucune façon. On a ainsi pour la valeur brute des récoltes, sans compter les feuilles :

Betteraves . . . .   52,000 kil. à 1 fr.25 les 100 kil. = 650 fr.
Pommes de terre. 16,000 kil. à 2   50 les 100 kil. = 400
                                                         ————
            DIFFÉRENCE. . . . . = 250 fr.

En évaluant à 30 fr. par hectare le surcroît de main-d'œuvre occasionné par la culture des betteraves, il reste, en faveur de ces dernières, un boni de 220 francs, sans compter les feuilles. Les betteraves ont reçu, il est vrai, une plus forte fumure ; mais les frais de fumure sont loin d'atteindre le surplus de valeur des récoltes. Quand même, dans les conditions où nous sommes placés, la culture des betteraves nous rapporterait moins, nous devons la préférer à celle des pommes de terre. Si nous avions calculé sur la quantité récoltée, 72,000 kilogr., et sur la valeur que nous lui attribuons, 1 fr. 5225, la préférence que nous devons avoir pour les betteraves aurait été mieux légitimée. Notre récolte sans les feuilles vaut ainsi 980 francs, et, si cher que nous estimions la main-d'œuvre et le fumier, il nous reste encore un bénéfice très-élevé par hectare que la pomme de terre ne pourra jamais nous donner.

A une heure de chez nous, dans la ferme de M. N. O., il en est autrement. Le sol est un lehm sablonneux, fertile, mais sec. La culture de la pomme de terre y est plus avantageuse que celle de la betterave, parce que la réussite de cette dernière est incertaine. Un calcul analogue à celui que nous venons de faire donnerait assurément des résultats contraires. L'agriculteur doit justement savoir « localiser » les cultures suivant les conditions de sa situation et tenir

toujours le crayon à la main pour de semblables déterminations. Les résultats de nos calculs ne sont désavantageux à
la culture des pommes de terre que pour nos propres terrains. Ils auraient été plus désavantageux encore si on avait
ajouté de la poudre d'os aux engrais, si on avait appro-
fondi la couche arable de quelques centimètres, et si on
avait sarclé une fois de plus. La récolte aurait dépassé
72,000 kilogr. ; mais la proportion de substances sèches en
aurait été un peu amoindrie. — C'est ainsi que nous devons
examiner toutes les questions qui touchent à la fixation des
rations.

J'ai largement développé cet exemple à divers points de
vue, pour montrer les considérations diverses qui doivent
être faites dans de semblables calculs, pour mieux attirer
l'attention sur les avantages que nous procurent les points
de repère dans ces calculs, et pour faire voir aux jeunes
agriculteurs surtout l'importance des calculs installés sur
des bases judicieuses et dans une direction déterminée.

ÉLEVAGE DU BŒUF.

Le problème de l'élevage consiste à développer le jeune
animal de manière à ce qu'il puisse suffire dans le moins de
temps possible au but d'utilisation auquel il est destiné. Il
n'est nullement indifférent qu'un jeune animal soit prêt six
mois ou un an plus tôt à être utilisé de telle ou telle façon.
On épargne ainsi le fourrage d'entretien exigé pendant ce
temps et on peut l'employer à une autre production. Les
animaux qu'on développe ainsi rapidement sont plus aptes,
d'ailleurs, aux divers modes d'utilisation. Enfin, on rentre
plus tôt, à raison de cette précocité, dans le capital employé.

Tels sont les avantages qu'il s'agit de prendre en considération et d'examiner mûrement. Il est décisif pour le rende-

ment de l'élevage de les obtenir de la manière la plus complète possible. La précocité du développement est en corrélation directe avec l'aptitude d'utiliser et d'employer pour le mieux les fourrages. La transmutation des matières plus activement dirigée, régulièrement entretenue, l'énergie avec laquelle s'accomplissent les fonctions physiologiques de tous les organes, lors d'un puissant développement, déterminent une organisation individuelle douée, par suite d'une plus grande activité de digestion, de la faculté d'assimiler, dans les conditions d'aptitude obtenues, tout ce qui est assimilable d'une somme donnée de fourrages, de transformer le plus complétement possible ces matières assimilables en lait, viande, graisse, etc.

Le but essentiel de l'exploitation du bétail est l'utilisation la plus élevée des fourrages, au moyen d'une grande production animale. Or, on ne saurait trop se pénétrer que la valeur d'un animal dépend uniquement de son aptitude. Tout homme quelque peu observateur a fait cette remarque que tel animal se nourrit mieux et plus facilement que tel autre, qu'il peut prendre plus de substances nutritives d'une somme donnée de fourrages, et produire plus de lait, de viande ou de graisse. Quelque général et incontesté que soit ce fait, on ne lui accorde pas généralement une assez grande valeur. On oublie fréquemment jusqu'à quel point peut s'élever l'emploi des fourrages, jusqu'à quel point peut se développer l'aptitude de l'animal : on se contente souvent des résultats d'une bonne moyenne, quand il faudrait s'efforcer toujours d'atteindre à la perfection. Les dernières limites de la production la plus avantageuse, la plus considérable possible, sont encore loin d'être atteintes sur des individualités, sur le plus grand nombre, sur tout et en tout.

Un simple calcul montre de quelle importance, pour l'agriculture en particulier comme pour l'État, est une utilisation plus élevée des fourrages, par suite d'une alimentation plus rationnelle. Si, dans une exploitation, on peut nourrir sur une superficie de 2 hectares 1 tête de gros bétail de 500 kilogr., poids vif, avec une ration journalière 12,5 kilogr. de substances sèches, et qu'une alimentation rationnelle procure en moyenne sur l'ensemble des fourrages une économie de 1 fr. 25 par 100 kilogr. de substances sèches, le bénéfice annuel se monte à 56 fr. 60 en moyenne, près de 29 francs par hectare sur toute l'étendue de l'exploitation. Il atteint presque la valeur du fermage qui se calcule encore, en bien des cas, d'après la quantité d'animaux que le sol peut nourrir. Et cette évaluation du surplus d'utilisation à 1 fr. 25 par 100 kilogr. de substances sèches est certainement au-dessous de la vérité en beaucoup d'occasions (1).

La valeur de l'économie résultant d'un meilleur emploi des fourrages, au moyen d'une alimentation rationnelle, apparaît d'une bien autre importance si l'on applique ces données aux animaux d'un État tout entier. D'après les publications du bureau de statistique, VIIIᵉ année, p. 271, on comptait en 1867, dans le royaume de Prusse, 107,714 taureaux, 746,009 bœufs, 4,865,898 vaches, 1,794,108 jeunes bêtes à cornes. Prenons deux de ces dernières pour une tête de bétail. En évaluant seulement à 400 kilogr. le poids moyen de chaque tête de bétail ainsi obtenue et en supposant que chaque tête exige chaque jour une ration de 10 kilogr. de substances sèches, le surplus d'utilisation calculé à 1 fr. 25 par 100 kilogr. de substances sèches procure une économie de 301,775,000 francs sur les seules bêtes à cornes, économie bien suffisante pour pousser à un progrès réel de ce côté. Et on verra si, avec ce mode d'alimentation, l'exploitation du bétail, au lieu d'être un mal nécessaire, n'est pas une des

---

(1) Comparez Dr Reuning : Die Entwickelung der sächsischen Landwirthschaft in den Jahren, 1845-1854. Amtlicher Bericht, etc. Dresde. Libr. Schœnfeld, page 193, et Hermann von Mathusius, über Shorthorn-Rindvich. Berlin, Bosselmann, page 21.

branches les plus rémunératrices et une des sources les plus importantes du revenu national.

La précocité du développement, l'aptitude à une haute utilisation des fourrages se laissent atteindre jusqu'à un certain point par un élevage convenable, principalement par une riche alimentation des animaux pendant leur première jeunesse. En continuant d'agir pendant plusieurs générations on les obtient à un degré bien plus élevé encore.

Il n'est avantageux de se rapprocher de ce but par la *sélection* que lorsqu'on a affaire à une famille déjà bien avancée en général. Une bonne conformation, des os fins mais denses et fermes, une peau tendre et élastique, une poitrine large et profonde, un corps large, ample, en forme de tonneau, des reins et un bassin larges, des côtes profondes indiquent des animaux bons utilisateurs de fourrages. Et lorsqu'on dirige l'aptitude d'une manière convenable, en rapport avec les circonstances locales, lorsqu'on choisit avec soin les reproducteurs, lorsqu'on évite l'accouplement entre parents très-rapprochés, les animaux deviennent capables d'un grand développement par suite d'une nourriture riche et appropriée.

Si au contraire on est en présence d'une famille qui s'écarte notablement des qualités à rechercher, il ne faut rien espérer de la sélection faite avec le plus grand soin ; un *croisement* judicieux et bien choisi conduit alors plus rapidement, plus heureusement au but qu'on s'est proposé, d'arriver à la plus haute perfection des qualités et des aptitudes que l'on veut communiquer à une famille. Avant de choisir l'animal de perfectionnement, on se représente d'abord clairement quelle aptitude on doit s'efforcer d'obtenir dans des conditions locales données, si on doit faire prédominer la production du lait ou celle de la viande et de la graisse, etc ; il faut voir ce que les mères qu'on a sous la main exigent de préférence pour donner des animaux d'aptitude déterminée. On s'attachera avant tout à choisir des animaux de grande valeur au

point de vue des qualités individuelles et de l'aptitude. La
question de race en elle-même est sans valeur. Un animal ne
peut transmettre ce qu'il possède : il peut provenir d'une
excellente race sans avoir aucune valeur comme reproducteur. Différentes races possèdent une plus ou moins grande
aptitude à des points de vue divers, il est bon de le prendre
en grande considération, mais il ne faut pas oublier non plus
qu'aucune race ne renferme jamais des animaux d'une égale
aptitude, qu'un mode de reproduction inconsidéré, un entretien défectueux peut faire complétement perdre leurs précieuses qualités aux meilleures races. Non, la race en elle-
même n'est pas la chose la plus essentielle, non, il ne s'agit
pas seulement pour améliorer une famille de vaches à lait de
prendre par exemple des vaches d'Allgau ou de Hollande,
il faut encore que les animaux proviennent d'une famille qui
possède les meilleures qualités lactifères, que cette famille ait
été élevée dans de bonnes conditions, c'est-à-dire qu'à l'aide
d'un élevage habile on ait toujours poursuivi un but déterminé
et qu'on ait cherché à obtenir de plus en plus et de génération en
génération la plus haute utilisation des fourrages, l'aptitude
plus remarquable. C'est dans une famille très-perfectionnée
qu'il faut choisir l'animal de perfectionnement. Peu importe
qu'il soit de race pure, de croisement ou de métisage,
pourvu que l'animal choisi possède à un haut degré les qualités cherchées et qu'il provienne d'ancêtres possédant une
aptitude élevée. La principale chose à apprécier est toujours
les qualités propres de l'individu, s'il jouit d'une grande
aptitude et s'il transmet ses qualités. La valeur d'un reproducteur est d'autant plus élevée, il est vrai, que ses ancêtres possédaient les mêmes qualités à un degré plus mar-
qué, mais ses ancêtres auront pu être tout ce que vous voudrez,
son origine aussi distinguée que possible, l'animal sera sans
valeur pour la reproduction s'il n'a pas les qualités requises.
Un animal peut avoir, au contraire, une valeur élevée comme
reproducteur, des qualités individuelles et une aptitude émi-

nente et être d'une mauvaise origine. Il faut toujours lors du choix d'un reproducteur considérer *avant tout et en première ligne son organisation individuelle, son aptitude particulière, au point de vue des qualités qu'on lui demande*. Ce n'est qu'en second lieu qu'on doit prendre en considération sa puissance de transmission dont en fin de compte sa descendance peut seule témoigner. En achetant un animal on ne peut se dispenser en général d'une semblable appréciation. Il faut s'occuper ensuite non de la pureté de la race, mais bien de *la bonne origine* de l'animal, puisqu'avec des animaux très-perfectionnés qui proviennent de parents jouissant d'une grande aptitude et d'une grande facilité de transmission de leurs qualités on est plus sûr de transmettre ces qualités à leurs descendants.

Ces *excellents animaux* provenant de *bonne origine* ne doivent pas être achetés à trop haut prix, il ne faudrait pas perdre ce qu'ils pourraient gagner. Une trop grande parcimonie sous ce rapport n'est cependant pas judicieuse parce qu'en réalité les meilleurs animaux quoique les plus chers sont encore relativement à bon marché. C'est une plaie, de notre production du bétail de ne pas être disposé à faire les déboursés nécessaires pour l'achat de bons reproducteurs. En supposant que chaque veau nous revienne une soixantaine de francs plus cher, cette dépense peut être complétement couverte dans une seule année à cause d'une meilleure utilisation des fourrages pour l'animal adulte.

Si les mères sont mauvaises, défectueuses, il ne faudrait pas débourser de grosses sommes dans l'achat d'excellents taureaux, cela va de soi. Le plus avantageux en pareil cas est de réformer promptement et complétement d'aussi mauvais animaux. Le mauvais emploi des fourrages rend leur entretien toujours trop dispendieux. Si l'on n'a pas le capital nécessaire, on peut se borner à créer un petit troupeau au moyen de quelques bonnes vaches et de veaux de bonne origine. Lorsque les circonstances locales montrent l'avantage d'une production spéciale c'est le meilleur chemin pour y arriver avec de moindres déboursés.

Quelle que soit la voie adoptée, il faut choisir ensuite avec le plus grand soin les veaux destinés à la reproduction. Il faut se représenter sans cesse le but de la production et avoir devant les yeux les formes appropriées. On doit séparer tout ce qui est moins parfait pour arriver à avoir toute une famille jouissant généralement d'une haute aptitude à utiliser les fourrages et à donner des produits. C'est l'attention personnelle, les soins, la persévérance de l'éleveur qui assurent l'heureux succès de la production, mais alors seulement *en donnant aux animaux une alimentation convenable*. Avec une alimentation riche et bonne, avec un choix et un accouplement judicieux, les animaux peuvent devenir plus productifs dans leurs descendants et on peut imprimer peu à peu et de plus en plus à une famille d'animaux un développement plus précoce et une plus haute capacité d'utilisation des aliments. La nourriture fait-elle défaut, on n'obtient rien avec les meilleurs reproducteurs ! Quelle que soit l'importance d'une direction judicieuse et soignée dans la reproduction, la base principale du succès de l'élevage est la distribution d'une alimentation riche, mesurée judicieusement sous le rapport de la quantité et de la qualité, surtout pendant les premiers temps du développement des jeunes animaux.

Il n'entre pas dans le plan de cet ouvrage de nous étendre davantage sur les bases d'une reproduction rationnelle, nous conseillons d'étudier sur ce sujet les livres spéciaux de *von Nathusius* et de *Settegast*. Nous nous attachons seulement à faire voir l'importance de la chose, en montrant d'un côté, combien le succès de l'alimentation et de l'élevage dépend d'un accouplement dirigé judicieusement et en toute connaissance de cause, et d'une autre côté, comment tous les efforts faits pour obtenir une bonne reproduction restent sans résultat correspondant si on ne se décide pas à bien entretenir les animaux.

Le soin d'une alimentation convenable doit commencer dès l'origine de l'animal, dès la formation de l'embryon. Il convient donc d'examiner l'alimentation du *taureau* par rapport à sa puissance génératrice, puis l'alimentation de la *mère* qui conçoit et porte l'animal.

La formation du *sperme* a lieu dans les *tubes séminaux* très-nombreux qui se trouvent diversement ramifiés dans les testicules. Ces tubes s'anastomosent, s'entortillent plusieurs fois les uns sur les autres. Ils partent de divers endroits du *testicule* et se réunissent après maints replis dans le *canal déférent* qui conduit la semence dans les *vaisseaux spermatiques* où elle se rassemble, pour en sortir au moment de l'accouplement mélangée à d'autres sécrétions.

L'intérieur des tubes séminaux des animaux prolifiques est rempli de cellules de forme vésiculaire dans lesquelles on reconnaît des cellules-filles avec un nucléus. Dans chacune de ces cellules-filles se forme un *corpuscule séminal* (nommé à tort animalcule spermatique). Les corpuscules séminaux se composent d'une partie en forme de filament et d'une partie renflée (ce qu'on appelle sa tête) et montrent, comme les organes analogues des plantes inférieures, une motilité propre. Ce sont eux qui forment la partie essentielle, fécondante du sperme. A leur origine ils sont enroulés en spirale, mais lorsqu'ils sont complétement formés la membrane des cellules-filles se dissout, les corpuscules séminaux se déroulent et gisent alors rassemblés en faisceaux dans la cellule-mère, tête et queue contiguës. A la naissance de nouvelles cellules-mères, les anciennes se retirent jusque dans la partie anastomosée des canaux séminaux, où la membrane de la cellule-mère se dissout et où les corpuscules séminaux se séparent les uns des autres.

D'après cette description la formation du sperme est essentiellement une formation de cellules. Comme toute formation de cellules, elle dépend d'une alimentation suffisante, de la présence dans la ration d'une quantité corres-

dante de substances protéiques, de matières grasses et de
substances inorganiques, particulièrement de phosphate de
chaux. Nous devons en tenir compte dans l'alimentation des
taureaux. Or, nous savons que le bon foin, le foin de trèfle
surtout, se distingue par une riche proportion d'azote et de
chaux, que les tourteaux sont riches en azote, en graisse et
surtout en acide phosphorique, que l'avoine est un fourrage
facilement assimilable qui contient tous les éléments nécessaires à la formation des cellules. Ces fourrages peuvent
fournir aux taureaux tout ce dont ils ont besoin pour leur
aptitude spéciale. Lorsqu'on exige de temps en temps plus qu'à
l'habitude, il convient de les soutenir en ajoutant à la ration
des tourteaux d'huile et de l'avoine. La formation du sperme
est alors riche et continue et la provision épuisée est toujours
suffisamment remplacée par suite de la production de nouvelles cellules lorsque le moment l'exige; le chemin suivi par
les corpuscules séminaux jusqu'aux vaisseaux spermatiques
devient un peu plus large, mais il ne faut pas oublier qu'une
alimentation ne peut jamais empêcher l'influence désastreuse
résultant d'accouplements trop fréquents et trop souvent
répétés. Dans de semblables conditions, le sperme, en supposant qu'il soit encore actif, donne lieu à un produit moins bien
développé parce que les corpuscules séminaux ne sont pas
encore développés et formés suffisamment. Le taureau pour
jouir de sa pleine faculté de transmission ne doit pas être
utilisé plus d'une fois par jour.

Un taureau bien nourri est sans contredit propre à la saillie
à l'âge de un an et demi, mais on ne l'utilise bien qu'à l'âge de
deux ans. On évite de trop nourrir les taureaux adultes parce-
que la bonne nourriture favorise trop la production de la
graisse : ils deviennent trop lourds pour la saillie et lents à
s'acquitter de leur fonction. Un animal puissant, énergique
peut seul produire des descendants jouissant de sa grande
aptitude. Les taureaux maigres ou trop gras ou affaiblis par
une nourriture trop aqueuse deviennent fainéants ou impropres

à transmettre leurs excellentes qualités. Le mouvement à l'air libre exerce aussi une action très-favorable sur la faculté prolifique du taureau, et lorsqu'il n'est pas possible de l'envoyer dans les prairies, il est bon de l'employer modérément au trait. En l'accouplant à une forte vache, on l'utilise très-convenablement pour la rentrée des fourrages verts.

L'œuf de la mère se trouve dans *l'ovaire* sous forme d'un petit corpuscule microscopique à peine visible à l'œil nu. L'ovaire, dont le *stroma* (lieu de gisement des œufs) est traversé par de nombreux vaisseaux sanguins, le tient renfermé dans les *vésicules de Graaf*. C'est une cellule parfaite avec son contenu (vitellus), un nucléus et un nucléole. On trouve dans les ovaires une grande quantité de réceptables d'œufs (vésicules de Graaf) et de cellules d'œufs à un état de développement plus ou moins avancé, on rencontre même des vésicules de Graaf et des œufs plus ou moins développés dans l'ovaire des nouveaux-nés.

Après la maturité sexuelle, une des vésicules de Graaf crève en général à l'époque des chaleurs et laisse échapper l'œuf qui est conduit à travers *l'oviducte* jusqu'à la *matrice* pour se développer s'il est fécondé. Là encore nous avons affaire à une production de cellules et un apport suffisant de substances organiques et inorganiques au moyen de l'alimentation exerce une influence essentielle.

La fécondation de l'œuf a lieu par les corpuscules séminaux qui pénètrent lors· de l'accouplement jusqu'à l'orifice de la matrice et s'avancent en vertu de mouvements propres dans la matrice, quelquefois jusque dans l'oviducte, très-rarement jusqu'à l'ovaire. A l'endroit où l'œuf devenu libre devient en contact avec le sperme, un ou plusieurs corpuscules séminaux traversent la membrane vitelline et s'y dissolvent en entier. Il y a donc lors de la fécondation *un mélange intime des substances génératrices* mâle et femelle, comme l'ont montré jusqu'à l'évidence les expériences de *de Bary, Bischoff, Leuckardt, Meissner* et autres. — *Pringsheim* et *Cohn* ont remarqué des phénomènes analogues lors de la fécondation des plantes inférieures, chez les algues.

Il résulte de ces expériences que le mâle comme la femelle prend une part matérielle au produit obtenu. Les propriétés matérielles de l'une ou de l'autre part ne sont donc pas indifférentes. Elles sont influencées, comme nous l'avons vu, par une alimentation convenable des animaux reproducteurs dont dépend elle-même l'organisation individuelle. Les particularités, la caractéristique d'un animal impriment non-seulement ses formes extérieures, mais chaque partie de son corps, toutes les formations actives lors de la fécondation, sur un type déterminé. Les deux animaux reproducteurs agissent simultanément sur ce type et le produit obtenu est comme une fusion de l'un et de l'autre. Le rapport qualificatif et quantitatif de la substance des corpuscules séminaux à la masse vitelline toujours plus considérable avec laquelle ils se mélangent sert de base à l'action égale ou prédominante du père ou de la mère sur le jeune animal. Il n'est pas indifférent que un ou plusieurs corpuscules séminaux pénètrent la membrane de l'œuf et s'y mélangent. Or, la bonne santé, la force, l'énergie du mâle, la complète formation de la semence déterminent une motilité énergique des corpuscules séminaux et rendent plus vraisemblable que plusieurs de ces corpuscules atteignent l'œuf et y pénètrent pour faire prédominer l'action du mâle dans le produit.

L'abus de la reproduction et par suite l'imperfection du sperme, la maladie, l'âge, l'insuffisance de l'alimentation, tout ce qui affaiblit l'activité nerveuse dont dépend la force reproductrice, tout ce qui affaiblit la constitution des formations qui y concourent devient plus ou moins préjudiciable au produit obtenu. Une des influences préjudiciables consiste dans un accouplement consanguin étroit, longtemps continué ; il cause un développement défectueux, l'affaiblissement du système nerveux et enfin l'infertilité des femelles.

Après la fécondation la cellule de l'œuf commence à se

développer davantage, la membrane vitelline se cloisonne ou se segmente, comme nous le savons déjà. L'évolution ultérieure de l'œuf a lieu chez tous les vertébrés de la manière déjà décrite page 8. Chez les animaux inférieurs il subit à la vérité diverses modifications, mais partout les transformations de l'œuf après la fécondation sont essentiellement les mêmes ; des cellules se forment de la substance du vitellus. Tous les éléments, tous les organes du corps sont ensuite produits par la multiplication et la transformation de ces cellules. Les cellules sont les premières pierres de tout l'édifice animal.

L'organisme de la mère doit fournir l'ensemble des matières nécessaires à la formation du corps depuis ces commencements microscopiques si petits jusqu'à l'achèvement complet du jeune animal, jusqu'à la naissance. C'est avec le sang de la mère que le fœtus se développe et mûrit. L'alimentation suffisante en quantité et en qualité de la mère est donc décisive pour le développement normal et parfait du veau. Plus l'alimentation est riche, mieux elle est appropriée, moins le développement de l'embryon subit d'entrave et mieux il correspond aux plans typiques compris dans l'œuf au moment de la conception. Il est remarquable que chez les jeunes animaux, même pendant la vie embryonnaire, il se forme un commencement d'œuf ou même des œufs entiers. Par une alimentation riche et convenable de la mère, nous agirons non-seulement sur la formation du jeune animal, conformément à son plan typique, mais encore indirectement sur la génération à venir.

Il faut donc appuyer le succès d'une production rationnelle parfaite à l'aide d'une alimentation rationnelle. Nous manquons encore de recherches précises sur la détermination quantitative du besoin de matières des femelles pleines. Nous pouvons néanmoins nous baser en attendant sur les indications données pour l'alimentation en général en remarquant que les substances protéiques, les matières grasses, le phosphate de chaux fournissent la matière principale pour la formation des cellules animales et pour le développement des tissus et organes. Attachons beaucoup d'importance à ce que la ration des vaches pleines les renferme en quantité riche et suffisante. L'acide phosphorique et la chaux qui servent pour la formation des os sont exigés surtout en grande quantité. Nous arriverons à satisfaire ces besoins par une quantité de foin convenable, par l'addition de tourteaux d'huile pendant l'alimentation d'hiver, par un bon pâturage ou par du fourrage vert richement développé et pas trop âgé pendant l'alimentation d'été. En fumant les fourrages avec des engrais riches en sels phosphatés, avec de la poudre d'os surtout, on pourra s'assurer de leur puissance nutritive sous ce rapport et contribuer indirectement à la réussite de l'embryon. Nous conseillons même d'ajouter à la ration de la poudre d'os préparée dans ce but, dans le cas d'une proportion insuffisante de substances inorganiques dans les fourrages. On commet fréquemment la faute de moins bien nourrir les vaches pleines sous prétexte qu'elles donnent moins de lait, on ne pense pas qu'une bonne alimentation pendant la vie de l'embryon est précisément la base de la parfaite formation ultérieure des jeunes animaux.

Il faut bien faire attention toutefois que si l'alimentation doit être riche on n'en doit pas moins éviter l'engraissement des vaches. Nous avons déjà vu comment toutes les fonctions physiologiques s'accomplissent pour le mieux lors d'un certain bien-être de l'animal, mais comment aussi un dépôt de graisse trop considérable témoigne d'une direction anormale de la formation. C'est très-bien lorsqu'on a l'engraissement pour but, mais en tout autre cas cela porte préjudice à l'énergie des manifestations de la vie. Les animaux trop gras conçoivent moins bien et donnent des produits imparfaits.

Il est aussi très-important d'user de bons traitements envers les vaches pleines et de veiller avec soin à la bonne qualité des fourrages. On doit éviter non-seulement les fourrages fortement altérés, humides, vaseux ou déjà décomposés, mais encore les fourrages trop météorisants ou trop laxatifs:

les lupins égrugés, les pommes de terre gelées ou trop germées, les betteraves gelées, l'herbe couverte de gelée, la trop grande quantité de feuilles de betteraves, de résidus de bière acides, etc. En agissant sans précaution on détermine facilement l'avortement de la mère, on perd le veau et quelquefois on exerce une influence défavorable sur la mère. En dehors de ces cas, les influences nuisibles ou maladives exercées sur le veau sont très-rares ou même nulles si la mère est en bonne santé.

Quelque temps avant le vêlage, le pis commence à gonfler, il s'y forme une légère sécrétion même chez les vaches primipares. Ces premières secrétions sont, comme nous l'avons déjà vu, bien différentes du lait. Elles contiennent beaucoup d'albumine et sont caractérisées par la présence de *gros globules de beurre*, puis par ce qu'on appelle des *globules de colostrum*. La proportion de ces derniers décroît peu à peu après le vêlage, et au bout de quelques jours le lait a acquis sa composition normale. Il est bon de prendre en considération l'activité croissante de la sécrétion du pis avant la mise-bas dans l'alimentation des vaches pleines. On l'entretient très-bien à l'aide de boissons nourrissantes, à l'aide surtout de la distribution de graines de lin concassées et cuites, et cela n'a pas seulement de l'importance pour le veau, dont la première nourriture est nécessairement le colostrum, mais aussi à cause de l'influence favorable exercée sur la production ultérieure de lait de la mère. Il est essentiel de s'occuper à ce point de vue des femelles primipares. On ne doit pas traire les

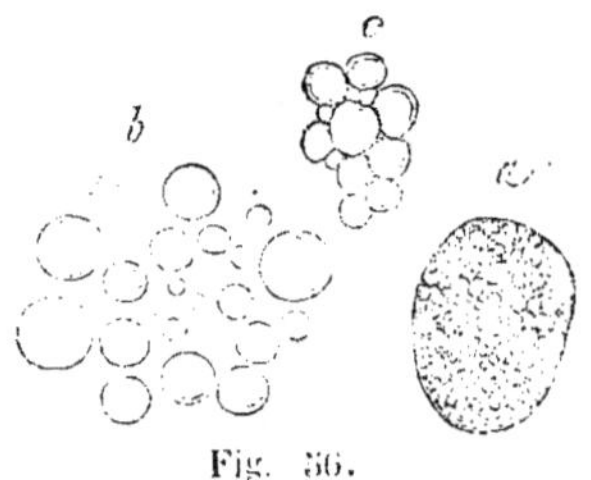

Fig. 56.

Fig. 56. Portion solide du lait de colostrum. *a*, un globule de colostrum; *b*, globules de beurre; *c*, les mêmes agglomérés. Grossissement, 450 fois.

vieilles vaches trop longtemps et trop peu de temps avant le veau, elles doivent être sèches de lait au moins six semaines avant le vêlage, autrement le veau en souffre.

La première et la meilleure nourriture à donner aux veaux est le lait de la mère. Nous avons vu, en effet, dans une section antérieure, que le veau, dont le premier estomac ne se développe que peu à peu pour la rumination, ne peut pas recevoir d'autres aliments que des aliments liquides. Tant que le premier estomac ne se développe pas, le veau doit recevoir le lait de la mère en quantité suffisante pour suffire au plus grand développement possible, et le passage à la nourriture solide ne doit se faire que peu à peu. Si l'on a en vue une aptitude ultérieure marquée pour la production de la viande, il importe de continuer pendant longtemps de donner le lait de la mère ; mais si l'on tient seulement à la plus grande production de lait, l'expérience a montré qu'on pouvait le retirer beaucoup plus tôt. On le retire toujours trop tôt aux dépens du développement du corps, comme il arrive par une économie mal entendue.

Si l'on veut obtenir une grande facilité d'engraissement le veau doit recevoir le lait de la mère pendant six ou huit semaines au moins ; mais si l'on veut de préférence obtenir une grande aptitude à la production du lait, le sevrage peut commencer le plus avantageusement à partir de la quatrième semaine. Le veau a besoin de 1/5 à 1/7, en moyenne de 1/6 de son poids vivant en bon lait pour sa nourriture journalière. Dans la prévision d'une facilité d'engraissement exclusive il est cependant judicieux de donner une plus grande quantité de lait.

Les veaux reçoivent le lait de bien des manières. Tantôt on laisse le veau teter la mère, tantôt on l'en sépare pour lui donner du lait à boire. La première pratique est la plus naturelle ; elle est facile et n'exige pas les soins incessants de la seconde. Celle-ci permet cependant une alimentation convenable, réglée suivant le but de la production. Avec elle il est facile de déshabituer les veaux du lait de la mère sans que les veaux s'arrêtent dans leur croissance et cessent de se développer convenablement. C'est déjà un très-grand avantage. Puis le veau qui tette ne consomme pas tout le lait d'une bonne laitière. Le lait qui reste dans le pis en diminue la sécrétion et entrave l'aptitude ultérieure de la vache. Traire chaque fois un ou deux trayons à la vache avant l'allaitement du veau ne permet pas de lui laisser sûrement une quantité suffisante de lait parce que la quantité de lait change dans les trayons. Traire la vache après l'allaitement conduit rarement à son but parce que les vaches retiennent volontiers leur lait. Traire la mère et donner le lait à boire au veau évitent tous ces inconvénients.

La pratique de l'allaitement au baquet est du reste très-simple. Les veaux s'habituent à boire très-facilement en leur plongeant la tête les premières fois dans le lait et en y tenant un doigt qu'ils commencent à sucer ; il savent bientôt boire directement. L'allaitement au baquet se fait généralement trois fois par jour : on donne le lait à boire immédiatement au sortir du pis de la mère, chaud par conséquent. Le lait se trouve encore mieux utilisé et les animaux prospèrent mieux lorsqu'ils boivent plus fréquemment, cinq fois par jour, du lait frais. Une fois habitués à boire, on doit bien faire attention d'empêcher les veaux de boire trop rapidement ; on y arrive en ne versant pas tout le lait à la fois ou en écartant de temps en temps leur tête du baquet pour les empêcher de boire.

Avec la pratique de l'allaitement au baquet, il faut éloigner le veau de la mère immédiatement après la naissance, avant qu'il ait été léché, le mettre dans une case avec une bonne litière, le délivrer du mucilage qui se trouve dans la bouche et les naseaux et le frotter avec de la paille tendre ou du foin. Le veau doit recevoir le lait de sa mère, on doit bien se garder surtout de le priver du premier lait ou lait de colostrum. C'est pour lui la nourriture la plus saine, la plus facilement assimilable ; elle a une action légèrement laxative.

Lorsqu'après quatre, six ou huit semaines, le temps du sevrage est arrivé, il ne faut pas retirer brusquement le bon lait au veau, on ne doit le sevrer que peu à peu et retirer petit à petit le bon lait, par jour 1.145 litre environ, et le remplacer par du lait écrémé. Ce dernier doit être bouilli parce qu'il produit facilement la diarrhée. Plus tard on peut donner aussi le lait de beurre ou le lait caillé, puis remplacer complétement en résidus de fabrication par des boissons à la graine de lin, au son, aux tourteaux d'huile, par des soupes à la farine de pois ou d'avoine ou par du thé de foin (obtenu par l'infusion de bon foin fin laissé pendant deux heures et coulé ensuite).

On commence alors à donner aux animaux du bon foin fin, riche en arôme, qu'ils apprennent à manger en se jouant. Plus on continue pendant longtemps de leur donner des résidus de laiterie et plus cela est avantageux. Les buvées sont recommandées plus tard même lors du pâturage, surtout pour les animaux destinés à une bonne production de lait. Elles doivent être données tièdes, ni trop froides ni trop chaudes, et jamais trop étendues. Les buvées trop considérables, mal faites, par suite très-souvent de la négligence du vacher, sont fréquemment préjudiciables aux animaux. Les bons soins toujours continués sont d'ailleurs très-importants pour la santé et pour tout le développement ultérieur des veaux. Avec des boissons trop chaudes l'animal diminue de poids, avec des boissons trop pauvres son ventre grossit, devient pendant, l'animal s'engourdit, devient et reste un mauvais utilisateur de fourrages.

Lorsque le veau a atteint l'âge de trois mois et demi on peut commencer à ajouter à sa ration des betteraves finement coupées mélangées à du foin haché, si c'est dans l'hiver. En tout autre cas la bonne herbe fraîche est plus avantageuse. L'alimentation avec le trèfle ne convient pas aux jeunes veaux. Si on ne peut leur donner assez de bonne herbe tendre à pâturer, il est préférable de donner pendant le premier été du bon foin fin, pas trop récemment récolté, avec des boissons riches, nourrissantes. Pendant la saison la plus chaude on passe peu à peu aux boissons plus froides, à peine chauffées. L'addition d'avoine concassée et de tourteaux pilés donnés secs est particulièrement utile. On examine sans cesse le bon état de prospérité des veaux et on contrôle de temps en temps leur accroissement régulier par des pesages.

L'allaitement direct du veau par la mère peut se faire de plusieurs manières. On le laisse libre dans l'écurie et il tette à volonté, ou bien on l'attache près de la mère de façon à ce qu'il puisse facilement saisir le pis, ou bien encore on le place dans un endroit séparé et on le lâche trois ou quatre et mieux cinq fois par jour pour le faire teter. La liberté des veaux dans l'écurie n'est guère avantageuse parce qu'ils peuvent être frappés ou contusionnés par les autres vaches ou teter une autre vache. Dans ce dernier cas il résulte des irrégularités qui sont préjudiciables et à l'alimentation du veau et à la sécrétion du lait de la vache. Le second procédé est préférable. Il offre, sans avoir les inconvénients du premier, l'avantage de laisser les veaux teter à leur volonté et aussi souvent qu'ils le désirent, ce qui est particulièrement favorable pour la formation de la puissance lactative des primipares. Les veaux ainsi obtenus ne sont pas propres à l'élevage, ils restent souvent en arrière de leur développement et ils ne permettent pas de juger sûrement de leur valeur d'élevage parce qu'on n'est pas encore suffisamment fixé sur l'aptitude de la mère. En général on les destine à la boucherie. C'est le meilleur mode d'allaitement pour les veaux de boucherie, parce qu'ils s'accroissent bien par suite de la privation de mouvement; il est très-avantageux ordinairement, lorsqu'on vend les veaux aussitôt que possible, et ne cause presque point de peine. Les veaux des primipares et même ceux des vaches à leur second veau doivent au moins rester sous les mères pendant quatre semaines, pour que la faculté lactifère de ces dernières se développe pour le mieux. Après le second veau elle est arrivée à son plus haut degré. Pour les veaux destinés à l'élevage ou dont la destination est encore incertaine, le troisième mode d'allaitement direct est le plus convenable. Les veaux en liberté dans un certain espace prennent un exercice suffisant et s'y habituent facilement. Il faut avoir soin, comme on l'a déjà dit, de vider complétement le pis par une traite faite avant ou après lorsque les veaux sont ainsi allaités. Le sevrage a lieu de la même manière que celui des veaux au baquet. Dans les huit premiers jours qui suivent le sevrage, on donne de bon lait chaud qu'on leur retire ensuite peu à peu et on les nourrit avec soin et régularité pour ne pas leur faire perdre de viande.

On peut préférer indifféremment l'une ou l'autre méthode d'allaitement. Là où veille partout l'œil du maître, là où on peut s'adjoindre des gens soigneux et intelligents, par la gravité et la douceur, par la sévérité et la reconnaissance, là où on y est déjà habitué, l'allaitement au baquet se recommande de préférence. Partout ailleurs il faut préférer les diverses méthodes d'allaitement direct.

La meilleure époque pour le vêlage est pendant l'hiver, jusqu'au commencement d'avril. On ne conserve parmi les veaux venus plus tard que ceux qui sont exclusivement destinés à l'élevage et qui proviennent d'excellents animaux. Les veaux d'été ne réussissent pas en général aussi bien que les veaux d'hiver, parce qu'ils sont tourmentés par les mouches, ce qui nuit à l'uniformité de leur premier développement. Il est donc d'une très-grande importance, pour la réussite et l'aptitude des animaux producteurs de lait, dans les fermes où on peut alimenter dans de bonnes conditions les jeunes animaux dans les prairies, que les veaux d'hiver soient déjà forts avant de les mettre au pâturage. Leur élevage devient ainsi moins dispendieux. Il est même indispensable, pour l'excellent développement des veaux, dans les localités où on ne peut procurer aux jeunes animaux le bien-

être des prairies, de les laisser circuler de temps en temps
pendant les intervalles des repas dans un endroit gazonné
placé à l'ombre. Pendant le mauvais temps, les grands vents
ou les temps froids, on les laisse de préférence à l'étable. On
doit les préserver autant que possible de l'humidité et du
froid, dont ils souffrent davantage en raison de leur moindre
grosseur, car la soustraction d'une certaine quantité de calo-
rique par le milieu ambiant leur est plus préjudiciable qu'aux
animaux plus âgés. On les garantit aussi des courants d'air
et on a soin pendant l'hiver de leur conserver une température de 12 à 14° R. (15 à 18° centig.) L'étable doit être spa-
cieuse, éclairée et propre. Il ne faut jamais les laisser manquer
d'une bonne couche de litière sèche et de soins donnés à la
peau. Tenez autant que possible les veaux sans être attachés
et donnez-leur à chacun une case séparée. 1ᵐ25 de large sur
1ᵐ90 de long suffisent pour les veaux sevrés. Les clôtures
de séparation seront assez élevées, de 1ᵐ25. Lorsqu'on est
obligé de mettre plusieurs veaux dans une même case, il
vaut mieux les attacher que de les laisser en liberté, car
dans ce dernier cas ils s'habituent à se lécher réciproquement et contractent toutes sortes de mauvaises habitudes.
Il en résulte souvent une foule de démangeaisons ultérieures, et en se léchant le cordon ombilical ils déterminent
facilement des accidents fâcheux.

L'hiver suivant, à l'âge de neuf mois à un an, on les soumet
à une alimentation moins intensive, à moins d'avoir pour but
un engraissement précoce. Les jeunes bêtes destinées au
trait ou à la production du lait doivent être modérément
nourries la seconde année, sans pourtant suspendre leur
développement et leur formation normale. Avec du foin riche
et bon, les carottes forment une excellente alimentation pour
les jeunes bêtes ; viennent ensuite les betteraves ; les pommes
de terre sont moins avantageuses. Il faut avoir soin de
donner suffisamment à boire avec des fourrages secs et
ne pas manquer d'ajouter à la ration quelque peu de tour-

teaux d'huile et de sel. Il est très-recommandé de donner le
fourrage additionnel sous forme de buvées tièdes quand même
on n'en donnerait qu'une seule fois par jour. L'été suivant,
les jeunes animaux se trouvent très-bien de pâturer sur une
prairie saine. Si elle est impuissante à leur fournir toujours une alimentation bonne et suffisante, on la complète en
pareil cas en leur donnant, à l'étable, du trèfle, de l'herbe,
des mélanges de fourrages et plus tard du maïs. Le pâturage contribue au développement de la force et de la santé
des animaux par suite de l'exercice qu'ils prennent à l'air
libre ; il exerce également une grande influence sur l'aptitude à produire du lait. Lorsque le pâturage est possible, on
cherche à en prouver les avantages aux jeunes animaux, soit
en leur assignant une portion de trèfle blanc jusqu'au pâturage des éteules, soit en leur donnant une prairie permanente
très-bien située. On s'assure ainsi une rente élevée du sol
en déterminant une excellente formation des jeunes animaux
et une aptitude ultérieure plus élevée.

Nous avons déjà indiqué les données générales qui doivent servir de base à la distribution d'une certaine quantité
de substances sèches et de chaque groupe d'éléments nutritifs pendant les diverses périodes de l'élevage. Il faut un
contrôle incessant des fourrages donnés aux animaux sous le
rapport de leur composition en substances protéiques, en
matières grasses, en acide phosphorique et en chaux surtout.
Toutes ces matières exercent, comme nous le savons, une
influence décisive sur la formation plastique ; leur insuffisance détermine un développement défectueux. Le lait de la
mère, dont le veau a besoin pour son premier développement,
les contient dans un rapport tout à fait normal. Avec l'âge le
besoin de matières protéiques et de matières grasses diminue, l'alimentation devient moins intensive, quoique ces matières doivent continuer de se trouver en quantité suffisante
dans les rations. Il faut bien tenir compte de ces considérations lorsqu'on remplace par exemple peu à peu le bon lait

par des résidus de laiterie ou d'autres aliments, car les résidus de laiterie sont devenus pauvres en matières grasses et il convient de leur en ajouter en suffisante quantité, par l'addition de farine de lin cuite principalement. 15 grammes de farine de lin suffisent par kilogramme de lait écrémé ou de lait caillé donnés en place de bon lait. Une plus grande quantité de graine de lin cause facilement la diarrhée. Plus tard, lorsqu'on diminue peu à peu les résidus de laiterie, ce qui n'a lieu avantageusement qu'à l'âge de dix ou douze semaines, la proportion d'azote nécessaire dans la ration est fournie à l'aide de farine de pois, de lupins égrugés ou de tourteaux d'huile. Ces derniers remplacent également peu à peu la graine de lin lorsque le besoin de matières grasses diminue. Il faut préférer dans ce dernier cas les tourteaux de lin aux tourteaux de colza. Les sons sont moins avantageux dans l'alimentation des veaux. On remplace sans préjudice 1 kilogramme de lait écrémé par 46 grammes de tourteaux de lin et 46 grammes de farine de pois ou bien par 64 grammes de ces deux fourrages et 46 grammes de farine d'avoine. À l'âge de quatre mois on peut supprimer tout à fait l'alimentation au baquet, donner de l'eau pure et du foin additionné de grains égrugés et de tourteaux d'huile pilés. Une certaine quantité d'avoine est très-avantageuse, comme nous l'avons dit, dans la ration du jeune veau, on en donne peu à peu jusqu'à 1/2 kilogramme par jour, aux jeunes veaux mâles jusqu'à 0,75 kilogrammes. D'après les expériences de *Julius Lehmann* et les miennes, l'avoine écrasée est plus avantageuse que l'avoine entière dans l'alimentation des jeunes veaux. On en peut cependant donner sans hésiter en ayant soin d'y ajouter $\frac{2}{3}$ de fourrages hachés pour en déterminer la complète mastication. Plus le veau est âgé et moins il digère complétement les grains d'avoine, d'après les observations de Lehmann.

Voici quelques points de repère pour la détermination de

la composition des rations pendant les diverses périodes de
la vie du veau. Il ne s'agit pas, comme on doit toujours le
penser, de règles immuables, mais seulement d'indications
générales dont il convient de s'écarter plus ou moins en certains cas. Tel veau réussit mieux avec un rapport élevé d'éléments nutritifs, tel autre en demande un moins élevé, celui
qui est destiné à la production de la viande exige une nourriture plus intensive que celui destiné au trait ou à la production
du lait. Les nombres suivants ne font qu'indiquer en général
comment le besoin d'éléments nutritifs varie peu à peu d'un
âge à un autre et comment le rapport des éléments nutritifs
doit être de moins en moins élevé. Un veau a besoin approximativement, par 100 kilogrammes de poids vif :

	MATIÈRES PROTÉIQUES.	MATIÈRES GRASSES.	MATIÈRES EXTRACTIVES non AZOTÉES.
	k.	k.	k.
Pendant l'allaitement. . . .	0,64	0,57	0,75
A l'âge de 3 mois	0,50	0,30	1,00
» de 6 mois	0,40	0,20	1,10
» de 9 mois	0,35	0,12	1,25
» de 1 an.	0,30	0,09	1,30
Dans la 2e année.	0,25	0,09	1,35

La proportion de substances sèches données pendant l'allaitement se monte à 2 kilogr. par 100 kilogr. de poids vif ;
on l'augmente peu à peu à partir du sevrage, de manière
à lui faire atteindre 2.5 kilogr. à l'âge de 6 mois. On peut
l'élever ensuite de 2.5 à 3.5 kilogr. par 100 kilogr. de poids
vif. On fait varier les substances sèches suivant que l'animal
est destiné à employer plus tard des rations plus concentrées
ou plus volumineuses.

Il est essentiel de développer puissamment les os lors de
l'élevage des veaux. Le bon foin de pré y contribue, en raison
de sa grande proportion de chaux. Aussi il est bon de don-

ner du foin dès que les veaux commencent à manger ; on en augmente peu à peu la quantité, de manière à la porter, à l'âge de 3 mois, jusqu'à 1-1.50 kilogr., et à la fin de la première année, jusqu'à 4-5 kilogr. La présence d'une proportion suffisante de substances inorganiques dans les rations est d'une très-grande importance dans l'alimentation du jeune veau. Si les fourrages n'en contiennent pas assez, il convient d'ajouter du phosphate de chaux finement pulvérisé ou de la poudre d'os réduite en poudre fine après avoir été soumise à l'action de la vapeur. On en obtient d'excellents effets jusqu'à la dose de 16.5 grammes par tête et par jour.

On donne la poudre d'os dans les boissons, plus tard on la mélange avec le fourrage traité à l'eau chaude. Une excellente manière de la donner, c'est de la faire prendre sous forme de biscuit (1). — On en pulvérise une certaine quantité d'avance, puis on délaye chaque jour ce qu'on a à distribuer et on le mélange aux boissons.

A la fin même de la première année, lorsque l'on commence à donner une alimentation moins intensive, il faut toujours avoir soin de donner aux animaux une suffisante quantité d'acide phosphorique et de chaux. Pendant cette période, des rations composées de 5 kilogr. de foin additionnés d'une quantité convenable de tourteaux de colza, pour

---

(1) Le Dr Cohn de Martiniquefelde donne, dans le Landwirthschaftliches Centralblatt für Deutschland de juillet 1866, p. 68, les conseils suivants, pour la préparation des biscuits : On prend des poids égaux d'avoine finement concassée (sans cependant la trop tamiser) et de son de seigle, on ajoute 6 kilogr. de levain par 100 kilogr. de mélange, puis l'eau nécessaire comme pour la fabrication du pain, et, au dernier pétrissage, on ajoute la poudre d'os. 100 kilogr. de ce mélange donnent 800 biscuits. La poudre d'os à ajouter est calculée suivant la quantité que le biscuit en doit contenir. Chaque biscuit doit-il contenir 16.5 grammes, on ajoute 14 kilogr. de poudre d'os à 100 kilogr. du mélange d'avoine et de son. Lorsque la fermentation a pénétré à travers la pâte, on la forme en pains pesant environ 666 grammes. Après la cuisson et le refroidissement, on coupe le pain en longues tranches et on les fait rôtir comme du biscuit.

donner suffisamment de matières protéiques (en raison des fourrages et des pailles pauvres en azote de la ration), subviennent complétement aux besoins de substances inorganiques. Avec peu de foin, ou du foin pauvre en chaux, il faut recommander l'usage direct du phosphate de chaux en poudre fine, dans cette période de l'élevage, si on ne peut ajouter des pailles de légumineuses riches en chaux. Si on a lieu de considérer cette addition directe de phosphate de chaux comme inutile, il convient pourtant toujours de donner deux fois par semaine aux veaux, pendant tout le temps de leur développement, la valeur d'une cuiller de craie bien pulvérisée dans les rations. Il est bon aussi de toujours laisser à leur disposition une pierre de sel gemme à lécher.

Il est indispensable pour la nécessité des bêtes d'élevage, de leur donner une alimentation toujours bonne et de leur faire faire des repas réglés. Nous avons déjà montré, dans une section antérieure, combien il est nuisible pour le développement des jeunes veaux, de les alimenter de temps en temps d'une manière insuffisante. Jamais une grande quantité d'aliments ne peut réparer la formation organique défectueuse résultant d'un amaigrissement antérieur. On ne doit même pas parler de ration de conservation pour les bêtes d'élevage, parce qu'il n'est pas possible aux animaux en voie de développement de s'arrêter à un point déterminé, il leur faut s'accroître et se développer ou déchoir et devenir rabougris.

Les animaux mâles et femelles bien entretenus et bien soignés peuvent être employés à la reproduction dès l'âge de 18 mois, et dès la 3ᵉ année on peut commencer à employer les bœufs à un travail modéré et facile. Si l'alimentation est moins bonne, l'époque indiquée pour les divers buts d'utilisation se trouve reculée, on perd en temps ce que l'on gagne en fourrages. Les animaux n'atteignent pas en pareil cas la plus grande aptitude, ne deviennent pas d'aussi bons utilisateurs de fourrages comme il arrive toujours à la suite d'un développement rapide, précoce et plus pàrfait. Et qu'on ne croie pas que pour atteindre ce but il soit nécessaire de leur faire subir une éducation de serre chaude, de les soumettre à une alimentation copieuse, à une alimentation d'engraissement. Non, il suffit de leur donner de la manière indiquée une alimentation toujours bonne. Si une telle alimentation exige de grands frais d'élevage, ne sont-ils pas suffisamment payés par une plus grande précocité, par une plus grande aptitude et par une meilleure utilisation des fourrages !

On ne saurait cependant perdre de vue le côté financier dans le choix des aliments à donner lors de l'élevage, sous le rapport du bon lait à distribuer particulièrement. Le plus mauvais économe ne saurait s'en dispenser. Il ne faut pas oublier, en effet, que dans le problème de l'élevage, comme dans tout autre problème agricole, il s'agit d'obtenir avec des moyens donnés la plus grande production possible et en même temps la plus avantageuse. Il faut calculer avec soin ce qui coûte le moins pour arriver au but, mais ce but, il ne faut pas l'avoir exclusivement devant les yeux et perdre des francs pour gagner des centimes. Dans les circonstances où nous sommes placés, un élevage perfectionné n'est rémunérateur que lorsqu'il est destiné à produire des animaux pour les besoins propres d'une exploitation, parce que l'aptitude est en général trop peu estimée et que les frais considérables d'élevage causés par la production d'excellents animaux ne sont pas ordinairement suffisamment couverts par le prix de vente. Mais un jour viendra aussi chez nous où, comme en Angleterre, on saura apprécier généralement la valeur des familles d'animaux d'excellente aptitude, et où l'élevage des jeunes animaux pour la vente deviendra avantageux. On a déjà fait des progrès sous ce rapport en maintes régions. Les grandes expositions provinciales revenant périodiquement avec leurs primes élevées et distribuées judicieusement, l'établissement de marchés d'animaux reproducteurs, fourniront de plus en plus aux éleveurs intelligents l'occasion

de les mieux apprécier généralement et de vendre à des prix
élevés. L'accroissement de l'activité des sociétés d'agriculture allemandes nous donne les meilleures espérances pour
l'amélioration de l'élevage des bêtes à cornes et pour l'établissement d'un commerce considérable d'animaux d'élevage.
Dieu veuille que la production d'animaux d'une excellente
aptitude soit mieux appréciée et leur vente plus facile ! Quelle
importance au point de vue de l'économie nationale ! N'avons-
nous pas montré la valeur de l'aptitude des animaux au point
de vue de la bonne utilisation des fourrages ? Faute de savoir
discerner les meilleurs animaux à élever, combien de veaux
ne conserve-t-on pas chaque année sortant de familles de
mauvaise aptitude et qui ne seront jamais de bons utilisateurs de fourrages, et combien au contraire de veaux sortant
de bonne souche sont livrés au couteau du boucher lorsqu'on
n'en a pas besoin pour compléter son cheptel ! Sachons donc
nous-mêmes attacher de plus en plus d'importance aux animaux jouissant d'une meilleure aptitude, apprenons à les reconnaître comme les meilleurs animaux à élever, à les apprécier à leur juste valeur. Il en résultera de l'émulation et
un plus rapide essor de l'élevage excellent des bêtes bovines, dont la vente sera de plus en plus rémunératrice.

On prétend en général, avec le *baron de Ridesell*, que
10 kilogr. de lait produisent 1 kilogr. de poids vif. En supposant
qu'on puisse vendre directement le lait ou l'employer dans la
fabrication du beurre et du fromage, à 0 fr. 075 environ le
kilogr., 1 kilogr. de poids vif reviendrait à 0 fr. 75, et 100 kilogr.
de poids vif devraient être payés 75 francs pour rentrer
dans les frais d'élevage. Ces frais sont plus ou moins élevés
suivant les cas, suivant chaque individu, suivant le sexe.

D'après les expériences de *Stecher* à *Brœunsdorf* (Amtsblatt, n° 10, 1855), un veau (mâle) s'accrut en moyenne de
12.11 kilogr. par 100 kilogr.; de lait absorbé dans l'intervalle
de 8 semaines, et par semaine de 9.75 kilogr., un deuxième
(femelle) de 9.97 kilogr. par 100 kilogr. de lait et de 8.375 kilogr.

par semaine. Le premier pesait 42 kilogr. à la naissance et consommait par semaine 80.5 kilogr. de lait, et à partir de la 3e semaine des quantités de foin variables, 0.525, 0.7, 0.875, 1.05, 1.155 et 1.4 kilogr., en tout 644 kilogr. de lait et 5.705 kilogr. de foin pendant les 8 semaines ; il atteignit un poids de 120 kilogr. Le second pesait 37.5 kilogr. à la naissance et consomma pendant le même temps 672 kilogr. de lait et 8,795 kilogr. de foin; son poids fut de 104.5. En évaluant le lait à 0 fr. 075 le kilogr. et le foin à 5 fr. les 100 kilogr., le prix de revient de 100 kilogr. de produit vif chez le premier veau est de 62 fr. 40, chez le second de 75 fr. 60. D'autres veaux reçurent différentes rations pour en comparer la valeur. Ainsi, un veau femelle pesant 46.5 kilogr. à la naissance, allaité pendant 14 jours avec 91 kilogr. de bon lait, fut nourri ensuite avec du bon lait, du son et du foin pendant quatre semaines. Il reçut pendant cet intervalle 32 kilogr. de bon lait 2.3 kilogr. de son par semaine et 0.525, 0.805, 1.155, 1.75 kilogr. de foin, il absorba donc dans les six semaines 310 kilogr. de bon lait, 9.2 kilogr. de son et 4.235 kilogr. de foin. L'accroissement par semaine dans les deux premières semaines fut de 8.5 et 6 kilogr., dans la troisième de 1 kilogr., enfin de 0.50, de 1 et 1.50 kilogr.; le poids du veau à la fin des six semaines atteignit 65 kilogr. En estimant le son à 12 fr.50 les 100 kilogr. et en conservant les évaluations précédentes, 100 kilogr. de poids vif auraient coûté 132 fr. 60, soit près du double que le veau précédemment mentionné. L'alimentation au lait pendant huit semaines est donc restée la plus économique, contrairement aux idées reçues. En alimentant simultanément les veaux avec du lait écrémé et du foin, le prix de revient est encore moins élevé, il se monte dans les cas favorables à 60 francs, dans les cas défavorables à 89 francs par 100 kilogr., de poids vif.

Les premiers veaux soumis à l'expérience dénotant à la huitième semaine un accroissement moindre, on les sevra et on leur donna d'abord du lait de vache avec du son et du foin, puis du lait étendu d'eau et enfin du lait écrémé. A l'âge

de trois mois ils atteignirent 149 kilogr. et 120 kilogr. de poids
vif et s'accrurent ainsi, le premier de 5.5 kilogr., le second de
4 kilogr. par semaine. Plus tard, en raison de leur âge avancé,
on les alimenta avec du lait écrémé bouilli, du son, de l'avoine
et du foin, et à l'âge de vingt-cinq semaines ils pesaient 213 et
193.5 kilogr. Le second veau, d'abord en retard, prit dans
cette période 6 kilogr. par semaine de plus que le premier,
qui s'accrut de 5.4 kilogr. par semaine. Le troisième veau,
alimenté si chèrement de la manière qu'on a indiquée, pesait
à cette époque, à l'âge de seize semaines, 116.5 kilogr.

Tout cela montre combien il importe d'exercer toujours un
contrôle sur l'accroissement de poids correspondant aux
fourrages distribués, pour se rendre un compte précis et pour
obtenir l'élevage le plus avantageux possible sans cesser
d'être le moins cher. Je dois faire remarquer cependant qu'il
ne faut pas juger de l'excellence de l'alimentation d'après
l'accroissement de poids seul, il importe de faire entrer en
ligne de compte une appréciation plus précise de l'animal.
Un accroissement de poids considérable est-il le résultat de
l'engraissement, il ne faut pas le regarder comme favorable.
La bête d'élève doit obtenir une quantité riche et suffisante de
tous les matériaux exigés pour sa formation, de manière à ce
qu'elle *se développe, à ce qu'elle s'accroisse uniformément
sans jamais s'engraisser.* Si un trop grand état d'engraissement se manifeste chez le veau d'élève, il faut le nourrir un
peu moins bien et avoir d'autant plus soin de lui donner du
phosphate de chaux en quantité nécessaire pour la formation
de son squelette.

ALIMENTATION DES VACHES A LAIT.

La production du lait est sans contredit la manière le plus
fréquente et la plus rémunératrice d'utiliser les bêtes bovines
dans un grand nombre de localités. L'exploitation des vaches

14

à lait donne généralement les plus beaux résultats lorsqu'on vend le lait directement; mais en l'employant à la fabrication du beurre et du fromage, on obtient encore un très-beau rendement et une excellente manière d'utiliser les fourrages, si l'on produit des marchandises de qualité parfaite (1) qu'on envoie sur les meilleurs marchés. Les résultats en sont encore plus avantageux lorsqu'on tient des animaux d'une grande aptitude et qu'on les nourrit convenablement. Avec un trop grand nombre de vaches, comme il arrive malheureusement, il ne faut pas parler de bonne utilisation. Il est bien commode d'évaluer un fermage par le nombre de têtes, mais c'est le procédé le plus irrationnel et le moins pratique qu'il soit possible d'employer.

On a déjà prouvé, page 108, que l'activité de la sécrétion des glandes mammaires varie à diverses époques pour un même 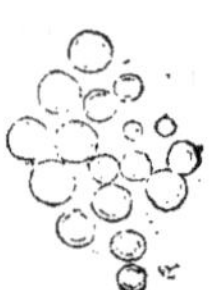 animal et que la quantité et la qualité du lait fourni par divers animaux sont très – dissemblables. Le lait est formé essentiellement, comme nous l'avons vu, par des globules de beurre ou globules de lait entourés d'une enveloppe de caséine et suspendus dans un liquide contenant de la caséine, du sucre de lait et divers sels en dissolution (fig. 56). D'après *Schlossberger*, le lait contient :

Fig. 57.

Eau	85	à 87	
Beurre	3	à 4	
Caséine	3	à 6	matières solides 13 à 15.
Matières extractives et sucre de lait	2	à 5	
Sels	0,5	à 0,7	

Fig. 57. Globules de beurre ou globules de lait du lait de la vache. Grossissement, 450 fois.

(1) On trouve de courtes mais excellentes indications sur le traitement à faire subir au lait, pour la vente directe, la fabrication du beurre et du fromage, dans l'ouvrage couronné de *Sannert*, inséré dans le Landwirthschaftliche Kalender de Langerke, année 1854. — Pour les

Selon *Ritthausen*, la proportion d'eau peut monter jusqu'à 90 p. 0,0. Elle est en général d'autant plus considérable que la sécrétion du lait est plus abondante. Les matières sèches d'un lait très-aqueux contiennent proportionnellement plus de caséine et moins de matières grasses. Aussi les vaches très-bonnes au lait doivent-elles être employées plutôt à la fabrication des fromages qu'à celle du beurre en général. Une très-grande ingestion d'eau augmente la quantité du lait, mais il devient plus étendu, plus pauvre en substances sèches. Le lait d'une même vache est plus riche en substances sèches, en matières protéiques et en matières grasses immédiatement après le vêlage ; sa richesse diminue jusqu'au cinquième ou septième jour, d'après les observations de *Crusius*, reste plus ou moins constante pendant quelque temps pour devenir ensuite, peu à peu, de plus en plus riche en matières sèches, en matières grasses, surtout à mesure que la vache devient plus vieille de lait. Le lait des jeunes bêtes dont la croissance n'est pas terminée, le lait obtenu avec beaucoup d'aliments mais mélangés d'une façon défectueuse contient plus d'eau que celui des vaches adultes bien et copieusement nourries.

Ce n'est pas, comme nous l'avons déjà dit, chez les bêtes grasses, mais bien chez les animaux seulement en bon état que toutes les fonctions physiologiques s'accomplissent pour le mieux. Il en est de même pour la production du lait : un embonpoint modéré exerce la plus grande influence sur sa qualité. La quantité et le conditionnement du lait sont d'autant meilleurs que les rations sont plus riches (dans de certaines limites) en matières protéiques et qu'il en a été moins employé par la formation ou la régénération des organes. Des animaux mal nourris pendant l'hiver et tombés tout à fait en mauvais état ne produiront certainement pas, dans une bonne prairie

nouvelles méthodes sur ce sujet, consultez l'intéressant opuscule de *Schatzmann*, Die Weide und Milchwirthschaften von Schweden, Danemark, Holstein und Holland. Ein Reisebericht, Aarau, 1870.

ou avec une bonne alimentation en vert, ni autant de lait, ni autant de beurre que les vaches restées toujours en bon état. Si avantageuse cependant que soit une alimentation suffisamment riche pour les vaches sous le rapport de la quantité comme de la qualité du lait, il n'est pas rémunérateur d'employer des rations dépassant des rapports judicieux. Les expériences de *Gustave Kühn* et de Moritz Fleischer (1) l'ont démontré d'une manière frappante. Ils ont trouvé qu'une fois l'aptitude normale de l'organisme et l'activité régulière de chaque organe assurées, la production du lait ne variait plus que dans des limites très-étroites : un apport croissant d'aliments n'agit que sur la quantité, jamais sur la qualité de la sécrétion. Emile Wolff (2) a trouvé également « que la qualité du lait, en tant qu'elle est caractérisée par son contenu en graisse, reste presque toujours la même, quelque nombreuses et importantes que soient les variations des rations. » La composition du lait révèle toujours une alimentation trop peu riche; mais une fois le rapport convenable de l'apport d'aliments atteint chez la vache, tous les phénomènes s'accomplissent normalement dans le pis, et toute augmentation, tout changement dans les rations n'a aucune influence sur la composition du lait et n'agit que légèrement sur la quantité. Avec des rations judicieusement calculées, la production du lait ne dépend que de la race et de l'individualité de l'animal.

Le lait obtenu au commencement de la traite est plus étendu, beaucoup moins riche en matières grasses que celui de la fin de la traite. Une traite faite sans soin et imparfaite porte préjudice à la sécrétion ultérieure du lait et laisse précisément dans le pis le lait le plus riche. Le moment de la traite exerce aussi une influence sur la composition du lait.

---

(1) Landw. Versuchsstat, 1869, p. 197, 241, 341.

(2) V. le rapport sur les progrès scientifiques et les travaux de zootechnie du Dr Wilckens, dans le Jahrbuch der Landwirthschaft, IIIe année, Quandt et Hœndel, à Leipzig, 1870.

Le lait du matin contient généralement plus d'eau et moins
de graisse que le lait du soir. En pratiquant trois traites par
jour, on obtient une plus grande quantité de lait qu'avec
deux traites, et, contrairement à l'opinion reçue, on a du lait
plus riche en graisse, comme le montrent les expériences de
Rhode et *Trommer*.

Les changements fréquents dans les rations sont préjudi-
diciables à la sécrétion du lait. Même avec des rations meilleures, le lait diminue dans les premiers jours du changement. L'uniformité, la régularité, l'ordre dans l'alimentation
des vaches à lait, exercent une action très-favorable ; le dérangement, les mauvais traitements pendant l'alimentation et
la traite, les mauvaises conditions atmosphériques, une température trop haute ou trop basse, le manque d'activité des
fonctions de la peau, le trop grand mouvement (le trop
d'éloignement du pâturage), portent préjudice à la sécrétion
du lait.

L'individualité des animaux exerce aussi une grande influence. Telle vache donne du lait plus gras que telle autre
et souvent en plus grande quantité. Pour juger précisément de l'emploi des fourrages, comme de l'excellence de
l'élevage et de la production ascendante d'une famille en fait
d'aptitude, il ne suffit pas de mesurer régulièrement le lait, il
faut en rechercher la proportion de beurre, à l'aide du cré-
momètre (1). La quantité et la composition du lait diffèrent

---

(1) La méthode la meilleure et la plus prompte pour la détermination
de la proportion de matières grasses du lait est celle indiquée par le
Dr *Alfred Vogel* (eine neue Milchprobe, 1862). Cette méthode est basée
sur ce principe : qu'une certaine épaisseur d'eau entre deux lames de
verre parallèles, remplacée par la même quantité de lait, devient d'autant moins transparente qu'on peut moins distinguer une lumière placée
derrière. L'emploi de cette méthode exige : 1° un verre à mélange gra-
dué en centimètres cubes ; 2° un vase d'expérience en verre avec deux
faces parallèles éloignées de 1/2 centimètre ; 3° une pipette graduée en
quarts de centimètre cube, et contenant 4 à 5 centimètres cubes. Le

souvent même, aux différentes époques. Telle vache, qui donne une forte quantité de lait après le vêlage, se sèchera de bonne heure, alors qu'une autre, inférieure d'abord à celle-ci, donnera une production plus durable, sera sèche moins longtemps et fournira plus de lait en moyenne par jour, d'un vêlage à l'autre. Pour faire de semblables recherches et pour les comparer, il est bon de tenir compte qu'une vache restée longtemps sèche de lait donne, en général, plus tard, une plus grande quantité de lait, et que la production de lait d'une vache atteint son maximum, lors du troisième vêlage, pour diminuer ensuite peu à peu avec l'âge. Beaucoup de vaches conservent leur aptitude à produire du lait jusqu'à un âge très-avancé, comme on le verra plus loin : on les conserve naturellement aussi longtemps qu'elles restent bonnes ; d'autres doivent être, au contraire, réformées de bonne heure, parce que, dès la huitième année, leur lait commence à diminuer considérablement. Il faut aussi tenir compte, dans l'appréciation et la comparaison des qualités laitières, de 'époque du vêlage. La même vache donnera une plus grande quantité de lait, si elle vêle à l'époque de la pleine alimentation au vert. — On profite de ces circonstances pour développer les aptitudes individuelles des primipares, en s'arrangeant de manière à ce qu'elles fassent veau à cette même

professeur Krocker recommande en outre, pour cette détermination, l'emploi d'une caisse de verre. L'appareil complet, avec texte explicatif, est envoyé par J.-M. Buchler, à Breslau, contre l'envoi de 16 fr. 70 c. Lorsqu'on a déjà pratiqué plusieurs fois les manipulations exigées par cette détermination, on arrive à installer une expérience et à laver les verres dans un espace de quatre minutes ; de sorte que dans une heure on peut faire une douzaine d'expériences. Ce procédé permet de déterminer, en peu de temps et sans peine, comme je l'ai du reste constaté, le contenu en beurre du lait d'un grand nombre de vaches. Le procédé de Vogel fournit un excellent moyen, facile et prompt, de contrôler la valeur de l'aptitude d'un troupeau de vaches. — On doit recommander également l'emploi du *lacto-densimètre*. Sur son emploi, v. Dr Muller, **Anleitung zur Prüfung des Kuhmilch**, Berne, 1868.

époque. Nous savons, d'ailleurs, qu'en laissant teter pendant
quatre semaines le premier et le second veau, nous aidons
encore à ce développement. On doit aussi éviter de laisser
les primipares devenir sèches de lait de bonne heure, et on
continue de les traire en leur donnant une bonne alimentation jusqu'à six semaines avant le vêlage. Une addition convenable de graine de lin exerce aussi une action très-favorable. Le comte *Pinto*, à *Mettken* (1), qui avait, à l'exposition
internationale de *Hambourg*, des vaches extraordinairement
bonnes au lait « Jettes noires », recommande de donner de
temps en temps aux vaches une décoction de fenouil comme
moyen de favoriser et de développer la production du lait. Il
ajoute à ce sujet : « On verse 1 litre d'eau bouillante sur
35 grammes de fenouil, on laisse digérer pendant cinq minutes, on retire, on passe et on donne cette décoction tiède
aux vaches. Je n'ai jamais réussi à déterminer les vaches à
prendre directement cette boisson ; j'ai dû la faire donner à
l'aide d'une bouteille. Une décoction de fenouil le matin,
à midi et le soir, immédiatement après le vêlage et durant
deux jours, m'a paru être très-avantageuse. »

Nous avons vu dans la précédente section comment on
pouvait agir favorablement par les méthodes d'élevage sur
la formation des qualités individuelles d'un animal. Avant
tout il importe de bien choisir les reproducteurs et surtout
les taureaux. Si l'on a en vue la production du lait, ils doivent
provenir de vaches remarquables sous le rapport de leur
aptitude à donner beaucoup de lait d'excellente qualité.
Lorsqu'on est en possession d'une famille bonne au lait qui
suffit à tout ce qu'on exige d'elle, il faut conseiller d'exclure
très-rarement les jeunes animaux destinés à compléter le
cheptel pour les remplacer par un achat continuel de vaches
fraîches de lait. Ce procédé n'est judicieux que dans le voisinage des grandes villes avec la vente directe du lait,

---

(1) Schlesische landw. Zeitung, 1863, n° 37.

lorsqu'il s'agit d'en produire une grande quantité, quand bien même il serait plus étendu.

Les veaux destinés à la reproduction doivent être bien appuyés, régulièrement conformés, robustes, bien charpentés mais non grossiers. Les génisses ne doivent pas avoir l'apparence de taureaux. Toutes leurs formes doivent réaliser le type d'une bonne vache à lait. On le reconnaît à une tête petite, fine, étroite par devant, des cornes petites, lisses, minces à la base, un cou allongé, fin, large à la base, une poitrine large et profonde, un corps large, profond, en forme de tonneau, une peau souple, moelleuse, bien détachée, garnie de poils fins, un pis gros, bien développé, mais flasque et vide après la traite, non épais (comme dans les pis dits viandeux), à des hanches larges, à un ventre large vu de devant et de derrière entre les cuisses, profond avec des trayons bien conformés, à des veines mammaires fortes et des fontaines de lait larges et profondes, à un épi de lait grand, étendu à la base, s'étendant jusqu'à l'anus, très-bien délimité et sans poils rebroussés. Un tel développement normal, excellent des organes qui servent à l'aptitude considérée, allié a une construction fine, féminine, est très-important à rechercher pour une production considérable de lait. La largeur et la profondeur de la poitrine dénotent une bonne utilisation des fourrages, et moins il faut de fourrages plus l'aptitude est économique. Jamais on ne doit perdre de vue ces deux conditions : 1° obtenir une grande production de lait; 2° l'obtenir avec le moins possible de fourrages. Deux vaches également bonnes au lait peuvent exiger des quantités de fourrages bien différentes en raison de la différence de leurs puissances d'utilisation. Les formes qui caractérisent la puissance d'utilisation sont donc à prendre en grande considération dans l'appréciation de la valeur des vaches à lait ainsi que des veaux destinés à la reproduction.

On ne retire pas le lait trop vite aux veaux destinés à la reproduction, mais on ne les laisse pas teter aussi longtemps que les veaux destinés à l'engraissement. On leur donne une bonne nourriture pendant la première année, de manière à leur procurer une croissance bonne et régulière, en évitant toutefois la trop grande formation de graisse et de viande, toujours préjudiciable à une bonne production de lait. Pour cela, on diminue peu à peu le contenu en matières protéiques et en matières grasses des rations, suivant qu'il est nécessaire. On a soin de les laisser mouvoir en liberté ; on les met pendant le deuxième été au pâturage, quand cela est possible, et on les y laisse jusqu'à l'âge de 1 an et demi, 2 ans au plus. Les génisses pleines, surtout pendant la dernière moitié de la gestation, devront être nourries avec des fourrages qui agissent favorablement sur la production du lait.

Pour les vêles très-grasses, qui possèdent néanmoins des parties sexuelles normalement conformées, mais qui ne montrent aucune propension à l'accouplement, *Furstemberg* (1) recommande la traction des trayons pour y déterminer l'activité de la sécrétion lactée. D'après ses observations, on a pu, au bout de quatre à six semaines, déterminer chez un semblable vêle une sécrétion lactée de 3.50 litres à 4.60 litres, quantité qui s'éleva plus tard à 7 litres. Les glandes mammaires mises ainsi en activité pendant quelque temps, la génisse demande le taureau et conçoit très-facilement. Cette traction du pis des vêles peut se faire par la main d'un vacher exercé. Elle obtient encore un succès plus prompt et plus certain en approchant un veau et en le faisant teter après les mamelles de la génisse. La vêle en ressent une sensation agréable à laquelle elle ne cherche pas à se soustraire, tandis qu'elle se montre facilement rétive à la traite. Cette traction doit être d'abord pratiquée très-souvent, au moins dix à douze fois par jour, pour obtenir quelque succès ; avec un veau on arrive plus vite au but. *Furstem-*

______

(1) Dr Furstemberg, die Milchdrüsen der Kuh, Leipsig, 1868.

berg conseille même, pour toutes les génisses qui ont atteint l'âge de dix-huit mois ou deux ans, d'employer ce procédé afin de mettre la sécrétion des mamelles en activité.

La production du lait est une qualité essentiellement individuelle. Il y a parmi les races les plus diverses des animaux qui sont plus ou moins bons producteurs de lait. Certaines races cependant contiennent beaucoup plus d'animaux meilleurs producteurs de lait que d'autres. La race des plaines du nord de l'Allemagne et de la Hollande se distingue par une forte production de lait alors que maintes races de montagnes, la race d'Allgau par exemple, donnent moins de lait mais du lait très-crémeux.

Des mesurages de lait faits en Saxe, pendant l'année 1857 (Amtsblatt, n° 5, 1858), accusent les productions de lait suivantes, en litres, par vache :

	MOYENNE.	MAXIMUM.	MINIMUM.
55 vaches hollandaises. .	2,901	4,734	1,441
38 vaches d'Oldembourg.	3,029	4,724	1,009
300 vaches d'Allgau. . . .	2,799	4,753	1,439
28 vaches indigènes. . .	2,516	3,384	1,271

M. *de Seydewitz* trouve, d'après les résultats de l'année 1856 (Amtsblatt, n° 5, 1857), que les vaches ont produit en beurre et en fromage (la consommation des veaux, 14 jours de bon lait, le petit-lait et le lait de beurre ne sont pas comptés) :

	BEURRE par 100 LITRES DE LAIT.	RAPPORT ANNUEL de LA VACHE.
Vaches d'Allgau . . .	3,905 grammes	251 fr. 75
Vaches hollandaises.	3,510 »	235 50
Vaches indigènes. . .	3,730 »	215 25

La vache d'Allgau, qui rapporte 251 fr. 75, sans compter la valeur du veau, le petit-lait, le lait de beurre et l'engrais, a besoin annuellement d'une alimentation comprenant 4,500

kilogr. de substances sèches. Elle rapporte donc 5 fr. 55 par
100 kilogr. de substances sèches de la composition exigée pour
l'alimentation des vaches à lait. Or 100 kilogr. de la composition exigée en pareil cas contiendront 85,7 de substances
sèches; cela fait un rapport de 5 francs environ par 100 kilogr.
de foin, sans compter les produits secondaires et la valeur
du fumier. M. *Frentzel*, à *Weinsdorf*, évalue le rapport total
annuel d'une vache à lait, lorsqu'on en retire du beurre, sans
compter l'allaitement et la valeur du veau, à 333 fr. 75, soit
un rapport d'environ 7 fr. 50 par 100 kilogr. de substances
sèches ou de 6 fr. 25 par 100 kilogr. de foin. En comparant ces
résultats avec ceux obtenus dans d'autres exploitations,
il est facile de s'assurer que ces limites, loin d'être difficiles
à atteindre, peuvent être bien dépassées. Ceci prouve combien
il est avantageux d'entretenir et de produire des animaux
de la plus grande aptitude, pour le rendement de l'exploitation des animaux. Des résultats communiqués par M. *Stecher*,
directeur d'une exploitation agricole (Amtsblatt, n° 4, 1861),
montrent jusqu'à quel point peut s'élever la production de
lait et combien les résultats précédents peuvent encore
être dépassés. Une vache d'*Allgau*, née en automne 1845,
donna, du 1ᵉʳ juillet 1859 au 30 juin 1860, c'est-à-dire pendant
sa quinzième année, 6,196 litres de lait, dont il fallait 24.5 litres 6 mois après le vêlage pour produire 1 kilogr. de beurre,
soit en moyenne et par jour pendant toute l'année, près de
17 litres de lait.

Pour arriver à l'utilisation la plus complète d'un animal
jouissant d'une grande aptitude, il faut le bien nourrir; la
quantité, la bonne composition des rations exercent une influence essentielle sur la quantité et la bonté du lait. Une
trop grande absorption d'eau rend le lait trop clair et cause
un grand préjudice à la fabrication du beurre et du fromage,
mais il ne faudrait pas oublier non plus qu'une absorption
d'eau convenable, surtout d'eau contenue dans les fourrages
ou qui leur est mélangée intimement par suite de préparations

appropriées, agit excellement sur la transmutation des matières et principalement sur la production du lait. Si la quantité de fourrages secs à donner aux vaches est trop considérable, il convient de les soumettre au traitement à la vapeur, mais si l'alimentation est basée de préférence sur des fourrages sarclés, toute autre préparation qu'un coupage fait avec soin et que le mélange avec une suffisante quantité de balles et de fourrages bruts hachés n'est pas nécessaire. On hache avantageusement la plus grande partie du foin et de la paille de céréales d'hiver. Quant aux fourrages concentrés on les agite dans l'eau, on les verse sur le fourrage haché et on donne toujours froid deux fois par jour ou bien on les fait prendre dans une soupe tiède très-étendue. Une boisson aussi nutritive, aussi riche en matières alimentaires agit d'une manière tout à fait favorable sur la sécrétion du lait. On ne néglige pas d'ailleurs de donner des boissons froides, il suffit pour cela de laisser aller une fois par jour les vaches à l'abreuvoir.

On a déjà donné des indications étendues sur la quantité de subtances sèches, sur le rapport d'éléments nutritifs que les rations des vaches doivent présenter. Les limites à l'intérieur desquelles on peut fixer la composition des rations des vaches sont les suivantes, par 1,000 kilogr. de poids vif :

Substances sèches	22 — 30	kil.
Substances azotées.	2,5 — 3,1	
Substances grasses.	0,75 — 1,0	
Substances extractives non azotées .	12,5 — 1,5	

En tenant compte de ces indications, on réussit à composer des rations excellentes pour les vaches à lait. Il ne convient pas d'ajouter trop de fourrages concentrés, au point de déterminer l'engraissement ; on perd ainsi des fourrages pour produire un dépôt de graisse anormal, parfaitement inutile, et on diminue peu à peu la secrétion du lait. Mais quelque préjudiciable que soit une alimentation d'engraissement pour les vaches à lait, une alimentation trop pauvre l'est encore plus. Deux vaches mal nourries rapportent moins qu'une seule bien nourrie.

Une proportion convenable de matières protéiques dans les rations augmente la richesse du lait, mais tout ce qui est donné au delà de la quantité nécessaire reste sans influence et constitue du gaspillage : ce n'est certainement pas le but qu'on se propose dans la production du lait. Les matières grasses ne se donnent également que dans les limites assignées ; il est nécessaire d'en donner suffisamment pour la production du lait : en excès elles constituent une perte. Toutes les matières riches en sucre sont très-favorables à la sécrétion du lait et particulièrement les matières qui, comme le sucre de lait, se forment lors de la fermentation des racines, des feuilles de betteraves et des autres fourrages verts.

Plus on donne, en vue d'accroître la production, de nourriture tendre, aqueuse, de fourrages traités à l'eau chaude, de boissons tièdes mucilagineuses, en un mot, d'aliments qui exercent peu les organes digestifs et les engourdissent le plus souvent, et plus il est nécessaire d'ajouter à la ration des vaches à lait une certaine quantité de sel, 33 à 66 grammes par tête et par jour, ou bien de leur donner des pierres de sel à lécher dans la crèche pour leur procurer le moyen de satisfaire leur besoin de sel.

Comme une alimentation uniformément bonne exerce toujours une grande influence sur la quantité et la qualité du lait, il faut veiller avec soin à l'alimentation d'été et à l'alimentation d'hiver. Il importe de bien prendre ses précautions pour l'alimentation d'été, toujours si dépendante des accidents atmosphériques, et de toujours avoir une plus grande surface de fourrages qu'il n'est nécessaire, pour ne pas se trouver dans l'embarras. Si les circonstances atmosphériques sont favorables et que tout ne se consomme pas, on emploie l'excédant à faire du foin, ou on le fait fermenter en fosse, ou on le laisse venir à maturité. Pour l'alimentation d'hiver, il faut toujours posséder aussi un excédant, soit qu'une partie des fourrages pourrissent ou deviennent impropres à l'alimentation par d'autres accidents, soit que le printemps soit très-tardif. En ce qui concerne les racines, on fera bien de toujours garder à la fin la réserve en pommes de terre, qu'on peut encore très-bien vendre au printemps lorsqu'on n'en a pas eu besoin. Si l'on n'a que des betteraves, les meilleures réserves qu'on puisse faire pour le printemps sont des betteraves aigries en fosse de la manière que nous avons décrite page 139.

Pendant l'été, on nourrit les vaches soit au pâturage, soit à l'étable. La première méthode est la plus naturelle, mais on ne l'emploie que lorsqu'on a une grande quantité de prairies naturelles qui ne sont pas susceptibles d'être mieux utilisées. Ainsi il est avantageux de laisser en prairie les terres soumises à l'inondation des grands fleuves, toujours dangereuses à cultiver, et de les faire pâturer. Le pâturage des vaches à lait n'est du reste bien rationnel que là où l'agriculture est moins intensive, dans les régions peu peuplées, où le so n'a pas une grande valeur. Il est avantageux dans les prairies basses placées sur les bords des grands fleuves, dans les pâturages de montagnes où l'humidité du climat favorise la production de l'herbe : en tout autre cas, il vaut mieux employer la stabulation pour l'alimentation d'été. Elle exige, il est vrai, plus de travail, plus de litière, mais on obtient aussi plus de fumier, à une époque où il importe d'en avoir le plus possible, pendant l'été et l'automne, pour les semailles d'hiver ou pour la fumure des betteraves et des pommes de terre. Cette méthode permet, en outre, de se livrer à l'exploitation du bétail sur une vaste échelle sans avoir besoin de prairies ou de pâturages, dans les sols très-peu herbeux et dans les climats très-secs ; elle permet de nourrir toujours uniformément les animaux, surtout pendant la saison sèche, alors que les prairies commencent à brûler en partie.

Dans les conditions où je me trouve placé, il est ordinairement plus judicieux d'alimenter le plus possible les vaches à lait à l'écurie pendant l'été. Cela n'exclut pas le pâturage, car il est toujours avantageux de réserver quelque espace aux vaches à lait pour les faire pâturer quelques heures par jour. Les animaux s'en trouvent très-bien. Si on ne peut leur accorder un bout de prairie permanente dans le voisinage, on leur laisse un peu de trèfle blanc. 12 ares 50 suffisent alors par vache. Pendant les grandes chaleurs, les animaux sont laissés de préférence la nuit au pâturage et le jour à l'écurie. Une semblable pratique agit plus favorablement sur la réussite et l'utilisation des animaux que la pratique trop recommandée de laisser les vaches sur les places à fumier. Les animaux trouvent dans ce pâturage de quelques heures un utile exercice et la respiration d'un air pur. Après la moisson, on les conduit sur les champs d'éteule et sur les jeunes trèfles, en ayant soin de ne pas continuer le pâturage dans une saison trop avancée. Malgré l'habitude, il est plus nuisible qu'utile de le prolonger plus tard qu'en octobre.

Il ne faut pas oublier, et *Furstemberg* le fait remarquer dans son livre déjà cité, qu'on obtient la plus grande quantité de lait en empêchant tout mouvement de la vache en dehors de l'écurie, même pour aller boire ou aller sur la place à fumier. Une stabulation aussi continue est à recommander partout où on peut vendre continuellement du lait frais, principalement lorsqu'il s'agit, d'un côté, d'obtenir la plus grande quantité possible de lait, et d'un autre côté, d'alimenter les animaux de manière à pouvoir les envoyer à la boucherie à la fin de la lactation. Ces deux buts sont parfaitement atteints en empêchant tout mouvement hors de l'étable. Mais, s'il y a lieu de conserver une bonne famille de vaches et de l'augmenter l'aide de l'élevage, il ne faut pas empêcher le mouvement à l'air libre, et la pratique recommandée plus haut doit obtenir la préférence. La bonne santé du troupeau, la force des descendants compensent alors ce qu'on peut perdre en lait. La qualité du lait n'éprouve du reste aucun préjudice d'un pâturage peu éloigné avec une riche alimentation à l'étable, le lait devient même plus crémeux. Cependant les longues courses exercent toujours une mauvaise influence sur la sécrétion du lait.

Il importe beaucoup, pour la production du lait, de commencer aussitôt que possible l'alimentation au vert. Là où la luzerne trouve un sous-sol favorable, elle assure un fourrage vert très-précoce, elle forme une des bases principales de la nourriture en vert, car dans les années sèches elle se soutient parfaitement et produit d'abondantes récoltes. Dans les sols faciles où la luzerne bleue, d'ailleurs la plus productive, ne réussit pas, il faut recommander la culture de la luzerne des sables. A défaut de luzerne, on sème de bonne heure et très-épais sur un terrain fertile du colza d'hiver et du seigle à fort tallage (Staudenroggen) destinés à servir de premier fourrage vert. Le champ, après la récolte de fourrage vert, peut encore être employé avec succès à la transplantation des choux raves, et le sacrifice fait en vue de la production du lait n'est pas trop considérable.

Un moyen très-avantageux pour fournir des aliments verts aux vaches consiste à avoir une prairie-jardin bien située, pas trop éloignée, couverte même d'arbres fruitiers en plein vent, mais produisant dans ce cas un gazon moins épais et destinée à être fauchée en vert. Les prairies naturelles permanentes sont rarement employées utilement à l'alimentation en vert, on a plus d'avantage à en faire du foin. Il n'en est plus de même avec une telle prairie-jardin, en raison de sa situation avantageuse et des soins qu'on peut lui donner. Au moyen de comports, de purin, de cendres, on en obtient une grande quantité de fourrages très-riches en matières protéiques. Cette herbe jeune agit tout à fait favorablement sur la production du lait, et on peut lui ajouter avantageusement du trèfle dur et âgé, du maïs, pour obtenir une composition convenable des aliments sous le rapport des substances protéiques : elle permet de changer l'alimentation des animaux de temps en temps, et, mélangée au jeune trèfle, lui ôte un peu de ses propriétés météorisantes. En établissant une prairie-jardin sur un sol frais, dans un endroit abrité placé en plein soleil, on aura un fourrage vert très-précoce qu'on traitera par l'eau chaude des boissons, jusqu'à ce qu'on l'ait obtenu en quantité suffisante pour le mélanger avec du jeune trèfle et de la paille hachée et le distribuer directement. On passe insensiblement de cette manière de l'alimentation d'hiver à l'alimentation d'été en vert.

Tout ce qu'on peut obtenir de fourrage vert précoce doit être recueilli et employé avec soin. On ramasse l'herbe des parties fertiles des prairies jusqu'à ce qu'on la laisse pour la fauchaison, les plantes provenant du sarclage des céréales, du froment surtout, ainsi que les feuilles des semis trop luxuriants. S'il est à recommander d'éviter le plus possible l'effeuillement des céréales, il faut cependant le pratiquer dans les endroits où elles pourraient verser. Elles constituent d'ailleurs un excellent fourrage à lait.

La stabulation complète est principalement fondée sur la culture du trèfle mélangé d'herbe dans les meilleurs sols. Le mélange de trèfle rouge et de ray grass d'Italie est mieux en rapport avec le besoin des vaches à lait que le trèfle pur ; il donne un fourrage plus abondant et meilleur, et on le cultive même là où la réussite du trèfle est incertaine. Il est essentiel que le mélange de trèfle et d'herbe soit semé très-épais sur un champ bien travaillé et très-fertile. On commence par donner du trèfle jusqu'à la fauchaison et on attaque ensuite les secondes coupes, en ayant soin qu'elles soient suffisamment poussées quand la première est à sa fin ou que le trèfle devient trop dur.

Il pourrait se faire que le développement de la seconde coupe soit entravé par la sécheresse, et il est toujours prudent de semer dans cette prévision un champ bien fumé d'environ 8 ares 30 centiares par tête, avec un mélange de fourrages, surtout avec un mélange de vesces et d'avoine à trois reprises différentes : au commencement, au milieu et à la fin d'avril.

15

La grande spergule est aussi très-recommandée pour les sols légers, les animaux la mangent très-volontiers et elle constitue un bon fourrage à lait. Sur les sols où le trèfle ne réussit pas, la stabulation d'été des vaches, autant que leur entretien peut être avantageux en pareil cas, n'a lieu qu'au moyen de la grande et de la petite spergule encore plus nutritive et meilleure pour le lait, au moyen du sarrazin et du millet.

Vers la mi-août, dans les sols susceptibles de porter du trèfle, l'emploi du trèfle ou trèfle mélangé d'herbe tire à sa fin ; on ne peut plus donner de trèfle de seconde coupe et il faut peu compter sur la troisième coupe très-peu importante. Le maïs est alors d'un secours excellent et très-précieux. Il donne sur une surface déterminée plus que tous les autres fourrages et résiste à la sécheresse. La variété américaine *blanche à dents de cheval* (Weisse Pferdezahn) nous a toujours paru la meilleure.

Le maïs donné en vert n'est pas très-riche en matières protéiques, et il semble constituer un fourrage à lait moins bon qu'il ne l'est, en effet, lorsqu'on a soin de compléter les substances protéiques qui lui manquent en ajoutant de l'herbe jeune ou du jeune trèfle. On obtient aussi le rapport favorable pour la production du lait en mélangeant le maïs avec des aliments riches en matières protéiques. On emploie d'abord, dans ce but, du trèfle de la 3ᵉ coupe et de l'herbe de la prairie-jardin, ou bien on laisse pâturer pendant quelques heures. Plus tard, pour le mois de septembre, il faut avoir soin de cultiver des mélanges de fourrages d'automne pour ajouter au maïs. Des mélanges composés de pois, d'avoine et d'orge, ou de sarrazin et de millet, ou de sarrazin, de moutarde et de colza de printemps, sont semés sur des terrains fertiles, après la rentrée des seigles, et se trouvent prêts à être employés en septembre. A leur défaut, on complète la proportion insuffisante des matières protéiques du maïs, à l'aide de tourteaux d'huile, à la dose

d'au moins 1 kilogr. par jour pour une vache de pesanteur
moyenne, donnés, soit dans les boissons, soit secs en petits
morceaux. Il est même prudent de donner plutôt une certaine
quantité de tourteaux, lorsque le trèfle commence à devenir
âgé et dur.

Dans l'alimentation en vert, il faut toujours chercher à obtenir des rations normales et renfermant suffisamment de substances protéiques, les plus avantageuses pour les vaches à lait,
en mélangeant les fourrages jeunes aux fourrages vieux, les
fourrages riches à des fourrages pauvres en matières protéiques ou en ajoutant des tourteaux ou du son.

Dans une première série d'expériences (1) du docteur Gustave Kühn, une vache du poids vif de 400 kilogr. recevait autant
de trèfle vert qu'elle en voulait manger par jour, de 56,2 à
74,7 kilogr., en moyenne 65,15 kilogr. pendant toute la durée de l'expérience. D'après l'analyse préalable du trèfle, elle
mangeait par jour et par 100 kilogr. de poids vif :

        33,9   kil. substances sèches.
        6,21   »   substances protéiques.
        1,46   »   matières grasses.
        14,09 »   matières extractives non azotées.

Rapport des éléments nutritifs : $\dfrac{1}{2.8}$.

En comparant les indications données page 220 pour la
composition judicieuse des rations des vaches à lait, on remarque que cette vache nourrie exclusivement au trèfle
pur, recevait beaucoup trop de substances protéiques par
rapport aux autres éléments nutritifs. Une utilisation défectueuse des parties précisément les plus précieuses des aliments était la suite nécessaire d'une semblable alimentation.

Dans une deuxième série d'expériences, le docteur Gus-
tave Kuhn remplaça $\frac{1}{5}$ des substances sèches du trèfle pur par

(1) Amtsblatt für die landwirthschaftl. Vereine. Année 1868, n° 6.

de la paille hachée qu'il mélangeait au trèfle. L'animal recevait
par 100 kilogr. de poids vif :

> 26,5   kil. substances sèches.
> 4,85   »   substances protéiques.
> 1,14   »   matières grasses.
> 11,02 »   matières extractives non azotées.

Avec la ration de trèfle pur, la vache produisait : pour 1 kilogr. de substances sèches........... 0,96 kilogr. lait.
Avec la ration de trèfle mélangé de
paille : pour 1 kilogr. de substances
sèches............................. 0,92 kilogr. lait,
on peut dire à peu près la même quantité de lait. La qualité
du lait n'avait aussi que très-peu varié. Ainsi, 100 kilogr. de
lait rendaient en beurre marchand, contenant 81,9 0/0 de matières grasses,

> Avec la ration de trèfle pur . . . . 3,75 kil. beurre.
> Avec la ration de trèfle et de paille. . . . 3,68   »

Si l'on songe qu'à l'époque de la seconde série d'expériences, il y a naturellement diminution de lait par suite
de l'époque plus éloignée du vêlage, on voit parfaitement
que le rendement de la ration plus économique de trèfle et
de paille est le même que celui de la ration de trèfle pur.
L'addition de paille au trèfle pur est donc très-judicieuse
en pareil cas ; et plus le trèfle contient de matières protéiques, plus il est jeune, et plus il est nécessaire de l'entre-
couper de paille en plus grande quantité. Le rapport de 1/5
des substances sèches employé par le docteur Kühn laisse
encore une trop forte proportion de matières protéiques
dans les rations. Lorsque les animaux sont habitués à consommer beaucoup de paille au moment du passage à l'alimentation en vert, on peut épargner le trèfle et donner davantage de paille. C'est ainsi qu'on arrive à diminuer la
proportion des matières protéiques des rations et à rendre

le rapport des éléments nutritifs moins élevé. La ration est encore plus parfaite, l'utilisation des substances azotées plus complète lorsque, avec la paille on ajoute des hydrates de carbone facilement digestibles, par exemple, 0 kilogr. 75 à 1 kilogr. de grains égrugés, par tête et par jour. L'avoine est la plus avantageuse en pareil cas ; c'est, de tous les grains, celui qui agit le plus favorablement sur la sécrétion du lait. Quand son prix est trop élevé, on le remplace par du seigle égrugé, des recoupes ou des sons. Pour le cas qui nous occupe, les sons viennent après les recoupes riches en fécule. Ce fourrage additionnel est délayé dans l'eau chaude, pas trop étendu et donné de préférence, à la fin de chaque repas, dans la crèche, sous forme de soupe ayant la consistance de la bouillie.

Lorsque les fourrages verts deviennent vieux, qu'ils ont poussé faiblement ou qu'ils ont versé, leur rapport d'éléments nutritifs est moins élevé, et il est avantageux de leur ajouter du foin pour obtenir une ration suffisamment riche. Si le foin fait défaut, on y remédie en donnant dans les boissons une plus grande quantité de grains égrugés ou de son.

Il résulte de ce qui précède que, même dans l'alimentation en vert, il ne faut jamais perdre de vue un seul instant la composition des rations pour la compléter, la modifier, la perfectionner à l'occasion, suivant la composition des substances fourragères qu'on a sous la main, afin d'obtenir la production la plus avantageuse, l'utilisation des fourrages la plus parfaite.

Quand le fourrage vert est rentré humide, il est bon d'en donner moins et d'ajouter à midi, avec de la paille hachée, 1 kilogr. à 1 kilogr. 50 de foin. On distribue toujours le fourrage vert en petites portions, il est ainsi moins gaspillé et on évite la météorisation. Il faut éviter de le laisser trop longtemps au soleil, et par suite de le laisser flétrir. Sitôt rentré, on l'écarte autant que possible immédiatement pour en prévenir l'échauffement ; on ne doit même rentrer que ce dont on a besoin pour le prochain repas.

Le hachage des fourrages verts a été plusieurs fois recommandé et employé par des agriculteurs instruits. Ce mode d'emploi n'est pas nécessaire pour la digestion et l'utilisation des fourrages verts ; il a cependant l'avantage d'éviter que les animaux en fassent litière et de permettre un mélange plus complet avec les autres fourrages, avec la paille surtout. J'ai vu le hachage de tous les fourrages verts mis en pratique dans les exploitations modèles bien connues de *Salzmunde* et *Benkendorf*, près Halle. Le bailli Zimmermann a eu la bonté de me communiquer les réflexions suivantes sur sa méthode d'alimentation : « J'ai fait tous les ans la remarque que lors de l'alimentation en vert avec le trèfle, la luzerne, le sainfoin non hachés, les animaux en foulaient aux pieds une grande partie qu'il fallait porter sans être utilisée sur le tas de fumier, surtout à l'époque où ils étaient très-tourmentés par les mouches. C'est ce qui m'a déterminé depuis long-temps à leur donner tout le fourrage vert haché menu. Plus tard, j'ai observé qu'en donnant de la paille hachée dans le rapport de 1 à 3 ou 4, je tenais mes animaux plus ronds, de meilleure apparence ; puis ensuite qu'en ajoutant 0,50 à 1 kil. de grains égrugés, j'obtenais précisément pour la production les mêmes résultats qu'en alimentant exclusivement mes vaches avec le trèfle vert. L'évidence des résultats était telle, que je fus persuadé, que je fus convaincu que l'alimentation en vert exclusive, malgré le rapport élevé des éléments nutritifs, est beaucoup moins rationnelle et cause par moments une grande perte sèche d'éléments nutritifs azotés. Depuis, j'ai préféré, tant au point de vue pratique qu'au point de vue théorique, ajouter de la paille hachée et des grains égrugés à mes fourrages verts hachés. Sans parler de l'avantage que procure l'alimentation en vert pendant les mauvaises années de fourrages, de permettre de régler plus facilement et plus convenablement la consommation dans les grandes exploitations, on arrive ainsi à mieux répartir les fourrages riches en matières protéiques sur toute l'année. Ce que l'on épargne en été est heureusement employé pendant l'hiver, où l'alimentation est ordidairement si pauvre en matières protéiques. »

Pour l'alimentation de fin septembre et jusqu'au commencement de la récolte de betteraves et des feuilles fourragères, il convient de cultiver une certaine quantité de *navets hâtifs*. En les semant de bonne heure sur un terrain fertile on obtient un aliment abondant, très-favorable à la sécrétion du lait. Les *feuilles* de *betteraves* et de *carottes* sont excellentes aussi, mais il faut les donner fraîches, pures et jamais seules : si on n'a pas d'herbe, d'étoule de trèfle ou de mélange de printemps tardif à ajouter, on donne à la fin du repas beaucoup de paille de céréales d'automne. On peut aussi commencer à faire manger un peu de foin, dès lors les feuilles fourragères n'ont plus de résultats préjudiciables et on ne laisse pas d'obtenir une bonne production de lait. De cette manière, on passe peu à peu à l'alimentation d'hiver. Les betteraves ne doivent pas être effeuillées de bonne heure : en août, on perd plus sur les betteraves qu'on ne gagne sur les feuilles. Lorsqu'il est possible de cultiver les choux pommés en grande quantité, les feuilles de choux servent d'excellent fourrage à lait tardif. Ces choux se conservent longtemps en les mettant en petits tas peu serrés dans la prairie-jardin. On donne les têtes de choux qui ne sont pas vendables, puis les trognons. En ménageant ce fourrage vert, il peut durer jusqu'à Noël ; on le traite à l'eau chaude et on le mélange aux boissons ; l'alimentation d'hiver proprement dite ne commence plus qu'aux premiers froids. Après Noël, les fosses de fourrages aigris où se trouvent les feuilles de betteraves, le maïs, le mélange de fourrages d'automne, le trèfle, les raves, les coupes tardives de regain qu'on n'a pas fait consommer, fournissent un fourrage vert très-favorable également à la production du lait.

On a beaucoup recommandé ces derniers temps, pour les bœufs, pour les vaches à lait surtout, l'emploi exclusif des fourrages secs pour l'alimentation d'été. Dans son article : « *Faut-il donner du fourrage sec ou du fourrage vert pendant l'été ?* » (1) le docteur *Kræmer* a essayé d'approfondir ce problème. Quoique la récolte du fourrage vert ne présente pas dans les conditions habituelles autant de risques que celle du foin pendant le mauvais temps, il croit devoir recommander l'emploi du fourrage sec et l'abandon du fourrage vert. Le docteur *Furstenberg*, dans son ouvrage « *Die Milchdrüsen der Kuh*. Leipsig 1868, page 89, » se prononce aussi contre l'emploi du fourrage vert en faveur du fourrage sec.

Le reproche le plus considérable et le mieux fondé qu'on puisse faire à l'alimentation en vert, c'est le défaut d'uniformité. Les divers fourrages verts diffèrent les uns des autres pendant l'été : ils sont mangés plus ou moins volontiers par les animaux et il faut passer immédiatement d'un fourrage à un autre, ce qui ne laisse pas d'exercer une influence préjudiciable sur l'uniformité de l'alimentation et de la nutrition. De plus le même fourrage vert change continuellement de composition pendant la longue durée de son emploi. On a déjà prouvé, en effet, page 27, que la proportion d'éléments plastiques varie pour le même fourrage suivant son degré de développement. Les analyses du trèfle rouge par *Emile Wolff*, celles de la luzerne par *Ritthausen* le démontrent parfaitement.

100 parties de foin contenaient :

| | TRÈFLE ROUGE | | | | LUZERNE | | |
	TRÈS-JEUNE	13 JUIN	23 JUIN	20 JUILLET	24 AVRIL	22 MAI	3 JUILLET
Eau	16,7	16,7	16,7	16,7	16,7	16,7	16,7
Cendres	9,8	7,2	5,8	5,6	8,6	9,7	7,2
Ligneux	24,7	32,8	32,9	41,7	18,3	22,6	40,4
Substances protéiques	21,9	13,8	11,2	9,5	28,7	21,9	14,8
Substances extractives non azotées	26,9	29,5	33,4	26,5	27,7	29,1	20,9

(1) Dr Fuhling. Neue landwirthschaftliche Zeitung, année 1865, p. 404.

La proportion de ligneux ne fait qu'augmenter à mesure que la plante s'accroît. Par contre, la proportion de substances protéiques diminue et la proportion de substances extractives non azotées monte jusqu'à l'époque du complet développement de la plante pour diminuer ensuite.

La composition des éléments nutritifs des rations change continuellement et avec elle le rapport des éléments nutritifs lorsqu'on emploie, comme il arrive généralement pour le trèfle et la luzerne, des fourrages verts à divers degrés de développement. On remédie le plus possible à ces changements dans la composition des rations et par suite au défaut d'uniformité de l'alimentation, en prenant les mesures indiquées pages 228 et suivantes; mais on ne réussit pas toujours à les éviter malgré les plus grand soins. Il faut convenir qu'avec les fourrages secs seuls on obtient une bien grande uniformité de l'alimentation. Il n'est cependant pas possible d'obtenir ici non plus une uniformité absolue, parce que les fourrages secs changent souvent de qualité suivant les conditions atmosphériques variables de la récolte, qu'ils changent aussi de composition pendant la conservation en magasin. Ces derniers changements varient très-probablement suivant le degré de desséchement au moment de la rentrée. On manque encore à ce sujet d'expériences précises, quoiqu'il soit bien établi que les fourrages perdent peu à peu de leur valeur nutritive à la suite d'un long emmagasinage. Anderson a trouvé dans le foin nouvellement récolté 16.54 pour cent d'eau et 6,1 pour cent de substances protéiques : au bout d'un an ce foin ne contenait plus que 13. 13 d'eau et 4 pour cent de substances protéiques.

Il n'est pas non plus tout à fait impossible que les masses de fourrages secs disponibles ne présentent jusqu'à un certain point quelque différence de constitution. Ainsi il faut ali-

---

V. aussi Krocker Landwirthschaftliches Centralblatt für Deutschland, année 1868, p. 444.

menter avec du vieux foin jusqu'à ce que le nouveau ait ressué : quand bien même on mélangerait le foin nouveau avec
le vieux foin, la composition du mélange ne serait plus celle
du vieux foin. On peut fournir également les compléments
nécessaires aux fourrages verts à l'aide de fourrages additionnels convenablement choisis. Quoi qu'il en soit, on doit
reconnaître qu'on obtient en tout et pour tout une conformité
plus considérable avec les fourrages secs ; seulement il s'agit
de savoir si ce désavantage de l'emploi des fourrages verts
n'est pas compensé et au delà par des avantages d'un autre
genre. Rappelons-nous ce qui a été dit aux pages 66 et 151
de l'influence favorable incontestable de l'alimentation en
vert sur la constitution du lait et particulièrement sur la qualité du beure. *Haubner* dans son ouvrage, « Die Gesundheitspflege der landwirthschaftlichen Haussaugethiere, 2ᵉ édition,
Dresde 1865, pages 477 et suivantes, » constate l'influence extrêmement énergique exercée sur la sécrétion du lait par l'eau
contenue dans les fourrages verts. Indépendamment de leur
valeur spéciale pour les vaches à lait, ils possèdent d'ailleurs
une plus grande valeur nutritive que la quantité de foin qui
leur correspond. Ce fait, généralement observé par les agriculteurs, a été constaté scientifiquement par le docteur Gustave Kühn (1). Voici d'après ses recherches le degré de digestibilité des substances sèches et de l'utilisation de chaque
élément nutritif du trèfle vert, composé avec le foin de trèfle.

	LORS de l'alimentation au trèfle vert l'animal digérait.	D'APRÈS des expériences antérieures sur l'utilisation du foin de trèfle l'animal digérait.
Substances sèches. . .	65 p. °/₀	52 — 57 p. °/₀.
Substances protéiques.	76 »	53 — 57 »
Substances extractives non azotées	78 »	65 — 72 »
Substances grasses . .	65 »	— »
Ligneux.	47 »	35 — 49 »

(1) Amtsblatt für die landwirthschaftlichen Vereine, année 1868,
p. 70.

Ainsi, non-seulement les substances sèches du trèfle vert ont été mieux digérées que les substances du foin de trèfle, mais encore *les matières les plus précieuses des fourrages, les aliments plastiques ont trouvé une utilisation près de moitié plus élevée avec le trèfle vert !* De nouvelles expériences de Gustave Kühn, Fleischer et Striedter (1), assignent au foin de trèfle un coefficient plus élevé d'utilisation quand il a été coupé jeune, desséché dans des conditions très-favorables et qu'il est d'excellente constitution. Pour obtenir le foin utilisé dans ces expériences, on prenait tous les 2 ou 3 jours de l'alimentation en vert (du 11 au 19 juin) une quantité de trèfle correspondante, poussé sur des endroits semblables du champ, et on le desséchait sur des cavaliers en évitant le plus possible toute perte de feuilles. Les animaux digéraient en moyenne du trèfle pour cent :

	I ALIMENTATION au trèfle vert.	II ALIMENTATION au trèfle sec.
Substances sèches	66,0	64,1
Substances protéiques.	72,5	69,8
Substances extractives non azotées	79,0	74,9
Matières grasses	75,2	72,8
Ligneux.	58.2	52,0

Les animaux digéraient donc en plus, en moyenne, avec l'alimentation en vert :

Des substances sèches . . . . . . 3,6 p. %.
  » substances protéiques 3,3
  » substances extractives non azotées 5,5
  » matières grasses 3,3
Du ligneux. 12,9

____

(1) Nobbe. Landwirthsch. Versuchsstationen, 1869, p. 177.

Si l'on compare les nombres désignés sous le n° II avec les nombres correspondants de la page précédente, on voit que les éléments du foin de trèfle employé dans la dernière expérience ont un coefficient d'utilisation beaucoup plus élevé. Néanmoins le trèfle vert possède encore une digestibilité générale et partielle bien plus considérable que le foin de trèfle obtenu dans d'excellentes conditions, la différence vaut bien la peine d'attirer l'attention. Quand bien même on ne trouverait pas cette dernière différence de digestibilité importante, le fait imprimé plus haut en lettres italiques n'en garde pas moins sa valeur ; car, dans la pratique, nous n'avons affaire qu'à du foin récolté dans les conditions ordinaires de l'agriculture, et c'est du foin de trèfle semblable qui a été employé pour déterminer les chiffres d'expérience de la page 234. Ces derniers nombres ne présentent certes pas moins de certitude que ceux des nouvelles expériences.

En raison même de l'utilisation beaucoup plus considérable des substances protéiques dans les fourrages verts, il faut avoir soin d'ajouter comme on l'a déjà recommandé page 226, des hydrates de carbone facilement solubles en suffisante quantité. Dans ces conditions l'alimentation au vert est bien préférable, et on peut prétendre avec raison que l'avantage reconnu aux fourrages secs de donner une alimentation plus uniforme, est plus que compensé par les avantages de l'emploi rationnel des fourrages verts dans l'alimentation.

Tous les avantages attribués à l'alimentation au sec dans les écrits déjà cités, peuvent à peine entrer en ligne de compte avec l'alimentation en vert, en présence du risque considérable de la récolte du foin ; qu'on se souvienne ici de ce que j'ai dit à la page 160. Et d'ailleurs, plus la quantité de fourrages secs à récolter est considérable, plus les années défavorables exercent une influence préjudiciable sur la qualité de la récolte. On peut objecter que le fourrage vert peut beaucoup souffrir de la verse par un temps humide persistant, mais il n'en faut pas moins tenir pour certain que le foin récolté en pareil cas se couvre d'une très-grande quantité de mycelium et de spores de champignons microscopiques, et que les végétations poussées sur les parties mortes des plantes ne sont pas moins nuisibles à la santé des animaux que les parasites appelés par la verse des fourrages verts. Puis, est-ce que les frais de récolte des fourrages verts ne sont pas en général toujours moins dispendieux que les frais de récolte du foin, comme on le verra plus loin page 256?

Je crois donc que l'alimentation exclusive des vaches pendant l'été avec des fourrages secs ne peut avoir lieu qu'en des cas tout à fait particuliers : lorsque les champs de fourrages sont trop éloignés des bâtiments, par exemple, afin de ne pas trop élever les frais de rentrée des fourrages verts ; lorsqu'on cultive les betteraves à sucre sur une vaste échelle ; que la culture des céréales, nécessairement très-étendue pour avoir de la paille, laisse peu de place aux plantes fourragères, et que les pulpes pressées, entassées dans les fosses fournissent en grande partie aux besoins alimentaires. Cette alimentation a encore sa raison d'être dans les distilleries établies sur des sols légers à production fourragère incertaine, où la campagne industrielle commencée de très-bonne heure est continuée le plus tard possible, et où il est plus facile d'avoir du fourrage sec pour le court espace de temps intermédiaire.

Dans la plupart des cas on préfère l'alimentation en vert dès qu'elle peut être établie convenablement. On doit d'après les indications fournies plus haut éviter dans l'alimentation en vert toutes les transitions brusques. Avec de la paille mélangée d'un côté, avec des boissons mélangées de grains égrugés de l'autre, on obtient un certain caractère d'homogénéité dans les rations et par suite l'uniformité à rechercher dans leur contenu. On se rapproche ainsi, autant que possible du moins, des conditions de l'alimentation au sec, sans faire perdre cependant, à l'alimentation en vert, les avantages ci-dessus mentionnés.

L'alimentation des vaches à lait pendant l'hiver varie beaucoup, suivant la présence ou l'absence d'annexes industrielles. Une distillerie considérable fournit sous forme de pulpes une grande partie de l'alimentation d'hiver. Les pulpes contiennent les éléments nutritifs sous une forme facilement assimilable, et en raison de leur grande richesse en azote constituent un fourrage très-énergique. A cause de la grande proportion d'eau qu'elles contiennent, elles exigent l'addition de beaucoup de fourrages secs dont elles déterminent l'excellent emploi. La paille hachée surtout, mélangée à la pulpe chaude, est très-avantageusement utilisée en pareil cas. L'alimentation aux pulpes n'exerce pas cependant une action bien favorable sur la qualité du lait et du beurre, et dans les endroits où il n'existe pas une distillerie très-considérable, on ne doit guère donner aux vaches plus de 25 kilogr. de pulpes par tête et par jour. On réserve alors la plus grande partie des pulpes pour les bêtes à l'engrais. C'est lorsqu'on l'ajoute à des rations à base de betteraves que les pulpes obtiennent leur plus complète utilisation, comme le montrent les expériences déjà citées de Mœckern. (Amtsbl. n° 8, 1859.)

Dans la période où les éléments nutritifs se sont trouvés mélangés de la manière la plus rationnelle, et où les prix de revient furent les plus bas possible en raison des résultats obtenus, on donnait aux animaux par jour et par tête de 450 kilogr. de poids vif :

    5   kil. foin.
    3,50   »   paille.
    37,50   »   betteraves.
    25   »   pulpes (contenant 7,4 p. 100 de substances sèches).
    1   »   tourteaux de colza.

Comme le prouve la suite des expériences, on put encore remplacer une partie du foin par de la paille et réduire encore le prix de revient, sans obtenir vrai semblablement des changements essentiels dans les résultats obtenus.

Les *résidus de fabrication de fécule* agissent moins favorablement sur la sécrétion du lait ; il est très-avantageux de les soumettre à l'action de la vapeur avant de les donner aux animaux. Les *pulpes pressées de betteraves* constituent un meilleur fourrage à lait et un meilleur fourrage d'engraissement. Les *résidus de bière* sont très-favorables à la sécrétion du lait. Lorsqu'on ne les obtient qu'en petites quantités comme il arrive souvent dans les brasseries annexées aux exploitations agricoles, on les utilise toujours de préférence pour les vaches à lait. On emploie ces résidus de fabrication à l'état frais et on empêche la formation de l'acide acétique. Les pulpes pressées, bien tassées dans des fosses recouvertes de terre peuvent seules être conservées très-longtemps ; elles sont même meilleures après la fermentation dans des fosses bien closes que lorsqu'on les emploie à l'état frais.

Dans les exploitations où il n'y a pas de fabriques industrielles, les racines forment la base principale de l'alimentation d'hiver. Les betteraves surtout y occupent la première place. Il est possible, à l'aide des engrais et d'une bonne culture, d'en élever extraordinairement le rendement et de les obtenir facilement en très-grande quantité, circonstance d'autant plus avantageuse qu'elles agissent alors plus favorablement sur la sécrétion du lait, et que leur action se rapproche alors de celle des fourrages verts. Toutefois elles rendent nécessaire en raison de leur forte proportion d'eau l'addition d'une quantité suffisante de foin et de paille. En ajoutant aussi des tourteaux pour compléter la ration sous le rapport des substances protéiques, on obtient du bon lait très-crêmeux et un beurre très-gras, très-agréable au goût.

On divise les betteraves le mieux possible : on les mélange avec un peu de paille hachée (de $\frac{1}{10}$ à $\frac{1}{8}$ de leur poids) et on les donne en plusieurs fois à chaque repas. Toute autre préparation, le traitement à la vapeur, l'échauffement spontané, est inutile avec une riche alimentation en betteraves. On peut donner à une vache de 20 à 40 kilogr. de betteraves par jour et par 1,000 kilogr. de poids vivant, en ayant soin d'ajouter suffisamment des fourrages bruts et des aliments azotés.

Les *choux raves* exercent encore une influence plus considérable sur la sécrétion du lait : ils donnent du beurre meilleur et de meilleur goût que celui qu'on obtient avec les betteraves et les carottes. Les betteraves ont l'avantage de se conserver longtemps, jusqu'au printemps ; mais lorsqu'on n'a pas soin de les mettre en fosse, comme nous l'avons dit, pour les donner à la fin de mars, elles perdent de leur valeur nutritive par suite d'une trop longue conservation et d'un commencement de germination.

Les *carottes* produisent un peu moins de lait, mais du lait de bien meilleure qualité ; le beurre qui en provient a une couleur magnifique et un goût excellent. Elles sont très-facilement digestibles, ne causent aucune surcharge d'aliments et sont, par cela même, très-avantageuses pour l'alimentation des vaches pleines. Il est bon d'en donner de temps en temps en raison de leur influence très-bienfaisante sur les organes digestifs.

Les *pommes de terre* ont d'abord constitué les principales plantes sarclées, mais on ne les cultive plus guère dans les meilleurs sols pour les donner aux animaux. Ces dernières années, elles n'ont plus été aussi infestées de diverses maladies, de la pourriture des feuilles et des tubercules, et les rendements ont été meilleurs ; mais la maladie sévit encore généralement, les années humides surtout. On remplace avantageusement les pommes de terre par les betteraves dans les terres fortes, et même en partie par les carottes dans les sols légers quand on ne veut pas se livrer à un travail industriel. Les pommes de terre constituent un énergique fourrage à lait, mais elles donnent du beurre de moindre qualité. On les donne aux vaches à lait de préférence crues, bien écrasées et mélangées avec des fourrages hachés (environ $\frac{1}{6}$ du poids des pommes de terre) mais jamais en trop forte quantité : au plus 15 kilogr. par tête et par jour. Les pommes de terre cuites à l'eau ou à la vapeur donnent moins de lait mais du lait

meilleur que les pommes de terre crues. Cuites à la vapeur,
pilées et mélangées en petite quantité à des boissons chaudes,
elles agissent favorablement sur la quantité et la qualité du
lait. L'action des pommes de terre cuites à la vapeur est
surtout avantageuse, lorsqu'on les mélange avec du malt
égrugé et qu'on les donne 10 ou 14 heures après.

Les *topinambours* se rapprochent des pommes de terre;
on les donne avec avantage aux vaches à lait, au printemps
surtout.

Les fourrages bruts, pailles et foins prennent une part
bien plus essentielle que les précédents à l'alimentation d'hiver. Les pailles de différente espèce ne peuvent pas, il est
vrai, être données seules pour fournir à l'entretien des animaux, mais il n'en faut pas moins estimer leur valeur. En
bien des cas, la paille produit le même effet qu'un poids égal
de foin. Il en est ainsi lorsqu'on les mélange en petite quantité à des fourrages aqueux, suffisamment riches en substances protéiques afin d'obtenir un volume convenable. Dans
les expériences déjà citées de Mœckern, en remplaçant dans
une ration composée de 5 kilogr. de foin, 3,50 kilogr. de paille,
37,50 kilogr. de betteraves, 25 kilogr. de pulpes, 1 kilogr. de
tourteaux, les 5 kilogr. de foin par 3,5 kilogr. de paille pendant vingt-huit jours, le rendement n'éprouva aucune varia-
tion essentielle. La nouvelle ration ne renfermait plus de foin,
mais bien 7 kilogr. de paille avec une grande quantité de betteraves et de pulpes.

On a le grand tort, dans beaucoup d'exploitations agricoles,
de donner trop de paille dans les rations. Manque continuel
de paille pour litière, peu et de mauvais fumier, animaux mal
nourris, production moindre et très-coûteuse, tels sont les
résultats d'une semblable pratique. Par contre, l'emploi modéré de la paille dans la proportion exigée par le mélange de
fourrages, constitue une excellente économie : elle épargne le
foin sans causer la moindre perte à la production. Plus la
paille est hachée menu, plus elle s'est amollie sous l'influence

de la vapeur ou de l'échauffement spontané, etc., plus elle est digérée facilement et mieux elle est utilisée. Ces préparations ne sont cependant judicieuses que lorsqu'on donne beaucoup de paille. S'il s'agit d'ajouter un peu de paille à beaucoup de fourrages sarclés, à du jeune trèfle, cet amollissement est préjudiciable à l'influence favorable de l'addition de la paille, à l'activité des organes digestifs et à l'accomplissement de la digestion. Il suffit en pareil cas de mélanger directement la quantité nécessaire de paille hachée pas trop menu aux racines ou aux autres aliments, d'après les indications que nous avons déjà fournies. On hache de préférence la paille des céréales d'hiver.

La paille de froment, en raison de l'époque avantageuse de sa récolte, de sa propreté ou de son mélange avec de l'herbe, du trèfle, doit être bien préférée à la paille de seigle pour les vaches. La paille d'orge bien récoltée est préférable à la paille d'avoine. La bonne paille de millet est particulièrement favorable aux vaches à lait. Celle des légumineuses constitue à la vérité un excellent fourrage pour ces dernières, mais elle trouve une utilisation plus avantageuse en la donnant aux moutons, quoique la paille de trèfle provenant des trèfles à graine soit avantageusement destinée aux vaches. La paille de colza veut être triée, voilà pourquoi on la destine plutôt aux moutons.

Toutes les balles doivent être données aux vaches, à part les *balles d'orge* qu'on jette sur le fumier de manière à ce que le bétail ne puisse les atteindre, car elles lui sont souvent dangereuses. Les *siliques de colza* peuvent aussi être employées avec grand succès pour les vaches, elles trouvent le plus souvent cependant un meilleur emploi chez les moutons.

Il est très-avantageux pour l'alimentation d'hiver des vaches d'avoir suffisamment de *foin* et de *regain*. Il est possible, il est vrai, d'entretenir ses animaux sans ces précieux fourrages, mais l'addition d'une proportion modérée de foin et de regain exerce spécialement une grande influence

sur la qualité du lait et du beurre. Je parle ici de bon foin
doux, pas fauché trop tard et récolté dans de bonnes conditions (1), le bon regain est encore meilleur que le foin pour
la sécrétion du lait.

Le foin des prairies humides contenant beaucoup de
prêles diminue la sécrétion du lait. Une très-forte proportion
d'ail, même dans le bon foin, donne au lait et au beurre une
saveur et une odeur alliacée désagréables. Le bon foin de
trèfle récolté sans perte de feuilles et le foin de spergule
agissent encore plus favorablement que le bon foin de pré,
sur la quantité et la qualité du lait et du beurre. Lorsqu'on
le donne en grande quantité ou lorsqu'on en emploie une
certaine partie traitée à l'eau chaude, il convient de hacher le
foin, mais si l'on n'en donne que de petites quantités il est
préférable de le laisser entier.

La dose convenable de foin dans la ration journalière est
de 10 kilogr. par 1,000 kilogr. de poids vivant. Si l'on en
peut donner davantage cela n'en vaut que mieux ; souvent il
faut se contenter de la moitié et même moins. Il faut conseiller surtout de donner aux vaches avancées de veau plus
de foin et moins de paille, comme le fait remarquer le docteur *Furstenberg* dans son ouvrage cité plus haut. Il a calculé qu'une panse de 131,4 litres de capacité pèse, remplie de
foin, 10 kilogr. de moins que si elle était remplie de paille
hachée. Cette diminution de poids de la panse n'est pas sans
importance, car d'après les expériences de *Furstenberg*, un
trop grand entassement de fourrages dans la panse ou les
autres parties de l'estomac, est une cause fréquente de l'avor-

____

(1) Le foin longtemps exposé à la pluie accuse quelquefois à l'analyse chimique une proportion relativement élevée d'azote. Elle provient
en partie des produits de transformation des matières protéiques, de
nombreuses formations de champignons surtout. Elle n'a alors aucune
valeur dans les fourrages. Elle est même l'indice de propriétés nuisibles.

tement des vaches. « L'avortement survient ordinairement à cette période de la gestation où le fœtus a déjà acquis une certaine grosseur, à partir du 7e mois. Tant que le fœtus est protégé contre la pression de l'estomac par les eaux des enveloppes, cette pression n'exerce aucune influence dangereuse sur la vie du jeune animal; mais dès qu'elle se fait sentir sur l'embryon, elle détermine la mort du fœtus suivie rapidement de l'expulsion hors de l'utérus. On comprend facilement ce que peut être cette pression de l'estomac sur l'utérus, quand on pense qu'un poids de plus de 50 kilogr., souvent de 72,5 kilogr. et au delà, pèse sur l'utérus. Les bêtes bovines en général, les vaches surtout, aiment à se coucher sur le côté droit, les jambes repliées, l'utérus situé directement en bas sur les parois du ventre est exposé dans toute son étendue à la pression des aliments qui remplissent la panse. »

Il convient donc pour protéger les vaches contre l'avortement de leur donner, dans la dernière période de la gestation, des fourrages bruts qui exercent une moindre pression, du foin, par exemple, au lieu de paille, et ceci est d'autant plus important à considérer que les animaux ont acquis une plus grosse panse, par suite du mode d'élevage ou d'alimentation adopté précédemment. Il est judicieux en pareil cas d'habituer peu à peu les animaux à recevoir des quantités de fourrages bruts de plus en plus petites, et même dès l'élevage d'empêcher un trop grand développement de la panse en évitant de donner trop de fourrages bruts.

Les fourrages que nous venons de passer en revue forment la base principale de l'alimentation des vaches pendant l'hiver. Il faut déterminer précisément la quantité de fourrages disponibles pour l'hiver, calculer leur composition et voir si la ration de chaque bête pourra être réglée judicieusement en quantité et en qualité. Ce calcul devra toujours être fait dans toute exploitation bien tenue. Baser l'alimentation des vaches à lait sur les fourrages concentrés est presque

toujours peu économique. Les fourrages dits concentrés —
les aliments intensifs — ne doivent servir qu'à compléter les
substances protéiques et les matières grasses. En général
les fourrages bruts et les fourrages sarclés n'en contiennent
pas suffisamment, et il convient de leur ajouter des fourrages
riches en matières protéiques, riches en matières grasses,
pour obtenir le rapport d'éléments nutritifs reconnu le plus
avantageux.

Le fourrage concentré le plus important pour les vaches
sont les *tourteaux de colza*. Ceux de *lin* ont une action plus
favorable, mais pas en rapport avec leur prix. Dans le cas
où les matières grasses manquent dans les rations on peut
en ajouter à l'aide d'une petite quantité de graines de lin
concassées et cuites. La dose la plus avantageuse de tourteaux à donner par jour et par tête est de 1 kilogr., il convient de ne pas dépasser 1.50 kilogr. pour les vaches à lait.
On peut compléter ensuite la quantité normale de substances
protéiques en ajoutant des *sons* en suffisante quantité.

Les *graines légumineuses* agissent moins favorablement
sur la sécrétion du lait, les meilleures sont les *pois* et les
fèves égrugées. Les *vesces égrugées* sont tout à fait nuisibles à la production du lait, et lorsqu'on veut diminuer par
exemple le plus possible la sécrétion du lait chez une vache
destinée à l'engrais dans un délai rapproché, on n'a qu'à lui
en donner de fortes quantités.

Une expérience de *Weber* à *Molkwitz* (Amtsblatt n° 22,
1864) montre combien il est important pour la sécrétion du
lait de bien choisir les fourrages concentrés. En estimant le
son 12 fr. 50 c., les tourteaux de colza 11 fr. 25 c., la
paille d'avoine 2 fr. 50 c., la paille de pois 3 fr. 75 c. les
100 kilogr., une ration journalière composée de 6.25 kilogr.
de son, 5 kilogr. paille d'avoine, 6.25 kilogr. paille de pois,
cause une perte de 3 fr. 80 c. par semaine, comme on peut
s'en assurer en comparant la production et les frais d'alimentation. En ajoutant à la même quantité de paille d'avoine et

de paille de pois 1.2 kilogr. de tourteaux d'huile, la quantité de lait produite diminue à la vérité de 2.86 litres par semaine, mais le lait est beaucoup plus crêmeux. On obtient 0.5 kilogr. de beurre par semaine de plus qu'avec la ration composée d'une forte quantité de son et alors que le son cause une perte importante, l'alimentation aux tourteaux donne un bénéfice de 1 fr. 40 c. environ par semaine. En étendant ces résultats à toute l'année, on a avec le son une perte de 195 fr. 60 c. et un bénéfice de 75 fr. avec les tourteaux pour une seule vache, et bien qu'on obtienne de bon fumier dans le premier cas, celui obtenu avec les tourteaux est encore préférable.

Les *lupins* ne doivent pas être recommandés comme fourrage concentré à donner aux vaches à lait. D'après des expériences de Bœhr et Ritthausen (Amtsblatt n° 11, 1855), les lupins jaunes agissent défavorablement sur la sécrétion du lait, et cela d'autant plus qu'on les donne en plus grande quantité, quoiqu'ils soient sans influence fàcheuse sur la qualité du lait, ni sous le rapport du goût ni sous le rapport de la proportion des substances sèches et des matières grasses.

Les lupins dans ces expériences étaient donnés humectés et cuits. En donnant des quantités croissantes de lupin égrugé jusqu'à la dose de 0.75 kilogr. par tête et par jour, j'ai observé une diminution de la quantité du lait et de fréquents gonflements plus ou moins considérables sur les différentes vaches, phénomène qui détermina subitement la fin de l'expérience et qui ne laissa pas d'avoir des préjudices pour les vaches avancées de veau.

Les grains égrugés des céréales sont rarement avantageux à employer comme nous l'avons déjà dit. On recommande cependant l'emploi de la farine d'avoine pour les vaches pleines et les vaches à lait qui allaitent, surtout lorsqu'on donne beaucoup de plantes sarclées, et de paille, faute de foin, afin d'obvier au moindre apport de chaux et d'acide phosphorique. L'avoine doit être préférée aux autres grains pour être donnée comme fourrage concentré aux vaches pleines.

Ces fourrages concentrés sont traités à l'eau chaude et donnés le plus avantageusement aux vaches dans des soupes tièdes contenant un peu de pommes de terre ou de betteraves cuites, des feuilles de choux sèches traitées à l'eau chaude, avec addition de sel. On humecte aussi les fourrages hachés avec les tourteaux, les graines égrugées ou les sons délayés. Les tourteaux de colza doivent toujours être donnés secs aux vaches, car l'huile essentielle, fortement éthérée qui se développe lorsqu'on la délaye dans l'eau et qui se produit même, d'après les observations de Lehmann, dès que les tourteaux ont trempé dans l'eau, est souvent désagréable aux vaches. Cet inconvénient n'existe pas pour les tourteaux concassés réduits en farine, donnés secs.

Outre une alimentation judicieusement réglée sous le rapport de la quantité et de la qualité, il importe d'observer régulièrement, ponctuellement un ordre déterminé dans la distribution des fourrages. On distribue le plus avantageusement les rations en trois repas principaux, composés chacun de plusieurs portions. A chaque repas principal le fourrage haché se trouve donné en 2 ou 3 portions, on donne ensuite les soupes si on les emploie, puis du foin ou de la paille. Si on ne donne du foin qu'une seule fois, on le donne à midi. A la fin du repas du soir il est avantageux de donner de la paille. On a soin dans la succession des diverses portions de donner aux vaches le temps de manger complétement la première avant d'en donner une autre. Il est nécessaire d'observer la plus grande propreté dans la préparation et la distribution des fourrages, de nettoyer les crèches et d'éviter toute fermentation. Si la stabulation n'est pas exclusive on laisse sortir les animaux quelque temps avant midi, pour les faire boire dans un abreuvoir suffisamment rempli d'eau bonne et pure et d'un abord facile. Lorsqu'on ne donne pas de soupes et que l'alimentation est très-sèche, il est avantatageux de conduire les vaches boire deux fois par jour, à midi et le soir avant le repas.

Des écuries spacieuses, une température constante, pas trop élevée; des pansements de main soignés, à l'aide de la brosse et de la carde, jamais avec l'étrille, et pendant l'été autant que possible à l'aide de lavages, sont nécessaires. Tous les travaux de pansement doivent être faits avant ou aussitôt après les repas pour ne pas troubler les repas des animaux. On doit leur donner une litière suffisante et les tenir toujours à sec sur une surface plane, en étendant régulièrement le fumier. Il faut repousser le préjugé qu'un long séjour du fumier dans l'écurie est préjudiciable aux animaux. Lorsqu'ils reçoivent suffisamment de litière, 5 kilogr. de paille par tête et par jour, le fumier peut rester dans l'écurie, sans aucun préjudice pour les vaches et avec un grand avantage sous le rapport de sa parfaite conservation, pendant quatre semaines et même plus lorsque l'écurie est suffisamment élevée et bien ventilée, lorsque les crèches sont disposées de manière à pouvoir être élevées à mesure que la masse de fumier s'accroît. On a soin seulement de fixer l'ammoniaque qui se produit à l'aide du plâtre. L'emploi de la terre sèche, remplie d'humus, est très-avantageuse ainsi que celui de la boue de marais ou de la poussière de tourbe, desséchées à la dose de 31 litres par jour et par tête. On écarte tous les jours les fumiers avant de mettre la litière, et on donne ensuite une litière pas trop forte de paille coupée à la longueur de 0.30. On obtient ainsi un air plus pur encore qu'en enlevant les fumiers tous les jours, une excellente composition des fumiers, l'absorption complète du purin et des produits de décomposition, une place sèche et propre pour les animaux.

ALIMENTATION DES BÈTES DE TRAIT.

Une ossature ferme, puissante, des muscles bien formés, puissants, telles sont les qualités sur lesquelles repose l'aptitude du bœuf de trait (1). Nous avons vu que ce ne sont pas les os démesurément gros qui sont les plus solides, parce qu'ils sont trop spongieux, et que ce sont plutôt les os de moyenne grosseur, denses, en raison de leur proportion considérable de phosphate de chaux, qui fournissent aux muscles leurs plus solides points d'appui. La grandeur et l'énergie de l'aptitude sont en rapport direct avec la force de tension des parties élémentaires des muscles (fig. 58).

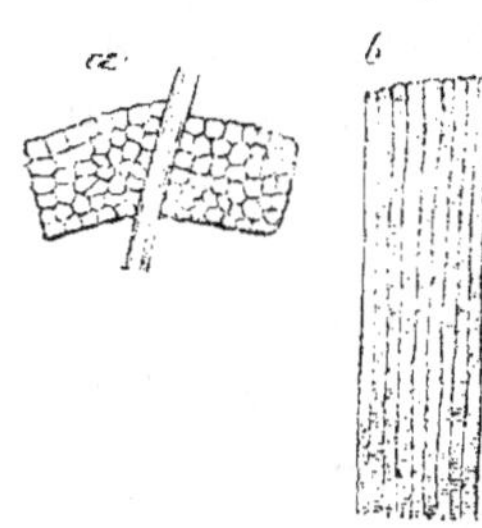

Fig. 58.

Plus le travail est considérable plus il est prolongé, et plus la force de tension des muscles diminue par suite de leur fonctionnement. Elle a besoin pour se renouveler constamment d'une alimentation convenable. Toutefois, un usage démesuré, trop longtemps continué de la force des animaux, ne peut être entretenu par la meilleure alimentation, les muscles s'affaiblissent, et il est difficile de les faire revenir à leur première force sans des quantités très-considérables de fourrages. Il ne faut donc pas au point de vue agricole laisser arriver les animaux à ce degré d'affaiblissement.

La substance musculaire se compose, comme nous l'avons

Fig. 58. Faisceau musculaire d'un bœuf (*a*, grossissement, 50 fois ; *b*, grossissement, 250 fois).

(1) Pour l'appréciation de la construction du corps du bœuf de trait dans ses rapports avec sa plus grande aptitude au travail, il faut recommander l'excellent ouvrage du professeur Dr Roloff : Die Beurtheilungslehre des Pferdes und des Zugochsen. Halle, lib. Waisenhaus, 1870.

vu, surtout de substances protéiques. Il est donc nécessaire de donner pour l'entretien des bœufs de trait une alimentation riche en substances protéiques. La présence d'une quantité suffisante de matières grasses est aussi très-importante, parce que, jointes aux substances protéiques et aux substances inorganiques, elles sont exigées pour la génération du tissu musculaire, et qu'ensuite elles accélèrent, facilitent l'assimilation des matières protéiques, et favorisent l'énergie de la digestion, de l'absorption, de l'utilisation des matières, si nécessaires aux animaux soumis à un travail pénible. Il faut encore bien prendre en considération que, d'après de récentes recherches, les muscles en fonctionnant ont besoin d'une quantité considérable de substances non azotées, qu'il importe de fournir aux animaux soumis à un travail pénible sous forme très-concentrée. De là l'action favorable des grains égrugés sur les animaux qui travaillent beaucoup.

Pendant le travail, l'acte de la rumination s'accomplit avec moins de calme et de régularité ; il ne faut donc pas donner aux bœufs de trait une ration trop volumineuse, une quantité trop grande de substances sèches. On peut indiquer comme une bonne moyenne celle de 25 kilogr. par 1,000 kilogr. de poids vif. Quelques kilogr. en plus ou en moins sont cependant sans inconvénient. La quantité de substances protéiques à fournir varie suivant le travail demandé; elle est en moyenne de 2 kilogr. 5 à 3 kilogr., en moyenne de 28 kilogr. par 1,000 kilogr. de poids vif. La proportion des matières grasses dans la ration des bœufs de trait doit être de 0,7 à 0,8 kilogr., et celle des substances non azotées de 12 à 13 kilogr. par 1,000 kilogr. de poids vif. Le rapport des éléments nutritifs est donc environ de 1 : 5 ou 1 : 5,5. Il faut remarquer qu'une trop grande proportion d'eau dans les liquides nutritifs destinés aux muscles, qu'un dépôt trop considérable de graisse entre les faisceaux musculaires diminue leur force de tension : un muscle gros mais sec et relativement

maigre, possède la plus grande force. On évitera donc autant
que possible une alimentation trop aqueuse de même qu'une
trop grande formation de graisse. On empêche la formation
de la graisse à l'aide de l'emploi modéré des animaux, et on
évite une alimentation trop aqueuse en donnant des fourrages
secs avec des boissons chaudes. Aux plantes sarclées trop
aqueuses on ajoute assez de paille hachée, et on combat l'influence nuisible des pulpes qui contiennent beaucoup d'eau,
par l'addition d'une grande quantité de fourrages bruts.

Dans la détermination spéciale de la ration du bœuf de
trait, il faut considérer avant tout que l'avantage de l'entretien du bœuf de trait, comparé à celui du cheval, provient
principalement de la moindre cherté de l'alimentation. On
donne au cheval, sous le rapport de la durée du travail, des
fourrages concentrés à l'aide de grains alimentaires très-
chers; mais cela n'est pas généralement possible pour le
bœuf et on doit même l'éviter soigneusement, à part dans les
périodes de travail fatigant.

L'alimentation la plus économique du bœuf de trait a lieu
sans contredit au pâturage, dont l'emploi suppose des animaux
de rechange, de relais. Dans les exploitations qui possèdent
de grandes étendues de prairies qui ne pourraient être mieux
utilisées (comme il arrive souvent), cette méthode est certainement à sa place. Dans une exploitation intensive de
telles prairies existent rarement. Les bœufs sont alors
alimentés à l'étable et travaillent toute la journée, 9 à 10
heures, sans être relayés, avec un intervalle de 2 1/2 à 3
heures à midi. Deux bœufs bien entretenus non relayés ne
font guère moins de travail que quatre bœufs de relais, en
sorte que leur travail revient aussi bon marché. Songez
d'ailleurs que l'entretien de bœufs de relais exige un capital
de roulement plus considérable.

Le fourrage vert donné à l'étable doit se composer de
préférence de trèfle mélangé d'herbe, ou de mélanges de
vesces avec addition de 2 à 2,50 kilogr. de paille, et lors d'un

travail considérable de 1,50 à 2 kilogr. de foin à midi. Le fourrage vert devra toujours être mélangé de paille hachée. Si on manque de foin on ajoute des grains égrugés et des tourteaux. L'alimentation en vert des bœufs commence plus tard que celle des vaches, on laisse croître davantage le trèfle de peur de relâcher les bœufs et de les affaiblir. Une fois la seconde coupe de trèfle terminée, on donne avantageusement du maïs additionné d'une certaine quantité de tourteaux ou d'autres fourrages convenables. Dès que la récolte des pommes de terre est avancée, on fait commencer convenablement l'alimentation aux racines. Les pommes de terre valent mieux que les betteraves pendant les travaux. Si le prix élevé des pommes de terre ne permet pas de les employer à cet usage, on les remplace sans hésiter par des betteraves. Dans les exploitations où l'on a de la pulpe pressée à sa disposition, elle est employée, pendant tout l'été même, avec avantage à l'alimentation des bœufs de trait, en ayant soin naturellement d'ajouter des quantités convenables de fourrages bruts hachés et de tourteaux, comme l'exige un rapport convenable d'éléments nutritifs. Lorsqu'on a peu de fourrages verts, on les réserve pour les vaches et on donne de préférence du fourrage sec aux bœufs, et quand on manque d'autres fourrages, un mélange de paille hachée et de tourteaux de colza dilués. Pendant l'été, les fourrages secs doivent même être préférés aux fourrages verts pour les bœufs de trait. En raison du travail demandé, quand il s'agit de travailler fort et longtemps, une bonne alimentation avec des fourrages secs est tout ce qu'il y a de préférable.

Les tourteaux de colza constituent un excellent fourrage concentré pour le bœuf de trait. On peut les employer sans hésiter jusqu'à la dose de 2 kilogr. par tête et par jour, en les donnant seuls, sans décoction de graines égrugées, mais en ayant soin de les y habituer peu à peu. On distribue en même temps une suffisante quantité de foin. Pendant les grands travaux, il est nécessaire d'ajouter aux fourrages hachés 1 à 1,50 kilogr. de céréales égrugées, de seigle principalement, pour donner aux animaux des hydrates de carbone facilement solubles sous forme concentrée et facilement assimilable. Si l'on peut avoir à bon compte des mélasses de betterave, on les donne avec beaucoup de succès à la dose de 2,50 à 3 kilogr. par tête. Les graines légumineuses sont aussi un excellent fourrage concentré pour les bœufs de trait.

L'hiver quand les bœufs ne font rien, les alimenter trop fortement serait renchérir inutilement leur entretien. Cependant lorsqu'ils ont été beaucoup attelés à l'automne, on les alimente un peu mieux au commencement de l'hiver jusqu'à ce qu'ils soient remis. On les réduit ensuite à la seule ration de conservation où la paille, d'après les expériences citées, trouve sa plus haute utilisation. Cette ration doit être une véritable ration de conservation, et non une ration insuffisante (ration de faim). Quatre ou six semaines avant le commencement des travaux du printemps, on repasse peu à peu à une alimentation plus intensive.

Les bœufs de réforme destinés à l'engraissement d'hiver doivent être ménagés autant que possible à l'automne, et on les fait relayer. Il ne faut pas négliger non plus les jeunes bœufs en pleine croissance. Ils exigent des ménagements dans le travail jusqu'à l'âge de quatre, cinq ans, et on leur donne pour les faire rester en pleine croissance un peu plus que de la ration d'entretien pendant les jours de repos d'hiver.

Pour la ration de conservation à donner aux bœufs de trait on peut prendre pour base générale les résultats obtenus (page 115) par *Henneberg* et *Stohmann*. Ils ont trouvé, en estimant les fourrages aux prix indiqués page 103 et la mélasse à 7 fr. 50 les 100 kilogr., que, à égale valeur nutritive, les rations suivantes reviennent les moins chères. La température variait pendant les expériences de 13° à 16°,3 et 14°,3 R. (16°,5 à 20°,5 et 18 C.), différences qui permettent

de comparer les résultats d'expériences sans grande erreur.
On donnait par 1,000 kilogr. de poids vif :

1) 14,17 kil. paille d'avoine.
   2,62   »   foin de trèfle.
   0,52   »   tourteaux de colza.   Prix de revient = 0 fr. 3375
   0,09   »   sel.

2) 13,00   »   paille d'avoine.
   3,72   »   foin de trèfle.
   0,56   »   tourteaux de colza.   Prix de revient = 0 fr. 35
   0,09   »   sel.

3) 13,29   »   paille de seigle.
   3,80   »   foin de trèfle.
   0,57   »   tourteaux de colza.   Prix de revient = 0 fr. 35
   0,095   »   sel.

4) 13,00   »   paille de froment.
   2,80   »   foin de pré.
   1,90   »   sirop de betteraves.   Prix de revient = 0 fr. 375
   0,100   »   sel.

5) 13,00   »   paille de froment.
   2,90   »   foin de pré.
   2,00   »   sirop de betteraves.   Prix de revient = 0 fr. 3875
   0,100   »   sel.

6) 12,57   »   paille d'avoine.
  25,56   »   betteraves.
   1,00   »   tourteaux de colza.   Prix de revient = 0 fr. 4250
   0,085   »   sel.

En comparant les matières 1 et 2, on remarque que 1,1 kilogr.
de paille d'avoine additionnée d'une petite quantité de tourteaux, fait autant d'effet que 1,1 kilogr. de foin. Nous avons
eu bien des fois l'occasion de faire cette remarque : qu'on
peut remplacer en certaines circonstances une certaine quantité de foin par de la paille, lorsque la ration contient une proportion suffisante de matières protéiques, et qu'il s'agit
seulement d'obtenir un volume convenable des fourrages,
une quantité suffisante de substances sèches. Au reste les
différences du prix de revient de ces différentes rations, de
même valeur nutritive, montrent combien il est important de
choisir judicieusement et de composer les rations, de manière

à obtenir, au meilleur marché possible, la conservation du poids des animaux. Il faut ici encore faire souvent usage du crayon et de la balance.

Pour obtenir tout le bon effet des animaux de travail, pour obtenir une complète utilisation des fourrages, il est utile de tenir les bœufs dans une écurie propre, saine, ni trop chaude, ni trop froide, et d'apporter beaucoup de soin à la peau. Les boissons seront données tièdes au bœuf en repos, deux fois par jour, quelque temps avant le repas de midi et le repas du soir ; et à l'époque du travail, trois fois par jour. On ne soumettra les bœufs qu'à un travail modéré et uniforme sans jamais les surcharger, et pendant les mois chauds de l'année on les attelera de bonne heure et on les dételera tard, en ayant soin de les faire reposer long-temps à midi pour ne pas les exposer à la trop grande chaleur, qu'ils supportent moins bien que les chevaux.

Il importe d'employer un système d'accouplement très-peu fatigant et n'empêchant pas trop la liberté de leurs mouvements. Le joug frontal simple correspond parfaite-ment à l'agencement des os et des muscles du bœuf, et permet la plus grande manifestation de leur force. Le joug placé sur la nuque leur laisse encore une plus grande liberté de mouvement. Ces deux modes d'attelage sont bien préfé-rables au joug double et au collier.

Les bœufs de trait se conservent longtemps et donnent généralement un travail à bon marché, lorsqu'ils proviennent d'un bon élevage ou qu'ils ont été bien choisis lors de l'achat, lorsqu'on leur donne de bons soins et une alimentation normale toujours suffisante, sans jamais dépasser les besoins des animaux. Les bons soins dans la première année de travail exercent une grande influence sur leur durée, et les animaux qui n'ont été castrés qu'à l'âge d'environ neuf mois, sont plus forts, plus puissants que ceux qui ont été castrés pendant le temps de l'allaitement.

On utilise aussi les taureaux et les vaches au trait. Nous

avons déjà parlé de l'utilité d'un emploi modéré des taureaux au trait, mais il ne faut les soumettre qu'à un travail très-modéré et peu fatigant. Ils payent de cette façon une partie de leurs frais d'entretien, et cela n'est pas sans avantage dans les exploitations où on a plus de taureaux que n'exige le nombre de vaches.

L'emploi des vaches au trait a une grande importance, particulièrement pour la petite culture où l'on complète avec de la main-d'œuvre, à force de peine et de travail additionnel, le travail imparfait des vaches de trait. En ayant soin d'ajouter 1 ou 2 kilogr. de fourrages concentrés aux rations, on peut utiliser les vaches au trait sans éprouver une diminution dans la sécrétion du lait. Toutefois, lorsqu'il s'agit de leur faire supporter les travaux d'une exploitation étendue ou intensive, où manque une main-d'œuvre dirigée avec soin par l'agriculteur, le travail dont elles sont susceptibles devient trop insuffisant et trop fatigant pour qu'il y ait quelque avantage à les employer ainsi. Cela ne doit avoir lieu qu'exceptionnellement. Si détestable que soit pour la plupart des grandes exploitations l'usage d'employer les vaches au trait, il est cependant désirable que la plus grande partie des vaches adultes et fortes y soient dressées, pour conduire avec avantage les fourrages verts que les vaches doivent toujours rentrer elles-mêmes du dehors. On se crée d'ailleurs une réserve de bête de trait très-précieuse dans les moments pressants, lors de la maladie ou de la perte de bœufs de trait.

ALIMENTATION DES BÊTES A L'ENGRAIS.

On croit communément que l'engraissement des animaux ne peut avoir lieu que dans les exploitations où le fonctionnement de grandes industries agricoles permet l'emploi périodique d'une grande masse d'aliments. Il est incontestable

qu'en pareil cas l'engraissement est indiqué de préférence, et
qu'il procure l'emploi le meilleur et le plus rémunérateur des résidus de fabrication. Mais dans les conditions agricoles ordinaires, dans les exploitations sans distillerie, sans fabrique de
fécule, etc., l'engraissement, des bêtes bovines surtout, n'est
pas à négliger pour l'utilisation des fourrages. Quand bien
même, dans la plupart des cas, une appréciation judicieuse des
circonstances locales pourrait indiquer l'exploitation rationnelle de la production du lait comme présentant un emploi non
moins avantageux des fourrages, une production équivalente
d'engrais et de moindres risques que la pratique de l'engraissement exclusif; nous savons d'un côté que les vaches à lait,
pour se maintenir en pleine production, ont besoin d'une alimentation toujours bonne et riche, et d'un autre, que le fourrage donné au delà d'une certaine mesure nécessaire à une
bonne alimentation normale n'est plus payé. Pour qu'un entretien convenable et avantageux des vaches à lait soit possible, il faut une organisation agricole établie avec intelligence,
de telle sorte qu'il y ait une étendue de culture de fourrages
et une production déterminée, de façon à satisfaire aux besoins
d'un certain nombre de vaches et de leurs produits, et à leur
garantir toujours dans tous les cas une alimentation normale
suffisamment riche. Si, pour déterminer l'effectif de nos vaches
à lait, nous nous basons sur des récoltes de fourrages
telles qu'il est possible de les obtenir dans les très-bonnes
années, il ne faudra plus compter pouvoir leur donner une
alimentation riche et en espérer un grand rendement dans
les mauvaises années ; si nous nous basons, au contraire, sur
des moyennes de récoltes inférieures, on aura une réserve
importante de fourrages dans les bonnes années. Tout ce
qu'on récoltera en plus ne sera pas employé avec avantage
pour les vaches à lait, et on en fera meilleur usage en le des-
tinant à des animaux d'engrais. *La pratique agricole trouve
une base plus certaine en agissant ainsi. Dans les bonnes
années elle adjoint à l'exploitation du lait un engraissement*

plus ou moins étendu, suivant l'importance de la réserve de fourrages. C'est une pratique défectueuse répandue dans beaucoup d'exploitations et une cause principale de leur moindre bénéfice, d'avoir toujours un effectif de bétail plus considérable qu'elles ne peuvent en nourrir judicieusement. Une diminution convenable du cheptel faite d'après les indications que nous venons de fournir, s'allie dans les bonnes années avec la pratique rationnelle et suffisamment étendue de l'engraissement : elle évite des pertes très-importantes et permet d'élever le rendement de l'exploitation des animaux.

On destine d'abord à l'engraissement les vaches et les bœufs de trait de sa propre exploitation. On en réforme plus ou moins d'une année à l'autre suivant la quantité de fourrages dont on peut disposer, et de préférence les bêtes qui ne produisent presque rien, quel que soit leur âge. Les vaches qui ne donnent guère de lait sont en général en bonne viande. La méthode de castration de *Charlier* permettrait peut-être d'obtenir un engraissement plus rapide et de la viande de meilleure qualité, mais il faut que cela soit confirmé par de nouvelles expériences. Il ne convient pas de recommander la castration des vieux taureaux pour les engraisser. On court toujours des risques en pareil cas, et non coupés ils donnent d'ailleurs avec une bonne alimentation de la viande recherchée en général pour la fabrication du saucisson. Les bœufs de traits qui ne donnent pas un bon travail doivent être engraissés le plus tôt possible. Jeunes encore ils engraissent très-bien et on n'en tire pas grand profit s'ils sont paresseux. On conserve, au contraire, les bonnes vaches aussi longtemps qu'elles peuvent produire beaucoup de lait. Lorsqu'on est obligé de les réformer à un âge avancé, il n'est pas toujours avantageux de vouloir les engraisser. Dans le cas où elles se nourrissent bien, elles fournissent cependant une viande de valeur passable.

Si les bêtes de réforme de l'exploitation ne suffisent pas

pour l'engraissement, il faut en acheter d'autres, mais avoir soin d'éviter l'achat d'animaux vieux et très-épuisés. Pour que l'engraissement soit avantageux, il importe beaucoup que la ration d'engraissement reçoive l'utilisation la plus complète, et nous avons vu combien un amaigrissement considérable est préjudiciable pour la facile régénération des tissus. Les animaux dans cette condition exigent beaucoup plus de fourrages, et cela nuit au succès de l'engraissement. Des animaux déjà engraissés sont, d'un autre côté toujours chers et on perd par cela même l'avantage d'un très-grand accroissement de poids dans le commencement de l'engraissement. On s'en tiendra donc aux animaux en état, de 7 à 8 ans, d'une ossature pas trop forte, à corps profond, large, à poitrine large et profonde, à épaules grosses éloignées l'une de l'autre, à conformation ronde en forme de tonneau, ni trop près de terre, ni trop élevés, à reins larges, à flancs étroits, à cuisses étoffées, à bassin ample, à dos droit et épais, à garrot large et épais, à peau non adhérente, ferme, moelleuse, élastique, se pliant facilement, à tempéramment doux et à bon appétit. Les animaux de moyenne taille sont en général les plus avantageux à engraisser.

Tant qu'on pourra acheter à des prix modérés des animaux faciles à engraisser tels que nous venons de les décrire, il faudra toujours recommander cette pratique quand les animaux de réforme de l'exploitation ne suffiront pas. Avec l'augmentation du prix de la viande, avec la généralisation d'une appréciation rationnelle et par suite d'une meilleure connaissance de la qualité de la viande, comme il arrive surtout par l'établissement de marchés d'animaux gras, qui garantissent de faciles débouchés aux bestiaux très-gras susceptibles d'une exportation lointaine, l'engraissement deviendra de plus en plus rémunérateur, et la production immédiate de la viande comme en Angleterre de plus en plus possible chez nous. Cette méthode est déjà susceptible d'être adoptée dans certaines exploitations avec une riche production de fourrages et une bonne direction de l'élevage. Une comptabilité précise doit montrer si, en pareil cas, l'élevage d'animaux précoces, vendus pour être engraissés à l'âge de 2 ou 3 ans, n'est pas préférable à l'élevage de bœufs de trait ou à une production considérable de lait. Nous savons déjà que les conditions d'une grande facilité d'engraissement consistent à laisser beaucoup de lait pendant longtemps aux jeunes animaux et à leur continuer ensuite une riche alimentation, et si à une semblable méthode d'élevage se joint une sélection rationelle des animaux, on finit par former des familles très-aptes à l'engraissement, chez lesquelles la précocité du développement se joint à la plus haute faculté d'utilisation des fourrages, comme le prouve parfaitement les Durhams en Angleterre. Les vaches d'origine, plus spécialement disposées à l'engraissement, ne donnent pas à la vérité beaucoup de lait, mais un lait riche en crème. On sait que dans de pareilles conditions il convient surtout de se livrer à la production du beurre, et qu'on obtient en même temps une grande aptitude à l'engraissement.

Avec une vacherie un peu moins considérable, il convient de conserver pour l'engraissement la plus grande partie des veaux qui sont sains et présentent un bon accroissement. Les animaux précoces donnent moins de suif, il est vrai, mais une viande remplie de sucs. Et avec des animaux très-aptes à l'engraissement et excellents assimilateurs de fourrages, avec une alimentation convenable dès la jeunesse on obtient cette viande à très-bon marché.

Il est constant du reste qu'il est impossible d'avoir à la fois une grande production de lait et des animaux très-propres à l'engraissement, mais il n'est pas vrai que ces deux aptitudes s'excluent, le plus souvent elles se concilient dans une certaine mesure. Les bœufs provenant de bonnes vaches à lait sont souvent faciles à engraisser, et peuvent sortir d'ailleurs de souches excellentes pour l'engraissement et propres en même temps à donner beaucoup de lait, comme il n'est pas

rare de le constater dans la race dite de Durham (courtes
cornes) utilisée pour la production du lait. La figure 59 re-

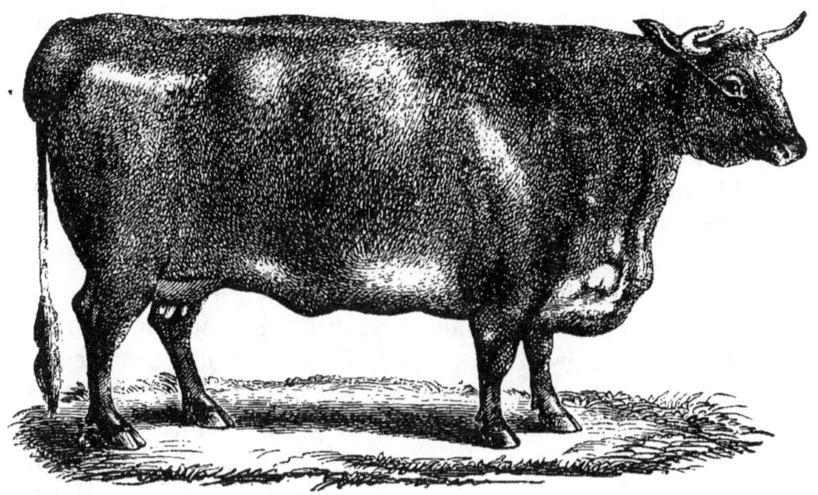

Fig. 59.

présente une vache Durham qui, à des formes parfaites pour
l'engraissement, joignait, d'après les indications du *Farmers
Magasine*, une aptitude remarquable pour la production du
lait. De tels individus sont très-propres surtout par leurs
descendants mâles à exercer une influence favorable sur les
familles, sur les races bonnes au lait, sur les races hollan-
daises ou les races du pays, en maintenant l'aptitude à produire le lait, ou en faisant acquérir une grande aptitude à
l'engraissement à leurs produits communs.

De quelque manière que les circonstances locales permettent
la pratique et l'extension de l'engraissement, le succès dépend toujours de son application rationelle. Puisqu'on demande à la production beaucoup de viande et de graisse, on
ne peut atteindre le but en économisant les fourrages; il faut
que les animaux reçoivent une alimentation aussi abondante
que celle qu'ils peuvent prendre et utiliser : cela va de soi.

Toute épargne de temps dans l'engraissement est une véritable *épargne de fourrages*. La masse de fourrages nécessaire à l'entretien des animaux, et par cela même improductive pendant l'engraissement, sera d'autant moindre et le gain d'autant plus considérable que l'animal sera engraissé dans un temps plus court. Le but de l'engraissement sera atteint, d'autant plus promptement que les fourrages distribués en quantité suffisante chargeront moins les organes digestifs, qu'ils seront plus digestibles et plus assimilables, qu'ils seront plus riches, en un mot, et que les rations seront plus spécialement composées et préparées dans cette destination.

On sait que les rations doivent contenir une quantité suffisante de matières protéiques pour fournir spécialement la matière nécessaire à la multiplication des cellules graisseuses (fig. 60), qu'elles ne doivent pas manquer d'huiles grasses et de matières non azotées facilement assimilables. Toutes ces substances sont également nécessaires et importantes dans la ration des bêtes à l'engrais : elles peuvent servir directement ou indirectement à la formation de la graisse et se prêtent main-forte dans l'effet produit. On ne doit pas cependant conserver pendant tout le temps de la durée de l'engraissement le même rapport d'éléments nutritifs, car il importe d'augmenter spécialement et peu à peu le contenu de la ration en matières protéiques. De plus, une transition brusque du mode d'alimentation ordinaire à la ration complète d'engraissement n'en permet pas une utilisation satisfaisante et cause beaucoup de pertes, et c'est encore un point capital pour l'en-

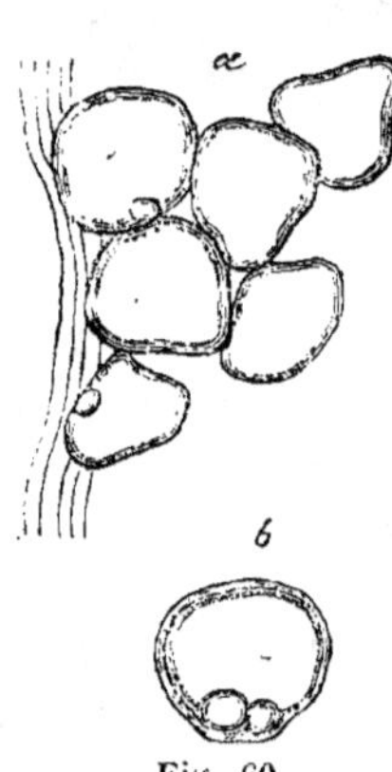

Fig. 60.

Fig. 60. Cellules graisseuses du dépôt de graisse du cœur d'un taureau. Grossissement, 100 fois.

graisseur d'éviter avec le plus grand soin les désordres digestifs causés si facilement par une trop grande ingestion d'aliments. L'imperfection de l'utilisation se produit surtout lors de l'augmentation subite des matières azotées. Il faut toujours commencer avec des rations pauvres en matières protéiques et présentant un rapport plus élevé d'éléments nutritifs (1). Quand les organes digestifs sont habitués par une alimentation de plus en plus riche aux effets d'une plus grande quantité d'éléments nutritifs et les diverses parties des tissus à une production plus rapide, ce qui se laisse reconnaître au relâchement des couches de tissu conjonctif placées sous la peau, c'est alors qu'il importe d'élever l'engraissement à sa plus haute intensité et qu'il devient lui-même avantageux. Mieux l'animal a été nourri avant l'engraissement et plus tôt arrive le moment où il faut chercher à accélérer l'engraissement, par des rations d'une grande richesse en substances protéiques et en substances grasses. A la fin de l'engraissement l'animal perd de l'appétit ; on réduit alors la proportion des substances sèches et on satisfait à ses besoins à l'aide d'hydrates de carbone sous la forme la plus concentrée et la plus facilement assimilable possible, à l'aide de céréales égrugées, par exemple. Ceci est particulièrement important pour le dernier terme de l'engraissement. Pendant cette dernière période la formation de la graisse n'est plus proportionnelle à l'accroissement des matières protéiques, mais alors les hydrates de carbone distribués en proportion suffisante avec des quantités toujours considérables de substances protéiques agissent favorablement sur la formation de la graisse.

Suivant que l'engraissement est plus ou moins avancé, on dit les animaux *demi-gras* ou *fin gras*. Le demi-gras se remarque surtout sur les vieux animaux de réforme. Moins un animal s'accroît avec la ration complète, et moins l'engrais-

---

(1) *V.* Carl Voit, Ueber die Theorien der Ernährung der thierischen Organismen, Munich, 1868.

sement doit être continué longtemps. Le fin gras n'est avantageux à rechercher que chez les animaux qui se nourrissent bien et présentent les qualités préférables pour l'exportation lointaine. L'engraissement parfait est très-avantageux en pareil cas. Pratiqué sur une échelle restreinte, il trouve un débouché très-facile à l'aide des chemins de fer et des bateaux à vapeur, dans les grandes villes où la bonne marchandise est toujours bien appréciée et atteint de bons prix. Mais dans les marchés où la bonne qualité de la viande n'est pas suffisamment appréciée, dans les petites villes par exemple, l'engraissement parfait n'est pas rémunérateur.

Suivant l'état des divers bestiaux gras on distingue la bête en viande et la bête en graisse, l'animal ferme et l'animal mollasse.

La bête en viande donne une viande riche en substance musculaire, bien marbrée. Ce degré d'engraissement est le seul possible chez les animaux jeunes, encore dans leur période de développement.

Chez les animaux plus âgés il n'y a plus production de muscles lors de l'engraissement, mais une riche pénétration des muscles par les sucs de la viande jointe à une très-grande formation de graisse. Tout engraissement chez les animaux âgés produit des bêtes en graisse. Chez les animaux engraissés pendant leur croissance on rencontre cependant la formation de la graisse jointe à l'accroissement des muscles. Le corps d'un veau gras reste toujours très-riche en matières azotées, la graisse prédomine chez le bœuf gras. D'après les expériences de *Lawes et Gilbert* (1), déjà citées page 21, le contenu en matières azotées du corps du veau se monte à 15 p. 0/0 et le contenu en graisse n'atteint que 14 1/2 p. 0/0, les bœufs demi-gras renferment 1/6 de plus de matières grasses que

---

(1) *V.* Chem. Ackersmann, 1859, p. 48, et Annalen der Landwirthschaft, 1861, livraison mensuelle, nos 15, 16 et 18.

de matières azotées, les bœufs fin gras plus de 2 fois autant de matières grasses que de matières azotées.

Au fur et à mesure de l'engraissement, le contenu en graisse du corps s'élève et le rapport des matières sèches à l'eau qui s'y trouve change. Ainsi plus l'engraissement est parfait moins le corps contient d'eau. Nous avons déjà vu que l'eau forme les 2/3 du poids des animaux maigres : Lawes et Gilbert ont trouvé que chez un bœuf demi-gras le contenu en eau n'était plus que de 51, 5 p. 0/0, chez un bœuf fin gras 45, 5 p. 0/0. A égal volume, le contenu en eau de deux bœufs gras peut être bien différent.

La plus ou moins grande proportion d'eau du corps ou des parties du corps d'un animal gras dépend surtout du mode d'engraissement. C'est pourquoi on distingue l'animal molasse et l'animal ferme. Le premier état est produit par une alimentation trop aqueuse ; le second, celui qui donne la viande la plus sapide, la graisse la plus ferme, est obtenu avec des fourrages proportionnellement moins aqueux, avec des additions de grains de céréales par exemple.

Comme le contenu en substances sèches et en graisse du corps s'accroît avec l'engraissement, il ne faut pas juger du résultat de l'engraissement d'après l'accroissement de poids seul, mais tenir compte aussi de ce que la viande devient moins aqueuse, plus riche et de plus grande valeur. D'après *Lawes* et *Gilbert*, les substances sèches dans les derniers mois de l'engraissement forment de 70 à 75 p. 0/0 de l'accroissement de poids, soit 60 à 65 parties de graisse, 7 à 8 de matières azotées, 1 à 1 1/2 de matières minérales, tandis qu'au commencement de l'engraissement les substances sèches n'en formaient que 30 à 40 p. 0/0. Un kilogramme d'accroissement à la fin de l'engraissement exige donc le *double de principes nutritifs* qu'un kilogramme d'accroissement au commencement, ou, si l'on veut, avec la même quantité de principes nutritifs l'animal d'engrais s'accroît moitié moins à la fin qu'au commencement de l'engraissement. Par contre la viande est devenue plus nutritive, de plus grande valeur. D'après les recherches de *Breunlin* (1), 1,000 grammes de

	SUBSTANCE MUSCULAIRE.	GRAISSE.	CENDRES.	EAU.
Viande de bœuf gras contiennent.	356	239	15	390
Viande de bœuf mai-gre contiennent . .	308	81	14	597
Différence . . .	+ 48	+ 158	+ 1	— 207

La viande de bœuf gras renferme 50 0/0 plus de matières nutritives que la viande de bœuf maigre. Celle-ci contient en revanche cinquante fois plus d'eau. C'est donc une folie, quoique cette pratique soit assez répandue, d'acheter la viande d'un animal maigre à peu près au même prix ou à des prix peu différents de celle d'un animal gras. Cette dernière vaut le double : sa composition est plus riche, elle est plus nourrissante, plus facilement assimilable, plus sapide. Il en résulte qu'il y a des cas où l'engraissement complet conduit à des pertes et où le demi-gras est seul rémunérateur.

Une appréciation rationnelle de la viande a non-seulement à tenir compte de la différence entre un bœuf engraissé et un bœuf non engraissé, mais à distinguer la différence de qualité des divers morceaux d'un même animal. Le contenu de la viande en substances sèches et en graisse, c'est-à-dire sa puissance nutritive, sa finesse, son goût, et par suite sa valeur, est bien différente suivant les différentes parties du corps dont elle provient. *Siegert* (2) a fait des recherches sur la viande du cou, du travers (lende) et des trois premières côtes (schupp) d'un bœuf gras et d'un bœuf maigre.

---

(1) Chem. Ackersmann, 1859, p. 51.
(2) Sachs. Amts-Xund Anzeigeblatt, 1860, n° 6, p. 50.

	BOEUF MAIGRE			BOEUF GRAS		
	COU.	TRAVERS.	3 premières CÔTES.	COU.	TRAVERS.	3 premières CÔTES.
Eau	77,5	77,4	76,5	73,5	63,4	50,5
Graisse. . . .	0,9	1,1	1,3	5,8	16,7	34,0
Cendres . . .	1,2	1,2	1,2	1,2	1.1	1,
Substance musculaire.	20,4	20,3	21,0	19,5	18,8	14,5
Substances sèches . . .	22,5	22,6	23,5	26,5	36,6	49,5

La quantité de substances sèches de la viande des
deux animaux et de la viande des diverses parties de leur
corps est toujours proportionnelle à la proportion de graisse.
Chez les animaux maigres, la composition des diverses parties du corps présente peu de différence ; chez les animaux
gras, au contraire, la viande de première qualité contient
presque le double de substances sèches que la viande de
moindre qualité du même animal et presque six fois autant
de graisse. Bien qu'à la vente habituelle la culotte, le gite à
la noix, l'aloyau et les premières côtes se payent un peu plus
cher que les morceaux destinés à être rôtis ou bouillis, la
différence de prix n'est pas en rapport avec la différence
extraordinaire qu'il y a entre les diverses catégories de
viande. Cette appréciation défectueuse est très-préjudiciable
au bien-être du peuple en général et à l'agriculture en particulier. Les classes de la société qui consomment les meilleurs morceaux sont celles qui vivent à meilleur marché, les
classes moyennes et les ouvriers vivent plus chèrement
parce que leur viande est moins nutritive. Là où le prix des
meilleurs morceaux n'est pas assez élevé, l'engraissement
complet n'est pas rémunérateur, car il n'augmente surtout
que la valeur de ceux-ci. De tels marchés excluent toute
marchandise hors ligne et en rendent la production impossible à l'agriculture ; on n'y écoule que sa mauvaise mar-

chandise et on garde ses meilleures bêtes pour des marchés plus rémunérateurs. De là des plaintes sur le manque de qualité de la viande sur les premiers ; mais que l'on paye la bonne qualité de la viande à sa juste valeur, la viande de première qualité n'y manquera pas, et les bas morceaux pourront être donnés à meilleur marché et faciliter l'accès du prix de la viande à ceux qui en sont presque complétement priv maintenant. Chez nous, l'ouvrier pourrait manger chaque jour sa part de viande comme en Angleterre, car il aurait *pour moitié prix un morceau plus nourrissant que celui qu'on rencontre ordinairement à l'étal.* Nous venons de voir en effet que, d'après les analyses de *Siegert*, les meilleur morceaux d'un bœuf maigre contiennent 23,5 0/0 de substances sèches, tandis que les bas morceaux d'un bœuf gras, le cou par exemple, en contiennent 26,5 0/0, les premiers renferment 1,3 0/0 de graisse, les seconds 5,8 0/0. *La basse boucherie des animaux gras contient* $\frac{1}{8}$ *de plus d'éléments nutritifs et quatre fois autant de graisse que les meilleurs morceaux des animaux maigres.* Ces différences très-importantes subsistent, quoi qu'à un moindre degré, pour des animaux moins gras et on peut encore appliquer les conclusions précédentes. Que les classes aisées payent à leur juste valeur les bonnes qualités, les classes pauvres auront généralement en même temps une viande plus nutritive pour le prix qu'elles donnent maintenant, la production de la viande s'accroîtra considérablement et la force musculaire, ce capital du pauvre, en sera stimulée et accrue. Il faut jeter un regard sur le bien-être matériel en Angleterre pour connaître l'heureuse influence de semblables conditions normales sur le succès de l'agriculture et sur la santé du peuple. On y achète la viande à des prix rationnels, à sa juste valeur, suivant les morceaux. On divise en Angleterre, d'après *Gloger*, la viande de bœuf en quatre catégories et en dix-huit morceaux, dont voici les prix. Le poids et le prix de ces catégories et morceaux différents

ont été établis pour un bœuf de race Durham de 500 kilogr.
poids net (fig. 61) :

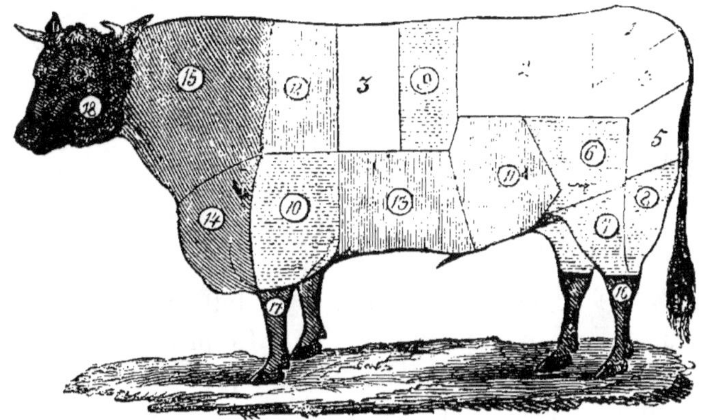

Fig. 61.

CATÉGORIE.	MORCEAUX.	POIDS.	PRIX par kil.	
I.	1 Culotte.	35	1,66 fr.	
	2 Aloyau.	70	1,46	
	3 Premières côtes	54	1,46	
	4 Pointe de culotte.	15,5	1,35	
	5 Gite à la noix	54	1,35	
				228,5
II.	6 Tende de tranche	13,5	1,14	
	7 Tranche grasse.	13,5	1,14	
	8 Pointe de gite à la noix .	11,5	1,04	
	9 4 côtes moyennes	58	1,04	
	10 Paleron (partie basse). . .	23,5	1,04	120
	A reporter. . .			348,5

Fig. 61. Figure d'après l'ouvrage de Gloger « Die englische Fleisch-
verkaufsweise » indiquant les catégories et les morceaux d'après lesquels se règle la vente de la viande. La 1re catégorie est en blanc; la
2e est ponctuée, la 3e est rayée en lignes fines, la 4e en lignes plus
grosses. Les numéros renvoient à la série de chiffres qui se trouve
plus bas.

Report. . .			348,5
III. 11 Pis de bœuf	35	0,94	
12 Paleron (partie haute). . .	21	0,94	
13 Basses côtes	31	0,83	
			87
IV. 14 Poitrine	13,5	0,62	
15 Collier.	23,5	0,62	
16 et 17 Pattes	21,5	0,41	
			64,5
18 Tête non comptée			500

Ainsi 500 kilogr. de viande à l'étal ont été vendus 554 francs, soit en moyenne 1 fr. 148. Le prix du kilogramme de viande n'est pas extraordinairement plus élevé en Angleterre que chez nous, mais les morceaux ont des prix bien différents. La première catégorie a en Angleterre une valeur presque correspondante à sa valeur réelle, quatre fois plus considérable que celle de la dernière catégorie. Depuis les déterminations de Gloger les prix de la viande sont devenus bien plus élevés en Angleterre. Le prix moyen annuel du kilogramme de viande de 1 fr. 40 c. en 1852 s'est élevé peu à peu à 1 fr. 50 c. en 1857 et à 1 fr. 80 c. en 1866 (1). Avec une vente de viande aussi rationnelle l'engraissement est plus rémunérateur en Angleterre que chez nous. Les chemins de fer et les bateaux à vapeur nous font communiquer avec le marché anglais. C'est à nous de voir si les frais de transport à une pareille distance ne sont pas trop élevés, et de produire et engraisser des animaux pour envoyer à cette destination. Nous enverrons de préférence les bêtes bien engraissées, celles dont les *parties précieuses sont parfaitement développées*, comme c'est ordinairement le cas pour les animaux de Durham, dont l'emploi pour le perfectionnement

---

(1) *V.* Hartstein, der Londoner Vichmarkt und seine Bedentung fur den Continent, insbesondere fur Deutschland. Bonn, 1867, p. 32.

de nos animaux mérite toute notre attention. En tout cas, il serait plus avantageux pour nos exploitations d'exporter nos bœufs que nos tourteaux et nos os en Angleterre. Hartstein a montré, dans son excellent écrit cité plus haut, combien cette exportation serait avantageuse pour la bonne marchandise et combien la vente directe à Londres, sans l'intermédiaire de commissionnaires, serait préférable pour les engraisseurs allemands.

Notre marché indigène de viande s'améliore lui-même de plus en plus, comme le prouvent les excellentes recherches de Schmoller sur les prix de la viande en Prusse (1). Les prix de la viande de bœuf vont de 36,49 pfennings par livre pendant les années 1811-1830 jusqu'à 63,3 pfennings (2) année 1869. Si l'on remonte au prix de la viande pendant la première période, les prix ont varié de la manière suivante :

```
1811-30. . . . . .  100
1831-50. . . . . .  102,7
1851-65. . . . . .  141,3
1866-68. . . . . .  168,7
1869 . . . . . . .  173,4
```

Et les prix de la viande n'ont pas encore atteint tout leur accroissement, parce que les causes qui l'ont déterminé continuent d'agir. Schmoller, se basant sur ces recherches, prétend que la hausse de 1869 va continuer dans les mêmes proportions. Avec des prix de plus en plus élevés, prendra place peu à peu un mode de vente de viande plus rationnel, et le marché allemand deviendra de plus en plus avantageux pour une heureuse pratique d'engraissement.

Dans aucune branche de l'exploitation du bétail, le succès ne dépend plus de l'instruction et de la surveillance personnelle du maître que dans l'engraissement. Le proverbe que

---

(1) Zeitschrift des landwirthschaftlichen Central-Vereins der Provinz Sachsen, etc. Année 1870, n° 10.

(2) Le pfenning vaut environ 0 fr. 0108, et la livre est d'environ 500 grammes. *(Note du traducteur.)*

nous avons pris pour épigraphe de notre travail est ici complétement vrai. Non-seulement l'engraisseur doit s'occuper de la détermination de ses mélanges de fourrages et de leur composition, pour établir les rations de la manière rationnelle que nous avons indiquée, mais encore avoir toujours devant les yeux, observer chaque animal dans ses allures particulières, dans ses besoins spéciaux.

Le plus grand soin, la plus grande propreté sont nécessaires dans la préparation et la distribution des aliments : l'ordre d'alimentation une fois fixé doit être ponctuellement maintenu. Pour le bétail d'engrais, il est également plus avantageux de faire faire par jour trois repas principaux, pour laisser à l'animal le temps nécessaire et suffisant pour ruminer. Chaque repas principal se composera de plusieurs subdivisions et portions, et on ne donnera pas d'autre portion avant que la première ne soit mangée, à moins que le fourrage ne soit pas du goût de l'animal. En pareil cas, il est toujours préférable d'enlever tout le fourrage restant et d'en donner de plus appétissant. L'époque de la principale période d'engraissement n'est pas précisément la meilleure pour vouloir forcer l'animal à prendre des fourrages qu'il mange à contre-cœur. Il convient de choisir le passage à la ration d'engraissement ou le commencement de l'engraissement, pour habituer les animaux aux aliments qu'ils ne prennent que sous l'influence de la faim, les lupins égrugés par exemple. On donne à boire, même à boire froid, dans l'écurie pour éviter autant que possible tout mouvement. D'ailleurs la distribution partielle des aliments concentrés dans une soupe tiède a beaucoup d'importance pour obtenir un cours très-favorable de l'engraissement et pour entretenir l'appétit. L'augmentation de la ration de sel lui vient d'ailleurs en aide et l'excite.

Il faut avoir soin dans l'intervalle des repas de ne pas troubler le repos des animaux, d'éviter surtout tout dérangement, tout traitement désagréable. L'écurie doit être modérément chaude, 12 à 13° R. (15 à 16° centig.), pas trop basse ni trop chargée de vapeur, la litière bonne, la place des animaux toujours plane et bien dirigée. Pour maintenir convenablement les fonctions de la peau il est nécessaire de la nettoyer avec soin, on a trouvé même qu'il est très-avantageux de tondre les animaux d'engrais dans ce but. Une saignée dans le 1ᵉʳ ou le 2ᵉ mois de l'engraissement peut devenir nécessaire d'après *Haubner* (1), pour éviter l'excitation qui se produit communément, ainsi que pour diminuer et écarter tout à fait les coups de sang. C'est à l'accélération du pouls, à la coloration des yeux qu'on reconnaît le moment de la saignée, qu'on peut du reste renouveler. Toutefois la saignée faite sans indication, par cela seul que l'usage le veut ainsi, n'est pas à approuver.

Quant aux fourrages à employer convenablement dans les rations à donner, c'est la provision de fourrages, le prix des fourrages concentrés en réserve ou à acheter qui doivent décider. Suivant le fourrage prédominant dans l'engraissement, on distingue ordinairement l'engraissement avec le lait, l'engraissement avec le foin, l'engraissement avec les grains, l'engraissement avec la pulpe, etc.

Le lait n'est utilisé que dans l'engraissement des veaux. On lui donne de préférence cette destination dans les situations où il a une valeur peu élevée et où les veaux gras trouvent un débouché avantageux. On laisse teter la mère ou on fait boire directement le lait aux veaux, en ayant soin de leur en faire absorber chaque jour autant qu'ils en peuvent consommer. On ajoute aussi plus tard quelques œufs de temps en temps, ce qui accélère l'engraissement et améliore la qualité de la viande. Il ne convient pas de donner d'autres fourrages aux veaux que du foin, des grains... et on doit même les empêcher de manger la paille de litière. La plus grande propreté,

---

(1) Haubner. Gesundheitspflege der landwirthschaftlichen Haussäugethiere, 2ᵉ édition, p. 593.

l'immobilité la plus complète sont nécessaires, et on place avec profit les animaux dans un espace sombre et étroit. Comme dans tout engraissement, l'accroissement est ici plus considérable au commencement, il diminue à mesure que l'engraissement s'avance et que la viande prend de la qualité. Si 8 kil. de lait suffisent d'abord pour obtenir un accroissement de 1 kil., il en faut plus tard 12 et même plus. En moyenne, comme nous l'avons déjà dit, 10 kil. de lait produisent 1 kil. de poids vif. C'est le prix local du lait, le prix du débouché de 1 kil. de viande d'un veau engraissé qui détermine l'opportunité d'un semblable engraissement, qu'on peut continuer jusqu'à l'âge de trois mois.

En beaucoup d'endroits l'engraissement des animaux adultes a lieu sur une vaste échelle dans les prairies, dans les prairies basses et riches surtout, qui produisent beaucoup d'herbe sous l'influence d'un climat très-humide. Cet engraissement donne une viande d'excellente qualité. Il est avantageux pour accélérer l'engraissement de donner de bonne heure aux animaux du foin avant de les mettre au pré. Si la prairie n'est pas assez riche on ajoute des fourrages donnés en vert. Il est nécessaire que les animaux se donnent le moins de mouvement possible et que leur repos ne soit pas troublé. On veillera avec soin à ce que les animaux boivent suffisamment, et pendant les saisons humides et froides de durée persistante, si préjudiciables à la marche de l'engraissement, il convient de limiter la durée journalière du pâturage et de leur donner beaucoup de fourrages à l'écurie.

A l'engraissement dans les prairies se rattache par analogie l'engraissement en vert avec du trèfle ou un mélange de vesces. On hache très-avantageusement les fourrages verts à ce destinés, et ils constituent, en raison de leur facile digestibilité et de leur grande proportion d'azote, d'excellents fourrages d'engraissement aussi longtemps qu'ils ne sont pas en pleine fleur. Très-jeunes on les mélange avec du foin haché ou de la bonne paille, et on les donne en trois repas par petites portions souvent renouvelées, jusqu'à ce que les animaux soient complétement rassasiés. On leur donne à boire chaud une heure avant la ration de midi et du soir. Il n'est pas besoin de donner des fourrages concentrés avec des fourrages verts, il suffit pour cet engraissement d'avoir à sa disposition une quantité suffisante de fourrages verts pas trop âgés. On obtient cependant une utilisation plus élevée des fourrages et un engraissement plus avantageux en ajoutant plus ou moins de paille hachée, suivant l'âge du fourrage vert, avec une certaine quantité de grains égrugés.

Le foin est un fourrage d'engraissement excellent. Il donne de bons produits, mais il est rarement judicieux de conseiller l'engraissement au foin brut. Il est préférable de le hacher et de l'humecter en partie avec de l'eau chaude. Le fourrage vert fermenté alterné avec le foin, forme également une excellente alimentation pour l'engraissement.

Lorsqu'on ne soumet pas les produits agricoles à un travail industriel, en vue d'obtenir des résidus qui procurent un engraissement meilleur marché encore, on emploie directement les plantes sarclées dans l'engraissement, avec addition convenable de fourrages bruts et de fourrages concentrés. Elles procurent un engraissement très-avantageux, et lorsqu'il est dirigé d'une manière judicieuse, il donne des produits d'excellente qualité. Il nous faut à propos de cet engraissement faire les considérations suivantes :

Les pommes de terre cuites, surtout à l'eau ou à la vapeur, sont de toutes les plantes sarclées les meilleures pour l'engraissement; mais elles atteignent ordinairement un prix trop élevé, en raison de leur emploi pour l'alimentation humaine ou la fabrication de l'alcool et de la fécule, pour que leur usage dans l'engraissement soit bien rémunérateur. C'est seulement avec des prix très-bas qu'on peut les destiner de préférence à ce mode d'utilisation. Il ne convient pas d'en donner par jour à un bœuf de pesanteur moyenne plus de 25 kilogr.

Les *betteraves* fournissent en général dans les sols meilleurs un fourrage d'engraissement bien plus économique. En raison de la possibilité d'en élever extraordinairement le rendement par la culture intensive et de leur réussite presque toujours assurée, ces fourrages forment la base de l'alimentation d'hiver et fournissent la matière principale de l'engraissement, pendant cette saison, dans les exploitations où on ne les soumet pas à un travail industriel. Les *carottes* sont préférables aux *betteraves*, mais on aime mieux ces dernières, parce qu'elles sont plus faciles à cultiver en grand. Les *choux-raves*, dans les localités où leur réussite présente quelque certitude, forment aussi un précieux fourrage d'engraissement.

On ne doit pas donner ordinairement à un bœuf de pesanteur moyenne plus de 25 à 40 kilogr. de betteraves par jour, on peut aller cependant jusqu'à 50 kilogr. Une détermination plus approchée de la quantité à donner dépend de l'espèce de fourrage brut qu'on y ajoute. Si l'on donne beaucoup de foin, on donne moins de betteraves. Il n'est pas rationnel d'en donner en quantité illimitée « autant que l'animal en peut manger. » L'emploi et l'utilisation des fourrages dépendent, comme nous l'avons vu, d'un rapport convenable entre les groupes d'éléments nutritifs dans les mélanges de fourrages, et la ration doit toujours être réglée dans ce but. Aussi les animaux peuvent bien recevoir autant de fourrage qu'ils en peuvent manger, mais non pas d'un seul fourrage, pour éviter un rapport défavorable et une perte d'éléments nutritifs passés sans être utilisés dans les excréments. *Ils ne doivent manger jusqu'à complète saturation que le mélange normalement calculé.*

Les betteraves seront coupées en morceaux et mélangées avec un peu de paille ou de foin haché, car, comme on l'a déjà prouvé plus haut, il n'est pas conforme aux bases physiologiques de la nutrition de les donner seules et sans être mélangées. Toute autre préparation des betteraves, la cuisson à l'eau ou à la vapeur, l'échauffement spontané.... n'est ni nécessaire ni utile lorsqu'elles forment la base de la ration. On les emploie aussi mélangées en petite quantité avec beaucoup de foin et de paille, mais alors on peut se servir avec avantage des diverses méthodes de préparation.

Il est nécessaire dans l'engraissement, comme à toute autre époque de l'alimentation, de donner une quantité convenable de fourrages bruts. Plus on donne de foin, surtout du foin de trèfle, riche en matières azotées et moins il est utile de donner des fourrages concentrés riches en azote. Il faut se souvenir toutefois que les matières protéiques des fourrages bruts, dans la ration d'engraissement, sont soumises à une moindre utilisation. Si l'on dispose de fourrages concentrés, riches en matières protéiques et à bon marché, il convient de réduire le foin et de le remplacer en tout ou en partie par de la paille pour obtenir le volume nécessairement exigé de la ration. Dans les exploitations où on laisse et avec raison la paille d'orge aux vaches, il faut employer la paille d'avoine, à son défaut la paille de froment et en dernier lieu la paille de seigle.

Une partie des fourrages bruts, comme on l'a déjà dit, est coupée au hache-paille et mélangée aux betteraves, l'autre est donnée entière. Avec de grandes quantités de foin dans les rations on en emploie une partie hachée, mais si elles n'en renferment que de petites quantités il vaut mieux le donner entier et hacher seulement la paille. A mesure que l'engraissement s'avance on abaisse peu à peu les substances sèches de la ration en diminuent la quantité de paille, mais si l'on ne donne déjà que les fourrages bruts absolument indispensables (V. pages 80 et 125), il est préférable de diminuer les substances sèches en diminuant les betteraves.

Tout le succès de l'alimentation dépend d'un rapport entre les divers groupes d'éléments nutritifs de la ration correspondant au but qu'on se propose. Le terme de l'engraissement doit-il être atteint dans un temps plus ou moins long, la ration doit être moins ou plus intensive. Il convient de régler les rations au commencement de l'engraissement de manière à donner aux animaux par 1,000 k. de poids vif :

3,1 — 4,5 substances protéiques.
0,9 — 1,8 substances grasses.
12,5 — 15,0 substances extractives non azotées.

Les substances sèches, qui, au commencement de l'engraissement, peuvent monter jusqu'à 30 k., sont diminuées au fur et à mesure de l'engraissement jusqu'à 26 et même moins. Le rapport des éléments nutritifs peut osciller de 1/3 à 1/5 et, d'après les considérations développées précédemment, il doit être en quelque sorte moindre dans la période principale qu'à la fin de l'engraissement, où il convient d'élever le rapport de la graisse aux substances protéiques. Après avoir déterminé, d'après la quantité de fourrages disponibles, les quantités à donner de betteraves, de foin et de paille, on calculera d'après les indications des tables leur contenu en substances sèches, en matières protéiques, en matières grasses et en matières extractives non azotées, et on verra combien il manque de substances protéiques et de matières grasses pour atteindre la composition normale de la ration d'engraissement. On complétera ce qui manque à l'aide de fourrages riches en substances protéiques, à l'aide de *fourrages concentrés*. On complète très-fréquemment avec des *grains égrugés*. Rien de plus vicieux qu'une semblable pratique. Assurément il est indispensable, dans la dernière période de l'engraissement, lorsque l'appétit diminue, d'ajouter des grains égrugés, de l'orge principalement, pour satisfaire, sous forme de fourrages très-concentrés, aux besoins des animaux en hydrates de carbone et déterminer le plus possible la formation de la graisse; mais ces grains égrugés ne sauraient empêcher d'ajouter aussi des fourrages intensifs, riches en substances protéiques. En donnant beaucoup de grains égrugés au commencement de l'engraissement, pour suffire aux besoins de matières protéiques, il faut en donner de trop grandes quantités pour que l'engraissement reste satisfaisant, et il y a toujours une grande perte de fécule des grains égrugés passée, sans être utilisée, à travers les intestins. Je renvoie à ce que j'ai dit à ce sujet aux pages 37 et 128. En comparant le contenu en substances protéiques des céréales avec celui des *tourteaux d'huile*, on remarque qu'ils permettent de compléter bien mieux et bien plus économiquement les substances protéiques des rations. Les *légumineuses, fèves, pois, vesces, lupins* ont une action presque aussi considérable, mais sont loin d'être aussi économiques. Les *sons*, moins riches en matières azotées, s'achètent à des prix pas trop élevés, et on doit faire remarquer que le son de froment agit encore secondairement comme léger apéritif ; il convient au moins de le faire entrer dans la ration d'engraissement lorsqu'on emploie des légumineuses constipant facilement. A quel fourrage concentré donner la préférence ? Cela dépend du prix. En général il faut mettre les tourteaux de colza au premier rang pour l'engraissement, car ceux de lin, quoique plus riches en huile et plus favorables au point de vue de l'hygiène, sont souvent trop chers pour pouvoir être employés en grande quantité. On peut remplacer les tourteaux de colza avec grand avantage par de la farine de colza privée d'huile, quand on a d'autres moyens d'ajouter des matières grasses qu'elle ne renferme qu'en petite quantité. On ne doit donner ces aliments que jusqu'à concurrence de 3 k., et si les besoins de matières protéiques ne sont pas encore suffisamment satisfaits, on les complète mieux alors en ajoutant des graines légumineuses égrugées et des sons, qui peuvent être employés simultanément jusqu'à la dose de 3 kil. et plus. L'usage simultané des tourteaux de colza, du son et des graines légumineuses égrugées, en tant que le permet le prix de ces fourrages, mélangés en diverses proportions, paraît agir du reste beaucoup plus favorablement que l'emploi exclusif de l'un d'eux.

Le contenu normal des substances protéiques des rations

d'engraissement une fois obtenu, il faut veiller à ce que leur contenu en matières grasses soit encore suffisant. On arrive à le compléter très-avantageusement à l'aide d'une quantité convenable de farine de lin. On peut en donner jusqu'à 3 k., c'est bien suffisant le plus souvent ; on se contente même de moindres quantités. — Je renvoie, sur la manière de régler les rations, à l'exemple donné pages 167 et suivantes pour les vaches à lait.

En ce qui concerne les préparations à faire et le mode de distribution, les tourteaux de colza mis en petits morceaux ou en farine sont mêlés avantageusement aux betteraves ; le lin, les sons, les légumineuses et les grains égrugés sont distribués de préférence sous forme de soupes tièdes. La graine de lin doit toujours être réduite en farine et cuite pour la mélanger avec les grains égrugés et les sons traités à l'eau chaude. Le sel à donner s'ajoute avantageusement aux soupes, qu'il est bon de rendre plus consistantes et plus abondantes en ajoutant un peu de pommes de terre, de carottes ou de betteraves cuites. La quantité en varie suivant la grosseur. Les animaux qui refusent une riche boisson doivent être traités en raison de leur individualité, sur laquelle nous avons déjà bien des fois attiré l'attention, car il importe dans l'engraissement de tenir compte des exigences individuelles des animaux. Autant que possible on s'efforcera de leur donner toujours en abondance des boissons très-nutritives, puisque ces boissons agissent très-favorablement sur l'engraissement. Il ne faut pas en redouter une influence débilitante lorsqu'elles sont suffisamment additionnées de sel, et que la ration renferme une quantité convenable de fourrages bruts pour en paralyser les mauvais effets.

Il est non-seulement très-important de passer peu à peu de la ration habituelle à la ration d'engraissement, mais il faut encore éviter avec beaucoup de soin, dans l'engraissement, les fréquents et brusques changements dans le mélange ou la préparation des fourrages. Quand bien même, à une certaine période d'engraissement, l'alimentation devrait avoir lieu avec des fourrages beaucoup plus intensifs et beaucoup plus concentrés, on ne doit faire les changements que peu à peu. Il est toujours préférable au commencement de l'engraissement d'ajouter d'abord les sons dans le rapport et dans la mesure qu'ils sont exigés, puis de renforcer plus tard la ration en ajoutant peu à peu des quantités de plus en plus grandes de légumineuses égrugées et de tourteaux. Au commencement de l'engraissement on ne donne les tourteaux, surtout aux animaux qui n'y sont pas habitués ou bien qui n'en n'ont reçu encore que de petites quantités, qu'à la dose de 1, à 1 50 k. qu'on augmente peu à peu. En prenant ces précautions on n'éprouve aucun accident avec des doses de 3 k. A la fin de l'engraissement on diminue le son et on le remplace par une quantité correspondante d'orge égrugée.

Voici un exemple de ration d'engraissement pour un bœuf pesant 500 kilogr. au commencement de l'engraissement :

I Au commencement de l'engraissement, après le passage de l'alimentation habituelle à la ration d'engraissement.

25 kil. Betteraves. 2 » Paille d'avoine hachée. 2,5 » Paille d'avoine donnée à la fin du repas du soir. 4 » Foin de trèfle rouge. 1,5 » Son de seigle. 2 » Tourteaux de colza. 0,25 » Farine de lin. 50 grammes Sel.	Soit d'après les moyennes des tables : 13,45 Substances sèches. 1,75 Substances protéiques. 0,57 Matières grasses. 6,3 Substances extractives non azotées. Rapport de la graisse aux substances protéiques environ $\frac{1}{3}$ Rapport général (1) des éléments nutritifs $\frac{1}{4,4}$

(1) C'est-à-dire le rapport des aliments plastiques aux aliments respiratoires, ou le rapport des substances protéiques (azotées) aux substances extractives non azotées + 2 fois 1/2 la quantité de matières grasses.

II Dans la principale période de l'engraissement.

<table>
<tr><td>30</td><td>kil.</td><td>Betteraves.</td><td rowspan="10">}</td><td>= 14.7 Substances sèches.
2,13 Substances protéiques.
0.75 Matières grasses.
6,85 Substances extractives
non azotées.
Rapport de la graisse aux subs-
tances protéiques environ $\dfrac{1}{2,8}$
Rapport général des éléments nu-
tritifs $\dfrac{1}{4,1}$</td></tr>
<tr><td>2</td><td>»</td><td>Paille d'avoine hachée.</td></tr>
<tr><td>2</td><td>»</td><td>Paille d'avoine donnée
à la fin du repas du
soir.</td></tr>
<tr><td>4</td><td>»</td><td>Foin de trèfle rouge.</td></tr>
<tr><td>1.5</td><td>»</td><td>Son de seigle.</td></tr>
<tr><td>3</td><td>»</td><td>Tourteaux de colza.</td></tr>
<tr><td>0.50</td><td>»</td><td>Farine de lin.</td></tr>
<tr><td>67</td><td colspan="2">grammes Sel.</td></tr>
</table>

III Dans la dernière période de l'engraissement.

<table>
<tr><td>25</td><td>kil.</td><td>Betteraves.</td><td rowspan="9">}</td><td>= 13,45 Substances sèches.
3,9 Substances protéiques.
0.775 Matières grasses.
6,5 Substances extracti-
ves non azotées.
Rapport de la graisse aux matières
protéiques $\dfrac{1}{2,5}$
Rapport général des éléments nu-
tritifs $\dfrac{1}{4,3}$</td></tr>
<tr><td>1.50</td><td>»</td><td>Paille d'avoine hachée</td></tr>
<tr><td>1.50</td><td>»</td><td>Paille d'avoine donnée
à la fin du repas du
soir.</td></tr>
<tr><td>4</td><td>»</td><td>Foin de trèfle rouge.</td></tr>
<tr><td>2</td><td>»</td><td>Orge égrugée.</td></tr>
<tr><td>2.50</td><td>»</td><td>Tourteaux de colza.</td></tr>
<tr><td>0.75</td><td>»</td><td>Farine de lin.</td></tr>
<tr><td>83</td><td colspan="2">grammes de sel.</td></tr>
</table>

ORDRE DE DISTRIBUTION DES FOURRAGES.

Les betteraves sont données crues, coupées au coupe-ra-
cine et mélangées uniformément aux tourteaux de colza en
poudre. Les fourrages préparés dans l'intervalle des repas
sont donnés le plus possible à l'état frais. On ne mélange le
tourteau en poudre qu'immédiatement avant la distribution.
La graine de lin concassée et cuite, les sons ou les grains
égrugés traités à l'eau chaude sont présentés sous forme de
soupe tiède salée, et on suit ponctuellement l'ordre suivant
dans la distribution des fourrages :

Matin 5 heures. Premier repas principal. On partage les
            3/8 du fourrage haché (1) de la ration
            journalière en 3 portions, on distribue
            l'une dès que l'autre est mangée. On
            donne ensuite 2 kilogr. de foin entier
       10 heures. Boisson chaude à l'étable.
       11 heures. 2ᵉ repas principal. On donne les 2/8 du
            fourrage haché en 2 portions, puis la
            soupe et encore 2 kilogr. de foin
            comme précédemment.
Soir   4 heures. Boisson chaude.
       5 heures. 3ᵉ repas principal. Comme le premier
            repas du matin. On donne seulement
            de la paille au lieu de foin à la fin du
            repas.

Lorsque l'on engraisse avec des résidus de fabrication on
observe les mêmes principes généraux sous le rapport des
mélanges de fourrages et de la distribution des rations. Les
pulpes de betteraves pressées sont données absolument de la
même manière que les racines en leur ajoutant des fourrages
azotés concentrés. La pulpe pressée fraîche n'engraisse pas
aussi bien que celle qui a été entassée dans des fosses et qui
est devenue riche en acide lactique. Cette dernière se mange
plus volontiers, est plus facilement assimilable et mieux utilisée par les animaux à l'engrais. Il en est de même pour les pulpes aqueuses, mais elles donnent moins de viande de bon goût
et une graisse molle peu propre à la fonte. Il est bon de donner
en même temps assez de fourrages bruts, de la paille, beaucoup de bon foin, des grains égrugés pour améliorer la qualité de l'animal ainsi engraissé. En pareil cas, il est toujours
judicieux de hacher la plus grande partie de paille et de

---

(1) Le fourrage haché se compose ici de betteraves coupées et de
paille d'avoine hachée.

l'échauder avec de la pulpe chaude. On donne ce mélange en deux portions à chaque repas, puis de la pulpe tiède à boire. Après la boisson de pulpe, on donne du foin aux deux premiers repas et le soir de la paille. La pulpe engraisse beaucoup mieux ainsi que lorsqu'elle est donnée séparément, la pulpe d'un côté et les fourrages bruts de l'autre. Mélangée avec la paille, elle peut exercer une influence favorable en l'amollissant et en la désagrégeant un peu. Il faut bien prendre garde qu'elle devienne aigre, en ayant soin de tenir les crèches et les vases de transport avec la plus grande propreté.

Les *résidus de fabrication de fécule* valent moins que les pulpes alcooliques, mais ils deviennent un peu plus énergiques par la cuisson à l'eau et à la vapeur. Ils sont très-bien utilisés dans l'engraissement lorsqu'on a soin de leur ajouter des fourrages concentrés et des fourrages bruts en quantité suffisante.

Les *résidus de bière* sont excellents pour l'engraissement, mais ils sont toujours en trop petite quantité dans les fabriques agricoles, et on ne saurait du reste mieux les employer qu'en les donnant aux vaches à lait.

Pour ce qui a rapport à la *durée de l'engraissement*, nous avons déjà vu que, pour un résultat donné, c'est l'engraissement rapide qui est préférable. Avec une alimentation intensive telle que nous venons de l'indiquer, 3 ou 4 mois au plus suffisent. On peut compter en moyenne sur 1 kilogr. d'accroissement poids vif par 12 à 13 kil. de substances sèches dans la ration d'engraissement.

Dans les expériences de Crusius, citées à la page 135, pendant une durée d'engraissement de 8 semaines avec une ration riche en azote et en matières grasses, 75 kilogr. de substances sèches ont donné lieu à un accroissement moyen de 1 kilogr. poids vif. Pendant la période (de 3 semaines) où le mélange des fourrages présentait le rapport le plus favorable (100 de substances sèches de la ration contenaient 17 de substances protéiques, et 6 de graisse : le rapport entre ces deux groupes d'éléments nutritifs était donc de 1/28 , 6.3 kilogr. de substances sèches allèrent jusqu'à fournir 1 kilogr. d'accroissement poids vif. Mais avec un engraissement mal conduit quoiqu'avec des fourrages riches, on n'obtient souvent, pendant toute la durée de l'engraissement, qu'une augmentation de 1 kilogr. poids vif par 20 kilogr. et plus de substances sèches.

Au commencement de l'engraissement, l'accroissement de poids est plus considérable par rapport aux substances sèches, il diminue plus tard de plus en plus à mesure que l'engraissement s'avance. Or, nous avons vu, page 265, que la viande d'un animal engraissé est plus riche en substances sèches et en matières grasses que celle d'un animal maigre. Pendant l'engraissement la proportion d'eau diminue et se trouve remplacée par de la graisse, et comme le poids spécifique de cette dernière est plus petit que celui de l'eau, la balance accuse une quantité de graisse moins considérable qu'elle ne l'est réellement. Il peut même arriver dans les derniers moments de l'engraissement que la balance ne dénonce aucun accroissement, alors que l'engraissement continue de faire des progrès satisfaisants. Il ne suffit donc pas pour juger du succès de l'engraissement d'avoir recours à la balance, il faut encore tenir compte de l'amélioration de la qualité. Les données du pesage, en tenant compte des oscillations mentionnées page 123, jointes à l'appréciation des maniements des côtes, des hanches, de la queue, des flancs, du cordon, de la poitrine, permettent de former un jugement sur la marche de l'engraissement, et si un animal fixe plus de graisse qu'un autre à l'intérieur on juge son plus ou moins de suif d'après les indications des maniements du dessous, du dessous de langue et du grasset; la rondeur des formes, la fermeté, la dureté des maniements, la souplesse, l'élasticité de la peau indiquent les bons effets de l'alimentation.

On écarte aussitôt que possible les animaux qui présentent un accroissement défectueux. Quant à la perfection à atteindre dans l'engraissement, on consulte les exigences du marché, les avantages d'une vente plus ou moins prochaine. Le succès de l'engraissement dépend en grande partie de l'achat et de la vente des animaux, et il importe de bien calculer ses frais d'engraissement pour ne pas perdre d'un côté ce qu'on aurait pu gagner de l'autre, pour savoir s'il n'est pas possible de remplacer certains fourrages par d'autres plus économiques. Une utilisation imparfaite des fourrages peut provenir d'une composition défectueuse des rations. Une mauvaise appréciation du marché, la persistance à conserver les animaux pendant les bonnes occasions de vente ne sont pas là sans apporter de grandes pertes. Et puis il ne faut pas prendre exclusivement le poids vif pour base dans la vente, car le poids de 1 kilogr. de poids vif varie beaucoup suivant le degré d'engraissement. Il faut se baser sur le rendement en poids net des animaux. Ainsi 100 kilogr. de poids vif donnent en poids net :

	VIANDE DES 4 QUARTIERS.	SUIF ET ROGNONS.
Chez un bœuf maigre	42 — 46 kil.	1 — 3 kil.
» en bon état . .	47 — 49	3 — 6
» demi-gras . .	50 — 52	4 — 8
» gras	53 — 60	6 — 10
» fin gras . .	60 — 66	8 — 12

Le poids de la peau varie de 1 à 7 0/0.

Les veaux donnent environ par 100 kilogr. de poids vif 55-66 kilogr. viande : 6 kilogr. tête ; 4 kilogr. pieds ; 9 kilogr. peau.

Voici maintenant, pour terminer, un exemple pour calculer les données de l'engraissement. Je l'emprunte à A. Kœrte (1) dans ses intéressants principes sur l'engraissement des bêtes bovines.

---

(1) Ansichten und Erfahrungen über Rindviehmastung. Schlesische landwirthschaftliche Zeitung, 1860, n° 28.

Quarante-deux bœufs, dont le poids moyen était de 334 kilogr., furent mis à l'engrais. Leur engraissement dura soixante-dix-huit jours et chaque bœuf reçut en moyenne :

    130,50 kil. foin.
    1381,50 »   betteraves.
    161   »   tourteaux d'huile.
    470   »   paille de seigle.

Si nous attribuons, sous toute réserve, à ces fourrages les compositions moyennes de nos tables, chaque bœuf reçut pendant ces soixante-dix-huit jours :

817,25 kilogr. substances sèches, 81,25 kilogr. substances protéiques, 17,15 matières grasses, soit par tête et par jour par 334 kilogr. poids vif.

10,45 kilogr. substances sèches, 1,04 kilogr. substances protéiques, 0,35 matières grasses, ou par 1,000 kilogr. de poids vivant.

31,3 kilogr. substances sèches, 3,1 substances protéiques, 1,02 matières grasses. Les bœufs reçurent ainsi une bonne ration d'engraissement, et le rapport des matières grasses aux substances protéiques n'était pas défavorable. Le poids total des quarante-deux bœufs à la vente se monta à 16,527,5 kilogr., et comme leur poids au commencement de l'engraissement était de 14,032,5 kilogr., ils gagnèrent par l'engraissement 2,495 kilogr., soit par tête 59,5 kilogr., et par semaine 5,25 kilogr., et par jour 0,75 kilogr.

Puisque d'après les calculs précédents chaque bœuf de 334 kilogr. poids vif recevait par jour 10,45 kilogr. de substances sèches, 13,9 kilogr. de substances sèches ont produit 1 kilogr. de poids vif. C'est la moyenne d'utilisation des substances sèches que nous avons indiquée plus haut, quoique le contenu de substances protéiques dans la ration ne fût pas assez élevé.

Le prix d'achat se montait à 0 fr. 20 c. par kilogr. poids vif environ, en tout 2,032 fr. 50 c. ; le prix de vente fut de

0 fr. 29 c. par kilogr., en tout 4,872 fr. 05 c. Si l'on suppose
que le fumier paye la litière et la main-d'œuvre, les fourrages
ressortent à la valeur de 2,239 fr. 50 c., soit par 100 kilogr.
de substances sèches, environ 0 fr. 65 c. Comme les fourrages ont produit 2,495 kilogr. d'accroissement et un accroissement de valeur sur le poids général des animaux,
représenté par la différence de 0 fr. 29 c. à 0 fr. 20 c., la
valeur de l'effet quantitatif et qualitatif de l'engraissement se
règle à environ 0 fr. 76 c. par kilogr. d'accroissement
poids vif.

L'utilisation des fourrages a donc été satisfaisante; mais il
est à présumer que si l'on avait augmenté la quantité de matières protéiques et de matières grasses des rations, en ajoutant un peu plus de tourteaux ou de fèves égrugées et de
farine de lin, la paille nécessaire pour obtenir la proportion
convenable de substances sèches aurait pu être diminuée, et
l'utilisation des fourrages aurait été bien plus avantageuse
encore. Le poids vif serait devenu plus considérable et l'a-
mélioration de l'animal plus avancée.

Pour montrer combien la pratique de l'engraissement avec
les hauts prix actuels est profitable lorsqu'elle est conduite
rationnellement, je puis communiquer un extrait d'un compte
d'engraissement que je dois à l'obligeance de M. l'adminis-
trateur Eisbein, à Hœningen près Cologne (1).

Pour achat de 240 bœufs de trait payés en moyenne 105 thalers silber-
groschen 7 pfenn la pièce (par 100 liv. de poids vif $9\frac{1}{2}$. $9\frac{2}{3}$. $9\frac{5}{6}$ et

10 thlr)..	25,412 thlr.	20 gr.	— pf.
Écurie et soins..	420 »	— »	— »
A reporter.	25,832 »	20 »	» »

____

(1) Le thaler vaut 3 fr. 75 environ de notre monnaie. Un thaler vaut
30 silbergroschen, et ce dernier 12 pfennig. Le quintal est ici de
100 livres. *(Note du traducteur.)*

	Report.	35,370 thlr.	7 gr.	9 pf.
Vétérinaire et pharmacien.		22 »	8 »	— »
Frais généraux (impôts, risques, surveillance).		316 »	20 »	— »
Frais de conduite et de mise en fosse des résidus centrifuges de betteraves amenés de la fabrique.		172 »	— »	— »
19,200 rations journalières renfermant, sans la paille et les résidus centrifuges :				
Tourteaux d'huile, 480 quintaux. . .		997 »	— »	— »
Foin de trèfle et de luzerne, 960 quintaux		960 »	— »	— »
Grains égrugés et sons, 847 quintaux.		2,393 »	— »	— »
Sel.		55 »	27 »	— »
Huile brute de colza		70 »	15 »	3 »
Résidus centrifuges par jour et par tête, 100 livres frais et 80 livres aigres. On les payait 4 gr., soit pour 19,200 rations		2,560 »	— »	— »
On a employé paille et balles 20 livres par jour et par tête à 15 gr. le quintal soit pour 19,200 rations		1,920 »	— »	— »
Reçu pour la vente de 240 bœufs engraissés après un séjour de 80 jours en moyenne, vendus au prix de 10, 10 1/2 et 11 thlr par 100 livres de poids vif, en moyenne 150 thlr 4 gr. 4 pf.		36,044 »	6 »	6 »
Différence.		144 thlr.	6 gr.	9 pf.

C'est donc un bénéfice de 3 thlr 3 gr., sans compter le fumier. D'après la composition moyenne des fourrages, le contenu en protéine de la ration journalière était de 35 livres par 1,000 livres de poids vif avec un rapport de 3 à 1 de la protéine à la graisse. Un quintal de substances sèches de tous les fourrages, défalqués tous les frais accessoires (frais généraux, frais pour l'écurie et les soins, pour le vétérinaire et le pharmacien, pour la conduite et la mise en fosse), a été payé 1 thlr 3 gr., le fumier non évalué.

19

Pour comparer, j'ajoute ici les résultats d'engraissement obtenus par Crusius dans les expériences où l'accroissement de poids a été si extraordinairement élevé par rapport aux substances sèches et où l'utilisation des fourrages a été si considérable :

Durée de l'engraissement, 56 jours.

6 bœufs pesant en moyenne 552.50 kilogr. au commencement de l'engraissement se sont accrus, avec des rations très-riches en matières grasses, de. . . . .   635.5 kilogr.

6 bœufs pesant en moyenne 580 kilogr. au commencement de l'engraissement se sont accrus, avec des rations moins riches en matières grasses, de. .   430
____

Les 12 bœufs se sont donc accrus, au total, de. .   1,065.5 kilogr.

Pour atteindre ce but, ils ont consommé, en estimant les fourrages à un prix très-élevé, 1,155 francs.

Au bout de 8 semaines, les animaux étaient déjà très-bien engraissés, on les vendit au boucher pour 4,500 francs. Au commencement de l'expérience ils avaient été estimés de 243 fr. 75 à 262 fr. 50 la pièce. C'est donc pour les 8 semaines un gain de 1,350 à 1,500 francs. En déduisant le prix des fourrages consommés, il reste un bénéfice net de 225 à 337 fr. 50. Chaque kilogramme d'accroissement a été payé 1 fr. 375 et n'a coûté à produire que 1 fr. 082, soit, malgré le prix élevé des fourrages, un bénéfice de 0 fr. 293 par kilogr. Et remarquez que les résultats de l'engraissement auraient été bien plus favorables si l'on avait considéré exclusivement les bœufs qui ont reçu des rations très-riches en matières grasses, car ils se sont accrus de plus de moitié que dans l'indication précédente.

L'engraissement le plus rapide et le plus intensif est donc le plus économique et le plus rémunérateur.

Mais sans un semblable contrôle précis, sans un semblable calcul des données de l'engraissement, sans un choix, sans un mélange judicieux des fourrages de la ration, sans ponc-

qualité, sans ordre, sans attention, sans réflexion, la pratique de l'engraissement peut conduire à un emploi bien
peu lucratif des fourrages, sinon même à des pertes importantes. Là au contraire où veille partout *l'œil du maître*, là
où on a toujours à la main la *balance* et le *crayon*, l'engraissement procure souvent *l'utilisation la plus élevée des fourrages* et devient l'une des *branches les plus lucratives de
l'exploitation des animaux*.

TABLES

INDIQUANT LA COMPOSITION CENTÉSIMALE DES FOURRAGES (1).

ESPÈCES de FOURRAGES.	SUBSTANCES SÈCHES.			SUBSTANCES PROTÉIQUES.			MATIÈRES GRASSES.			MATIÈRES extractives non AZOTÉES.			LIGNEUX			CONTENU MOYEN EN CENDRES.
	MINIMA.	MAXIMA.	MOYENNE.	MINIMA.	MAXIMA.	MOYENNE.	MINIMA.	MAXIMA.	MOYENNE.	MINIMA.	MAXIMA.	MOYENNE.	MINIMA.	MAXIMA.	MOYENNE.	
I. FOURRAGES VERTS.																
Herbes des prairies .	12,4	48,1	28,0	1,6	6,0	3,1	0,3	1,5	0,80	3 5	22,8	12,1	3,12	17,0	10,0	2,0
Ray grass d'Italie .	24,9	28,3	26,6	2,6	4,6	3,6	—	—	1,00	11,3	12,9	12,1	4,8	9,4	7,1	2,8
Herbe de fléole . .	—	—	31,9	—	—	2,0	—	—	0,40	—	—	13,5	—	—	13,9	2,0
Herbes douces diverses (Dactyle pelotonné, Ray gras français, etc., en fleur	22,0	0,5	29,2	1,9	4,0	2,6	0,3	1,1	0,70	8,4	15,4	11,7	7,0	16,3	12,1	2,1
Trèfle rouge . . .	14,7	31,9	21,0	2,2	6,2	3,7	0,7	0,9	0,80	4,2	15,1	8,3	3,7	11,0	6,6	1,6
Trèfle blanc	16,4	20,3	19,8	3,5	4,5	4,0	0,8	0,9	0,85	7,2	9,8	8,0	5,2	6,0	5,6	1,4
Trèfle incarnat . .	17,4	18,5	18,0	2,7	3,0	2,8	0,6	0,9	0,70	6,1	7,4	6,7	3,8	7,5	6,2	1,6
Trèfle hybride . . .	13,0	23,3	18,0	2,4	5,7	3,3	0,6	0,7	0,65	5,5	8,4	6,5	3,6	16,4	6,5	1,0
Trèfle vulnéraire . .	—	—	17,0	—	—	2,8	—	—	0,40	—	—	7,2	—	—	5,3	1,3
Trèfle jaune . . .	20,0	23,3	21,0	3,2	5,7	3,5	0,8	0,9	0,85	8,0	10,0	8,2	6,0	7,6	6,9	1,5
Luzerne	16,5	30,1	24,7	2,8	7,2	4,5	0,5	0,9	0,70	6,6	14,4	8,4	3,5	13,4	9,3	1,8
Sainfoin	20,0	23,4	21,5	3,2	4,3	3,5	0,6	0,9	0,70	8,2	10,8	8,5	5,8	12,9	7,6	1,2
Serradelle.	14,2	20,0	18,0	2,6	3,6	3,1	—	—	0,40	5,1	7,0	6,6	5,0	8,1	6,6	1,3
Lupin.	10,6	16,1	13,1	2,4	3,4	2,8	0,2	0,4	0,30	4,0	7,3	6,2	1,4	4,9	2,8	1,0
Féverolles (Commencement de la floraison.)	—	—	12,7	—	—	2,8	—	—	0,30	—	—	5,1	—	—	3,5	1,0

(1) On ne saurait prétendre à l'exactitude parfaite de ces nombres et cela d'autant moins que les fourrages n'ont pas encore été suffisamment expérimentés au point de vue de leur composition extrême. Les maxima et les minima indiqués ici d'après les analyses prouvent parfaitement combien la proportion de chaque élément nutritif est variable, combien les oscillations dans la composition des fourrages sont étendues et, par suite, combien les résultats à attendre des rations déterminées sont incertains, lorsqu'on s'en tient aux moyennes, comme il arrive habituellement. La disposition de ces tables permet, en outre, de remarquer sans cesse qu'on n'y doit point chercher seulement des points de repère généraux, mais qu'il importe de les modifier sans cesse suivant la constitution des fourrages dont on dispose.

ESPÈCES de FOURRAGES	SUBSTANCES SÈCHES			SUBSTANCES PROTÉIQUES			MATIÈRES GRASSES			MATIÈRES extractives non AZOTÉES			LIGNEUX			CONTENU MOYEN EN CENDRES
	MINIMA	MAXIMA	MOYENNE	MINIMA	MAXIMA	MOYENNE	MINIMA	MAXIMA	MOYENNE	MINIMA	MAXIMA	MOYENNE	MINIMA	MAXIMA	MOYENNE	
Vesces en vert	15,7	19,4	18,0	2,7	4,7	3,7	—	—	0,60	4,5	12,7	6,1	3,9	10,0	6,0	1,6
Pois en vert	13,3	23,9	18,5	3,2	3,9	3,5	—	—	0,60	4,6	10,5	7,6	3,0	7,7	5,4	1,4
Avoine en vert	13,5	23,0	18,2	1,8	3,1	2,4	0,5	0,6	0,55	5,1	8,8	7,0	4,6	7,0	6,5	1,7
Seigle en vert	20,4	33,5	24,0	3,1	3,6	3,5	0,6	0,9	0,75	6,7	14,0	10,4	7,3	8,6	7,9	1,6
Maïs	13,5	23,2	17,8	0,9	2,2	1,2	0,5	0,8	0,50	5,8	15,3	10,3	3,0	5,9	4,7	1,1
Sorgho	15,9	26,0	23,8	1,7	3,1	2,5	1,4	1,5	1,45	10,9	19,2	12,2	5,4	8,5	6,8	0,9
Moha	19,0	37,1	32,0	4,9	5,9	5,4	—	—	1,50	—	—	13,5	4,6	11,6	9,2	2,4
Spergule des champs	10,2	24,6	20,8	0,9	4,3	2,9	0,5	0,8	0,70	4,3	10,8	8,8	3,8	8,5	6,1	2,3
Moutarde blanche	—	—	12,6	—	—	3,3	—	—	—	—	—	3,5	—	—	3,8	2,0
Colza en vert	—	—	13,0	2,7	3,1	2,9	—	—	0,6	3,5	3,9	3,7	3,6	15,0	4,2	1,6
Chou fourrager	5,5	20,2	14,3	0,9	4,7	2,5	0,4	1,0	0,7	1,5	12,9	7,1	0,5	5,6	2,4	1,6
Chou blanc	—	—	11,0	—	—	1,5	—	—	0,4	—	—	5,9	—	—	2,0	1,2
Trognon de choux	—	—	18,0	—	—	1,1	0,3	0,8	0,5	11,9	12,1	12,0	—	—	2,8	1,6
Feuilles de betteraves	8,0	10,0	9,5	1,4	2,8	2,0	0,3	0,5	0,4	2,1	5,9	4,1	0,9	2,4	1,5	1,5
Feuilles de choux-navets	—	—	11,6	—	—	2,1	—	—	—	—	—	5,6	—	—	1,6	2,3
Feuilles de choux-raves	13,3	15,0	14,3	2,4	2,8	2,6	—	—	0,8	8,3	9,0	8,4	0,8	1,4	1,1	1,4
Feuilles de carottes	17,8	23,5	19,3	3,2	3,8	3,5	0,6	1,0	0,8	7,0	12,9	9,2	3,0	3,4	3,2	2,6
Feuilles de topinambour en vert	—	—	20,0	2,5	3,3	2,9	0,16	0,8	0,5	9,8	14,9	12,3	1,0	3,4	2,2	2,1
Ajonc épineux	—	—	48,5	—	—	4,5	—	—	2,0	—	—	9,0	—	—	29,0	4,0
Trèfle de Boekhara	—	—	12,5	—	—	2,9	—	—	0,4	—	—	3,5	—	—	3,6	2,1
Chardons des champs jeunes	—	—	13,3	—	—	2,9	—	—	0,9	—	—	6,1	—	—	1,7	2,0
Feuilles fourragères d'arbres en vert	—	—	45,0	—	—	5,6	—	—	1,5	—	—	26,5	—	—	7,6	3,8
Aiguilles de sapin	—	—	41,5	—	—	2,5	—	—	3,7	—	—	22,5	—	—	11,9	0,9
Bruyère	42,2	48,5	45,4	2,8	4,5	3,7	2,0	4,1	3,0	8,8	21,7	15,3	10,4	29,0	19,7	3,7
Sarrazin	12,5	17,5	15,0	1,5	3,2	2,4	0,5	0,8	0,6	5,1	7,4	6,3	4,2	4,4	4,3	1,4

II. FOINS.

ESPÈCES de FOURRAGES	SUBSTANCES SÈCHES			SUBSTANCES PROTÉIQUES			MATIÈRES GRASSES			MATIÈRES extractives non AZOTÉES			LIGNEUX			CONTENU MOYEN EN CENDRES
	MINIMA	MAXIMA	MOYENNE	MINIMA	MAXIMA	MOYENNE	MINIMA	MAXIMA	MOYENNE	MINIMA	MAXIMA	MOYENNE	MINIMA	MAXIMA	MOYENNE	
Foin de pré	78,3	90,2	85,7	5,8	18,5	8,5	1,4	5,6	3,0	22,6	50,7	38,3	19,7	39,9	29,3	6,6
Regain	79,8	88,2	85,0	8,4	18,4	9,5	2,3	6,8	3,1	33,3	49,7	42,3	19,0	30,7	23,5	6,6
Foin de pré aigre	85,4	88,7	87,0	6,8	8,4	7,6	4,4	4,9	4,6	26,6	41,9	35,7	24,0	41,5	32,8	6,3
Foin de trèfle	77,1	89,5	83,3	7,2	15,8	11,0	1,2	5,5	3,2	22,3	39,7	27,4	20,2	37,2	35,1	6,6
Foin de trèfle rouge pur	78,5	87,1	84,0	7,6	18,3	13,4	1,4	3,5	3,2	15,2	48,1	28,5	18,8	48,1	33,0	5,6
Foin de trèfle brun	—	—	83,8	—	—	16,2	—	—	1,6	—	—	35,4	—	—	22,2	8,4
Foin de trèfle blanc	78,4	84,6	83,3	7,7	16,8	14,9	1,4	3,7	3,5	30,8	41,3	33,9	22,7	25,6	25,0	6,0
Foin de trèfle hybride	—	—	83,3	—	—	15,3	—	—	3,3	—	—	25,9	—	—	30,5	8,3
Foin de trèfle jaune	83,3	84,0	83,6	14,0	14,6	14,3	3,2	3,3	3,25	30,8	33,2	32,0	26,2	28,0	27,1	7,0
Foin de luzerne	80,8	87,5	83,6	13,4	19,7	14,4	2,3	3,8	2,8	26,0	34,8	25,7	19,3	40,0	34,7	6,0
Foin de sainfoin	83,3	84,0	83,6	12,8	17,1	13,3	—	—	2,5	34,2	34,7	34,5	—	—	27,1	6,2
Foin de trèfle incarnat	—	—	83,3	—	—	12,2	—	—	3,0	—	—	27,1	—	—	33,8	7,2
Foin de serradelle	83,3	84,7	84,0	14,6	15,4	14,9	1,5	1,9	1.7	27,7	35,5	31,6	26,1	33,9	29,3	6,5
Foin de lupin jaune	—	—	85,0	6,0	18,7	11,8	—	—	2,9	28,1	31,2	28,5	25,9	48,3	35,5	6,3
Foin de spergule	83,3	87,5	85,4	7,8	12,0	10,4	2,4	8,2	2,8	26,0	44,2	36,6	20,2	35,1	28,0	7,2
Foin de vesce-avoine	—	—	83,3	—	—	12,6	—	—	2,3	—	—	33,2	—	—	40,3	7,4
Foin de seigle fourrager	—	—	90,5	—	—	9,8	—	—	2,9	—	—	30,1	—	—	25,5	6,4
Foin de trèfle vulnéraire	—	—	83,3	—	—	13,8	—	—	2,5	—	—	35,1	—	—	[illegible]	[illegible]

ESPÈCES de FOURRAGES.	SUBSTANCES SÈCHES.			SUBSTANCES PROTÉIQUES.			MATIÈRES GRASSES.			MATIÈRES extractives non AZOTÉES.			LIGNEUX.			CONTENU MOYEN EN CENDRES.
	MINIMA.	MAXIMA.	MOYENNE.	MINIMA.	MAXIMA.	MOYENNE.	MINIMA.	MAXIMA.	MOYENNE.	MINIMA.	MAXIMA.	MOYENNE.	MINIMA.	MAXIMA.	MOYENNE.	
Foin de moha. . . .	83,7	90,1	86,6	7,0	14,6	10,8	2,0	2,7	2,2	33,3	41,2	38,5	25,8	34,5	29,4	5,7
Foin de graminées douces (Thymothy, Ray grass, Dactyle pelotonné, etc.). .	—	—	85,7	5,2	14,8	9,5	1,8	3,2	2,6	32,6	48,6	39,1	16,9	33,6	28,7	5,8
Feuilles d'arbres sèches. .	84,0	95,0	89,9	6,0	15,1	10,6	3,0	4,2	3,6	43,8	68,2	55,4	11,3	16,3	14,5	5,8
Feuilles de topinambour sèches. . . .	—	—	95,3	—	—	11,8	—	—	0,7	—	—	69,3	—	—	4,7	6,8
Foin de feuilles de pommes de terre.	85,0	95,4	95,0	5,6	12,9	9,4	1,2	3,6	2,4	33,0	36,2	34,6	22,7	36,6	32,0	11,6
Foin brun de feuilles de chicorée. . . .	58,8	85,0	68,7	9,2	13,0	11,1	2,5	3,3	2,8	25,2	36,6	30,9	8,2	11,8	10,0	13,9
Foin aigre de feuilles de betteraves à sucre.	—	—	26,8	—	—	0,94	—	—	0,75	—	—	8,6	—	—	2,0	—
Foin aigre de maïs.	11,7	23,0	16,5	0,7	1,8	1,2	0,2	1,9	0,9	4,5	9,2	8,0	2,1	9,6	5,5	1,1
Foin aigre de lupin à demi-mûr	—	—	20,1	—	—	3,1	—	—	0,8	—	—	6,5	—	—	6,8	2,9
Foin aigre de colza et de navette coupés en vert. . . .	—	—	39,6	—	—	4,9	—	—	4,5	—	—	16,8	—	—	12,8	3,6
Mousse du renne. . .	—	—	90,5	—	—	2,6	—	—	1,4	—	—	72,1	—	—	13,4	1,0
III. Pailles.																
Paille de froment. .	74,0	91,9	85,7	1,4	5,6	2,0	0,6	2,0	1,5	26,7	42,6	28,7	28,9	52,6	49,2	4,3
Paille d'épeautre . .	—	—	85,7	—	—	2,0	—	—	1,5	—	—	28,7	—	—	48,0	5,5
Paille de seigle. . .	81,4	89,7	85,7	1,5	4,1	2,0	1,3	2,5	1,4	25,6	44,5	27,5	30,1	54,9	50,7	4,1
Paille d'orge.	82,5	89,1	85,7	1,9	5,4	3,0	1,1	1,5	1,4	18,2	45,5	31,3	34,4	54,0	45,6	4,4
Paille d'orge mélangée de trèfle.	84,4	90,3	86,0	6,0	9,1	6,5	1,7	2,3	2,0	28,3	34,7	32,5	37,0	39,7	38,0	7,0
Paille d'avoine . . .	78,8	89,7	85,7	1,3	6,1	2,5	1,0	5,1	2,0	24,9	48,9	35,6	30,0	50,2	41,2	4,4
Paille de maïs. . . .	—	—	86,0	—	—	3,0	—	—	1,1	—	—	37,9	—	—	40,0	4,0
Paille de pois. . . .	82,6	88,1	85,7	4,8	10,1	7,3	1,5	3,3	2,0	22,8	39,8	32,5	33,6	51,8	39,2	4,9
Paille de vesces. . .	83,3	87,5	85,7	6,2	7,5	7,0	—	—	2,0	18,3	37,9	26,7	30,8	53,1	44,0	6,0
Paille de lin.	—	—	85,7	—	—	14,0	—	—	2,0	—	—	25,2	—	—	38,0	6,5
Paille de fèves. . .	78,0	85,5	82,5	3,3	16,4	9,9	0,7	2,2	1,5	16,9	33,8	29,7	25,8	41,7	35,6	5,8
Paille de lupin. . . .	—	—	85,8	—	—	4,9	—	—	1,5	—	—	33,2	—	—	41,8	4,4
Paille de colza. . .	78,5	87,8	82,0	2,5	4,6	3,0	1,0	5,7	1,5	31,3	46,0	33,2	37,5	40,9	40,0	5,3
Paille de trèfle de graine. .	—	—	85,0	—	—	9,0	—	—	2,0	—	—	20,0	—	—	48,0	6,0
IV. Balles et siliques.																
Froment.	80,0	91,5	85,7	3,3	7,4	4,5	1,4	1,8	1,5	31,2	53,9	32,0	20,3	39,7	35,7	12,0
Épeautre.	—	—	85,7	—	—	2,9	—	—	1,3	—	—	31,5	—	—	41,5	8,5
Seigle.	—	—	85,7	3,5	3,7	3,6	1,2	1,8	1,4	28,0	31,5	29,7	41,5	46,6	43,5	7,5
Avoine.	—	—	85,7	—	—	4,0	—	—	1,5	—	—	28,2	—	—	34,0	18,0
Pois	—	—	85,7	—	—	8,1	1,0	2,0	1,5	30,0	36,6	33,3	22,7	39,5	36,8	6,0
Vesces	84,9	87,5	85,7	7,2	15,7	8,5	1,0	2,0	1,5	20,5	42,3	31,0	36,0	49,6	36,7	8,0
Fèves.	82,0	85,0	84,5	10,0	10,7	10,4	1,0	2,0	1,5	27,5	29,5	28,5	35,1	37,0	36,1	8,0
Lupin.	—	—	85,0	2,7	3,0	2,9	—	—	2,5	41,0	44,7	42,8	33,0	35,0	34,0	2,8
Silique de colza. . .	82,0	93,5	87,8	3,0	5,4	4,0	1,5	3,1	1,8	34,9	48,7	40,6	30,9	43,6	35,4	6,0
Épis de maïs égrené.	—	—	86,0	—	—	1,4	—	—	1,4	—	—	42,6	—	—	37,8	2,8

ESPÈCES de FOURRAGES	SUBSTANCES SÈCHES.			SUBSTANCES PROTÉIQUES.			MATIÈRES GRASSES.			MATIÈRES extractives non AZOTÉES.			LIGNEUX.			CONTENU MOYEN EN CENDRES.	EN CENDRES.
	MINIMA.	MAXIMA.	MOYENNE.	MINIMA.	MAXIMA.	MOYENNE.	MINIMA.	MAXIMA.	MOYENNE.	MINIMA.	MAXIMA.	MOYENNE.	MINIMA.	MAXIMA.	MOYENNE.		
V. RACINES ET TUBERCULES.																	
Pommes de terre	20,1	33,5	25,0	1,0	4,4	2,0	0,04	0,8	0,3	16,3	26,6	20,7	0,31	2,7	1,1	0,9	8,
Topinambour	16,5	20,9	19,6	1,5	2,2	2,0	0,1	0,5	0,3	13,7	16,2	15,0	0,5	2,7	1,3	1,0	6,
Betteraves fourragères	7,4	24,6	12,0	0,6	2,6	1,1	0,06	0,6	0,1	2,9	13,4	9,0	0,7	4,5	1,0	0,8	8,
Betteraves à sucre	10,2	21,8	18,5	0,6	2,8	1,0	0,08	0,3	0,1	10,1	17,9	15,3	1,0	3,4	1,3	0,8	8,
Chourave	9,6	15,3	12,4	0,7	1,7	1,2	—	—	0,1	8,8	9,2	9,0	—	—	1,1	1,0	0,
Carotte	10,1	20,8	14,1	0,5	2,4	1,3	0,2	0,8	0,25	5,9	15,5	9,5	0,7	3,4	1,9	1,0	0,
Navet	7,1	13,9	8,5	0,8	1,8	1,0	0,1	0,2	0,15	3,7	10,9	5,8	0,3	1,0	0,7	0,8	8,
Panais	—	—	11,7	—	—	1,6	—	—	0,2	—	—	8,2	—	—	1,0	0,7	7,
Cerfeuil bulbeux	31,6	36,4	34,0	2,6	4,6	3,6	0,2	0,4	0,3	24,7	30,4	27,6	0,5	1,5	1,0	1,5	6,
Patate	—	—	17,0	—	—	1,1	—	—	0,3	—	—	13,8	—	—	0,7	1,1	1,
VI. GRAINES ET FRUITS.																	
Froment	81,3	90,5	85,7	8,6	24,1	13,2	0,7	2,7	1,6	60,2	74,5	66,2	0,7	8,3	3,0	1,7	Г,
Épeautre	—	—	85,0	—	—	10,0	—	—	1,4	—	—	52,8	—	—	17,0	3,8	8,
Menus grains	—	—	85,5	—	—	13,5	—	—	1,6	—	—	66,8	—	—	1,5	2,1	1,
Seigle	81,7	88,2	85,7	8,8	22,9	11,0	0,9	2,8	2,0	59,4	69,0	67,2	1,8	10,1	3,7	1,8	8,
Orge	80,9	89,2	85,7	2,6	27,1	10,0	1,9	2,6	2,3	55,8	76,3	64,1	2,5	13,6	7,1	2,2	2,
Avoine	83,6	92,4	86,3	6,3	21,4	12,0	5,3	7,3	6,0	50,2	71,8	56,6	4,1	16,1	9,0	2,7	Г,
Maïs	80,9	91,8	87,3	8,7	15,1	10,6	3,5	9,2	6,8	52,4	72,1	61,0	2,0	20,4	7,6	1,3	8,
Millet	86,0	86,9	86,5	10,9	14,5	12,7	3,0	3,7	3,3	56,9	59,1	58,0	6,4	13,1	9,5	3,0	0,
Riz	—	—	86,3	—	—	7,8	—	—	0,2	—	—	74,5	—	—	3,5	0,3	8,
Riz non décortiqué	—	—	85,2	—	—	7,5	—	—	0,5	—	—	76,0	—	—	0,9	0,3	8,
Sarrazin	85,3	96,2	86,8	2,6	13,1	7,8	0,4	2,7	1,5	52,1	62,6	58,1	6,4	40,2	17,6	1,8	8,
Fèves et févroles	80,3	87,3	85,9	22,7	27,1	25,1	1,2	2,0	1,6	43,5	49,4	44,5	7,9	12,6	11,7	3,0	0,
Pois	83,1	91,1	86,8	20,1	24,2	22,4	0,6	5,3	3,0	45,7	59,6	52,6	3,6	9,2	6,4	2,4	4,
Vesces	84,2	91,0	86,4	26,5	28,6	27,5	1,2	2,7	1,9	46,5	51,8	49,1	3,5	6,7	5,6	2,3	8,
Mélange vesces orge	—	—	83,0	—	—	19,3	—	—	2,3	—	—	49,8	—	—	7,6	4,0	0,
Lin	—	—	85,7	—	—	23,8	—	—	2,6	—	—	49,4	—	—	6,9	3,0	0,
Lupin jaune	82,4	90,6	87,2	28,3	39,2	35,4	4,0	7,9	5,3	20,2	36,4	29,2	12,2	17,5	13,8	3,5	8,
Lupin bleu	78,0	87,1	85,0	21,7	35,9	28,0	4,6	8,8	5,3	20,7	43,8	36,6	8,9	13,9	11,9	3,2	8,
Gesse	—	—	86,0	—	—	25,6	—	—	1,9	—	—	49,9	—	—	5,4	3,2	8,
Lin	37,7	93,2	88,2	20,0	24,4	21,7	29,5	39,0	37,0	9,0	19,0	17,5	3,2	18,0	8,0	4,0	0,
Colza et navette	85,2	92,9	86,2	13,0	27,4	19,4	36,0	55,0	42,5	7,4	13,0	10,4	5,3	15,2	10,0	3,9	8,
Pavot	—	—	85,3	—	—	17,5	—	—	41,0	—	—	13,7	—	—	6,1	7,0	0,
Chanvre	—	—	87,8	—	—	16,3	—	—	33,6	—	—	21,6	—	—	12,1	4,2	8,
Madia	91,6	93,7	92,6	18,4	22,9	20,6	36,5	41,0	38,8	5,0	7,5	6,2	18,0	27,1	22,5	4,5	8,
Cameline	91,6	94,3	92,5	23,5	28,3	25,9	28,2	40,0	29,4	12,2	19,8	17,3	9,0	11,5	10,7	9,2	8,
Soleil	89,3	93,8	92,0	12,7	13,3	13,0	21,0	34,7	23,6	—	—	23,9	—	—	28,5	3,0	0,
Coton	—	—	91,3	—	—	22,8	—	—	30,3	—	—	14,4	—	—	16,0	7,8	8,
Sésame	—	—	95,4	—	—	18,9	—	—	37,0	—	—	19,1	—	—	11,7	8,7	Г,8
Lathyrus tuberosus	—	—	93,7	—	—	28,2	—	—	41,2	—	—	7,2	—	—	13,9	3,2	8,
Glands avec cupules frais	44,0	45,4	44,5	2,0	2,1	2,0	1,5	2,3	1,9	34,2	36,5	33,2	4,3	4,5	4,4	1,0	0,
Les mêmes secs	—	—	85,7	—	—	5,2	—	—	4,0	—	—	62,1	—	—	12,2	2,2	8,

ESPÈCES de FOURRAGES	SUBSTANCES SÈCHES			SUBSTANCES PROTÉIQUES			MATIÈRES GRASSES			MATIÈRES extractives non azotées			LIGNEUX			CONTENU MOYEN EN CENDRES
	MINIMA	MAXIMA	MOYENNE	MINIMA	MAXIMA	MOYENNE	MINIMA	MAXIMA	MOYENNE	MINIMA	MAXIMA	MOYENNE	MINIMA	MAXIMA	MOYENNE	
Glands sans cupules secs	80,0	85,7	83,3	5,0	6,3	5,7	3,6	5,4	4,4	64,8	69,9	66,4	4,6	5,9	5,1	1,7
Marrons d'Inde avec enveloppes frais	—	—	50,8	—	—	6,4	—	—	1,4	—	—	38,9	—	—	2,9	1,2
Châtaignes sans enveloppes fraîches	—	—	50,8	—	—	3,0	—	—	2,5	—	—	42,7	—	—	0,8	1.8
Pommes et poires	13,4	18,6	16,9	0,2	0,5	0,4	—	—	—	10,2	13,3	11,8	2,9	5,1	4,3	0,35
Citrouille	5,4	21,1	10,9	0,1	1,3	0,6	—	—	0,1	1,5	13,9	6,5	1,0	5,9	2,7	1,0
Potiron	8,0	9,3	8,6	0,8	1,6	1,2	—	—	—	4,7	5,7	5,2	1,2	1,9	1,5	0,7
Champignons comestibles desséchés (contenant 10 % de substances sèches)	81,0	83,1	82,0	17,0	29,6	24,2	1.2	1,9	1,5	37,0	53,6	43,9	5,4	6,4	5,6	6,7

VII. Produits et résidus industriels.

ESPÈCES de FOURRAGES	SUBSTANCES SÈCHES			SUBSTANCES PROTÉIQUES			MATIÈRES GRASSES			MATIÈRES extractives non azotées			LIGNEUX			CONTENU MOYEN EN CENDRES
	MINIMA	MAXIMA	MOYENNE	MINIMA	MAXIMA	MOYENNE	MINIMA	MAXIMA	MOYENNE	MINIMA	MAXIMA	MOYENNE	MINIMA	MAXIMA	MOYENNE	
Tourteaux de colza	80,8	96,5	85,0	20,8	41,8	28,3	4,4	18,8	9,5	17,7	40,9	24,3	7,7	28,4	15,8	7,1
Farine de colza privée d'huile	85,5	96,1	92,1	27,1	36,8	32,3	2,0	4,4	2,7	26,9	38,8	34,1	11,1	20,3	14,9	8,1
Tourteaux de lin	81,1	92,9	88,5	20,6	37,8	28,3	6,0	18,2	10.0	19,7	41,3	31,5	5,4	16,8	11,0	7,7
Farine de lin privée d'huile	—	—	91,3	—	—	35,1	—	—	6,2	—	—	35,3	—	—	6,7	7,0
Tourteaux de pavot	84,7	95,7	90,2	27,0	34,3	32,5	7,3	17,0	10,1	24,2	29,6	26,7	11,4	13,7	12,5	8,4
Tourteaux de camoline	85,0	85,4	85,2	24,9	28,5	25,7	6,5	8,5	7,5	28,6	31,2	29,9	12,5	13,6	13,0	9,4
Tourteaux de chanvre	83,5	91,2	87,0	27,0	34,4	29,6	6,2	10,2	7,5	12,2	30,3	22,3	16,0	24,6	19,6	8,0
Tourteaux de palme	85,6	93,3	91,5	10,7	22,7	16,4	7,9	29,3	13,5	27,5	48,5	36,5	9,5	24,9	21,5	3,6
Farine de palme sans huile	90,3	93,4	91,0	13,1	21,2	18,5	1,2	5,5	4,0	2,4	49,2	36,1	16,5	37,4	28,6	3,5
Tourteaux de cocos	88,2	88,6	88,4	19,3	37,2	23,4	6,9	18,2	9,8	28,4	47,4	32,9	—	—	17,2	5,1
Tourteaux de lathyrus tuberosus non décortiqué	—	—	92,2	—	—	29,2	—	—	11,2	—	—	25,7	—	—	21,1	5,0
Tourteaux de lathyrus tuberosus décortiqué	—	—	92,5	—	—	47,5	—	—	7,1	—	—	17,2	—	—	8,2	12,5
Tourteaux de noix	—	—	86,3	—	—	34,6	—	—	12,5	—	—	27,8	—	—	6,4	5,0
Tourteaux de sésame	86,3	89,8	88,5	31,9	42,3	34,5	9,8	12,8	11,7	18,0	23,8	21,0	6,1	12,9	9,5	11,8
Tourteaux de faîne	83,1	90,0	88,3	23,4	24,0	23,7	0,4	7,5	6,1	—	—	22,8	—	—	30,5	5.2
Tourteaux de faîne décortiqué	—	—	87,5	—	—	37,1	—	—	7,5	—	—	29,7	—	—	5,5	7.7
Tourteaux de maïs	—	—	89,8	—	—	15,4	—	—	11,3	—	—	45,6	—	—	10,3	7,2
Tourteaux de madia	—	—	88,8	—	—	31,6	—	—	15,0	—	—	9,8	—	—	25,7	6,7
Tourteaux de graines de coton	85,8	93,4	90,0	18,2	28,3	23,3	5,1	9,8	6,6	26,5	36,7	32,0	17,0	27,0	21,1	6,8
Tourteaux des mêmes décortiqués	89,6	92,3	90,0	34,3	43,8	40,9	10,9	19,7	16,4	10,5	27,4	15,8	6,7	11,4	9,0	7,9
Tourteaux de soleil	88,0	92,0	90,0	31,8	36,5	34,2	10,5	13,8	12,2	20,3	23,9	22,1	9,2	12,6	10,9	10,6
Tourteaux de graines de citrouille décortiquées	—	—	88,0	—	—	55,6	—	—	11,4	—	—	8,0	—	—	4,9	8,1
Farine de froment	84,5	87,4	86,4	10,5	13,8	12,0	1,0	1,2	1,1	70,2	73,4	72,3	0,2	0,7	0,5	0,5
Farine de seigle	85,4	86,0	85,8	10,5	13,2	11,7	1,6	2,5	2,0	67,6	74,5	69,3	1,6	1,5	1,2	1,6
Farine d'orge	85,0	86,0	85,5	12,5	14,3	13,0	—	—	2,2	68,5	69,8	67,0	—	—	—	2,0
Farine d'avoine	87,7	88,3	88,0	16,1	19,5	17,7	5,7	6,3	6,0	63,1	64,8	53,9	—	—	—	—

ESPÈCES de FOURRAGES	SUBSTANCES SÈCHES			SUBSTANCES PROTÉIQUES			MATIÈRES GRASSES			MATIÈRES extractives non AZOTÉES			LIGNEUX			CONTENU MOYEN EN CENDRES
	MINIMA	MAXIMA	MOYENNE	MINIMA	MAXIMA	MOYENNE	MINIMA	MAXIMA	MOYENNE	MINIMA	MAXIMA	MOYENNE	MINIMA	MAXIMA	MOYENNE	
Farine de maïs	—	—	90,0	—	—	15,2	—	—	3,8	—	—	70,5	—	—	—	0,9
Gruau de sarrazin	—	—	85,8	—	—	2,6	—	—	1,1	—	—	82,2	—	—	—	0,6
Son de froment	84,8	89,7	86,6	10,1	27,0	14,0	2,5	5,5	3,8	28,5	61,5	45,0	4,1	34,6	18,3	5,5
Son de gruau de froment	—	—	88,7	—	—	20,0	—	—	4,5	—	—	50,8	—	—	9,3	4,1
Son de seigle	81,6	89,9	87,5	10,1	18,1	13,7	1,9	4,7	3,1	32,9	62,2	50,4	9,0	28,5	15,0	5,3
Son de maïs	—	—	88,0	—	—	8,0	—	—	4,0	—	—	61,0	—	—	12,7	2,3
Son de millet	—	—	90,5	—	—	6,5	—	—	4,5	—	—	14,4	—	—	57,6	7,5
Son d'orge	—	—	88,0	—	—	14,8	—	—	2,9	—	—	45,8	—	—	19,4	4,1
Farine fourragère d'orge	—	—	88,9	—	—	11,6	—	—	4,9	—	—	34,8	—	—	31,9	5,7
Farine fourragère de riz	87,1	91,4	89,3	9,3	15,6	11,5	6,8	15,9	9,6	40,8	54,3	48,2	2,6	18,4	10,5	9,5
Pain noir	—	—	63,7	—	—	8,5	—	—	1,3	—	—	49,5	—	—	3,0	1,4
Pain blanc	—	—	63,5	—	—	7,0	—	—	0,5	—	—	54,2	—	—	0,8	1,0
Malt vert	—	—	52.0	6,0	6,5	6.3	—	—	1,5	37,4	38,0	37.7	4,3	5.2	4,7	1,8
Malt séché	90,0	95,8	92,5	8,8	10,0	9,4	2,2	2,5	2,35	65,7	73,7	69,7	8,0	9,5	8,7	2,3
Germes de malt	79,5	96,8	89,4	13,7	32,4	23,7	1,7	4,0	2,9	18,5	45,3	36,2	12,0	32,1	20,2	6,4
Résidus de bière	17,0	30,0	23,3	2,9	6,3	4,8	1,1	2,5	1,6	3,2	14,8	9,5	2,8	9,5	6,2	1,2
Grappes de raisin (résidus de vin) (enveloppe et rafle)	—	—	50,0	—	—	7,3	—	—	3,0	—	—	—	—	—	—	—
Les graines des mêmes	—	—	61,0	—	—	9,1	—	—	9,9	—	—	—	—	—	—	—
Caroubes	85,9	87,4	86,5	5,9	7,7	6,8	0,96	1.1	1,0	70,4	71,5	70,9	3,9	7,1	5,5	2,3
Pulpe de pommes de terre	—	—	5,0	0,93	1,6	1,0	0,1	0,18	0,15	2,6	4,6	2,8	0,5	0,9	0,6	0,5
Pulpe de seigle	7,9	12,3	10,3	1,91	2,1	2,0	0,3	0,9	0,6	3,87	7,0	5,6	1,3	1,6	1,5	0,6
Pulpe de maïs	7,8	11,0	9,4	1,9	2,0	2,0	0,8	1,2	1,0	3,8	6,0	4,9	0,6	1,3	1,0	0.5
Pulpe de betteraves	—	—	9,0	—	—	0,9	—	—	0,1	—	—	6,2	—	—	1,2	0,6
Pulpe de mélasses	6,4	9,8	8,0	1,2	3,0	1,7	—	—	—	2,7	5,8	4,6	—	—	—	1,7
Ligneux de pommes de terre (résidus de la fabrication de la fécule)	10,6	17,6	15,0	0,6	1,1	0,8	0,07	0,1	0,9	6,5	15,0	10,7	1,3	3,2	2,3	0,3
Résidus de la fabrication de l'amidon	26,0	32,5	27,9	6,1	6,6	6,3	2,5	2,6	2,56	13,1	18,0	15,5	2,7	3,0	2,8	0,7
Mélasse de betteraves	75,5	89,2	81,4	4,0	10,5	7,8	—	—	—	58,6	66,8	62,8	—	—	—	10,8
Pulpe de betteraves pressées	23,0	35,5	29,7	1,0	3,0	1,9	0,1	0,7	0,2	8,3	19,5	18,5	4,1	8,6	6,3	3,0
Résidus centrifuges de la betterave	15,0	18,0	16,0	0,8	1,0	0,9	—	—	0,1	4,3	12,4	10,7	2,6	3,9	3,1	1,
Résidus de diffusion au sortir du diffuseur	5,0	9,2	7,9	0,4	0,7	0,6	0,05	0,1	0,08	4,2	5,1	4,8	1,2	1,7	1,5	0,9
Les mêmes un peu pressés	9,8	13.8	12.1	0,76	1,3	0,9	0,05	0,16	0,09	5,6	6,9	6.1	1,6	3,1	2,3	2,7
Les mêmes au sortir des silos	—	—	9,8	—	—	0,6	—	—	0,05	—	—	5,2	—	—	2,2	1,7
Lait de vache frais	10,0	14,9	13,0	2,4	6,8	4,0	2,2	5,9	3,6	2,9	8,3	4,7	—	—	—	0,7
Lait écrémé	9,7	11,5	10,2	2,5	4,9	3,2	0,6	1,4	0,9	4,8	6,1	5,3	—	—	—	0,8
Crème	30.2	41,4	36,0	—	—	4,2	16,9	34,7	29,0	2,1	2,6	2,4	—	—	—	2,5
Lait concentré	—	—	78,5	—	—	10,2	—	—	12,9	—	—	52,9	—	—	—	2,5
Lait de beurre	9,2	10,3	9,9	2,5	3,8	3,0	0,2	1,5	1,0	5,0	6,0	5,3	—	—	—	0,6
Petit-lait	5,4	8,6	7,0	0,5	0,8	0,65	0,5	1,0	0,7	4,0	6,1	5,0	—	—	—	0,6

TABLE DES MATIÈRES.

Clichy. — Imprimerie Paul Dupont et Cⁱᵉ, rue du Bac-d'Asnières, 12.

EXTRAIT

DU CATALOGUE AGRICOLE

DE LA

LIBRAIRIE G. MASSON

A PARIS

17, PLACE DE L'ÉCOLE DE MÉDECINE

JOURNAL

DE

L'AGRICULTURE

DE LA FERME ET DES MAISONS DE CAMPAGNE

ET

DE L'HORTICULTURE

Fondé et dirigé

PAR J.-A. BARRAL

SECRÉTAIRE PERPÉTUEL DE LA SOCIÉTÉ CENTRALE D'AGRICULTURE DE FRANCE

Le *Journal de l'Agriculture* est reçu régulièrement le samedi de chaque semaine dans toute la France. Il renferme dans chacun de ses numéros une chronique agricole rédigée par M. Barral; c'est la seule faisant connaître et discutant tous les intérêts du pays envisagés au point de vue de l'agriculture. Chaque numéro contient aussi une revue commerciale très-détaillée, avec les prix courants de toutes les denrées agricoles; c'est la seule qui soit faite dans ces conditions, et qui rende compte en même temps le samedi des cours de la halle de Paris et de tous les grands marchés agricoles de l'Europe.

Le *Journal de l'Agriculture* renferme, en outre, régulièrement le compte rendu des séances de la Société centrale d'agriculture de France, de la Société des agriculteurs et de toutes les grandes associations agricoles, ainsi que des concours de quelque importance. Il contient enfin des articles de fond sur toutes les questions de pratique et de théorie agricoles, avec de nombreuses figures et planches noires ou coloriées à l'appui.

Ce journal, rédigé par M. Barral, secrétaire perpétuel de la Société centrale d'agriculture de France, est celui qui compte le plus grand nombre de collaborateurs en France et à l'étranger. Il appartient d'ailleurs à une société composée de plus de huit cents propriétaires ou agriculteurs. A ce point de vue, il offre par conséquent les meilleures garanties d'informations et d'influence.

Le JOURNAL DE L'AGRICULTURE paraît tous les SAMEDIS en un numéro de 52 pages. Il forme par trimestre un volume de 500 à 600 pages, avec de nombreuses planches et gravures.

PRIX D'ABONNEMENT

Un an, 20 fr. — 6 mois, 11 fr. — 3 mois, 6 fr. — Un numéro, 50 centimes
Pour l'Étranger, le port en sus.

LES ABONNEMENTS PARTENT DU COMMENCEMENT DE CHAQUE TRIMESTRE

LE

LIVRE DE LA FERME

ET

DES MAISONS DE CAMPAGNE

Publié sous la direction de M. P. JOIGNEAUX

2 volumes grand in-8°, chacun d'environ 1,000 pages, imprimés sur deux
colonnes, avec figures dans le texte.

NOUVELLE ÉDITION

PRIX : 32 FRANCS.

Le titre de cette publication indique clairement le but
des éditeurs qui l'ont entreprise, et donne en quelque
sorte la mesure du vaste cadre qu'ils se sont proposé
de remplir. Le *Livre de la Ferme et des Maisons de
campagne* est à lui seul toute une bibliothèque rurale,
où les connaissances les plus variées et les plus indispensables sont exposées par des écrivains spéciaux et
rattachées entre elles par un lien commun. On peut
dire ici que les épis font la gerbe, ce qui n'est pas le
moindre mérite de la publication.

Les hommes de la grande et de la petite culture y
puiseront des renseignements précieux ; les éleveurs de
nos diverses contrées y trouveront des bases solides
pour leur importante industrie. Les instruments agricoles qui ont subi le sévère contrôle de l'expérience y sont
représentés. Nos ménagères y verront comment il faut
s'y prendre pour peupler et entretenir la basse-cour, la
volière, la pièce d'eau qui complètent et animent si heureusement la maison de campagne. Elles s'intéresseront
certainement aussi à l'éducation des vers à soie, à celle
des abeilles, à l'étude des animaux et insectes utiles ou
nuisibles qui, tant de fois, ont déjà fixé leur attention et
qui éveillent leur inquiétude plus souvent qu'ils ne char-
ment leurs loisirs.

Le *Livre de la Ferme* contient des leçons précises, données dans les meilleurs termes et par nos plus habiles horticulteurs, sur l'établissement d'une pépinière, la culture des meilleurs fruits de table, la conduite d'une treille et la culture d'un potager complet. Le parterre, qui réjouit l'œil, qui embaume, qui répond à des besoins qu'on ne satisfait jamais entièrement, n'a pas été oublié non plus, on le pense bien, et nous nous empressons d'ajouter que les arbustes d'ornement ont été, comme les fleurs, l'objet d'un travail spécial.

De savants propriétaires, dont les noms font autorité en viticulture, nous ont confié leurs longues observations et nous ont dit par quels soins ils ont su élever si haut les produits et la renommée de leurs vignobles dans la Bourgogne, dans le Médoc, dans le Midi et sur divers autres points.

Enfin, à la campagne, où plus qu'ailleurs il faut savoir se suffire bien souvent et compter le moins possible sur l'aide d'autrui, on nous saura gré d'avoir placé dans le *Livre de la Ferme* un chapitre spécial sur les plantes officinales, et avec cela quelques notions d'hygiène et de comptabilité.

Nous avons fait, en outre, une part très-convenable aux exercices d'utilité et d'agrément, en réunissant des détails pratiques et exacts sur la chasse et la pêche, ces passe-temps du village.

Le nom de M. P. Joigneaux et la réputation fondée des collaborateurs qui ont bien voulu lui prêter leur concours expliquent le bon accueil fait au *Livre de la Ferme*, qui s'est placé en tête des publications agricoles de notre temps.

De leur côté, les éditeurs ont fait tous les sacrifices possibles pour mettre l'exécution matérielle de l'œuvre au niveau de la rédaction. Les gravures surtout, nombreuses et dessinées d'après nature, seront jugées dignes à tous égards de cette belle publication, à laquelle elles impriment un cachet de luxe en même temps que de haute utilité.

Hygiène des animaux domestiques agricoles,
par André SANSON. 1 volume in-8°. — Prix. .   4 fr.

Dans cet ouvrage, écrit spécialement pour les agriculteurs, l'habile zootechniste examine successivement les conditions les plus propres, d'après l'expérience expliquée par la science, à loger, nourrir, faire travailler et reproduire de la façon la plus convenable les animaux des espèces équines, bovines, ovines et porcines, afin de tirer le parti le plus lucratif de leurs produits.

C'est le manuel le plus indispensable de l'éleveur comme du plus modeste cultivateur.

ON VEND EN OUTRE SÉPARÉMENT

Espèces équines (chevaux, ânes et mulets) *franco*   2 fr.
Espèces bovines. . . . .   2 fr.
Chèvres et Moutons, et Espèces porcines. .   1 fr. 50

Traité de la détermination des terres arables dans le laboratoire, par M. DE GASPARIN. 1 vol.
in-18. . . . .   2 fr. 50

Traité de l'alimentation des bêtes bovines, d'après les données de la science et de la pratique, par le Dr JULIUS KUHN, traduit de l'allemand sur la 5e édition, par M. ROBLIN. 1 vol. petit
in-8°, avec figures dans le texte. . . . .   5 fr.

Traité élémentaire d'agriculture, par MM. GIRARDIN et DU BREUIL, 2e édition. 2 volumes in-18 avec
955 figures dans le texte. Prix. . . . . .   16 fr.

L'agriculture du nord de la France, par J.-A.
BARRAL, secrétaire perpétuel de la Société centrale d'agriculture de France, directeur du *Journal de l'Agriculture*.

Tome I.—La ferme de Masny, exploitée par M. Fiévet, lauréat de la prime d'honneur du département du Nord en 1863. — 1 beau volume grand in-8°, orné de nombreuses figures dons le texte et de 6 planches noires et coloriées hors texte. — Prix. . . 12 fr.

Tome II. — Les fermes de Rexpoëde, Kilem et Armboust-Cappel, appartenant à M. Vandercolme ; l'agriculture dans les environs de Dunkerque et la mise en culture des moëres françaises et belges (lacs desséchés).—1 vol. in-8° de 538 pages, orné de 21 planches hors texte, noires ou coloriées, et de 50 gravures noires intercalées dans le texte. — Prix 15 fr. Ces deux tomes ensemble . . . . 25 fr.

De la création des prairies irriguées, principes économiques et techniques, suivis d'un appendice sur le drainage et l'irrigation par le drainage, par le professeur Dunckelberg, de Wiesbaden. Traduit de l'allemand par M. Cochard. 1 vol. grand in-8°, avec figures dans le texte et cartes coloriées. . . 5 fr.

Leçons de chimie agricole, études sur l'atmosphère, le sol et les engrais, de M. Adolphe Bobierre, directeur et professeur de chimie de l'École supérieure des sciences et des lettres de Nantes, directeur du laboratoire de chimie agricole de la Loire-Inférieure, membre correspondant de la Société centrale d'agriculture de France, de l'Académie des sciences de Madrid, etc. Avec une introduction par M. Jules Rieffel, directeur de l'École d'agriculture de Grand-Jouan. Deuxième édition entièrement refondue et augmentée de notions sur l'analyse des matières fertilisantes.

Cet ouvrage, imprimé dans le format in-8°, comprend plus de 600 pages. Il est enrichi de nombreuses gravures et d'une carte géologique de la France, contenant l'indication des divers gisements intéressants pour l'agriculture. Il est divisé en 22 leçons. Les quatre premières sont consacrées à l'*air* et à l'*eau;* les quatre suivantes traitent plus spécialement du *sol.* Dans les autres, sont examinées toutes les questions concernant les *engrais* et l'analyse des matières fertilisantes.

Prix . . . . 6 fr.

Simples notions sur l'achat et l'emploi des engrais commerciaux, par M. BOBIERRE, directeur de l'École préparatoire de Nantes. 1 vol. petit in-18, avec deux planches en couleur et figures dans le texte. . . . . 2 fr.

Des fumiers et autres engrais commerciaux, par M. GIRARDIN, recteur de l'académie de Clermont. 7ᵉ édition, revue, corrigée et augmentée (*sous presse*).

Les engrais chimiques, au point de vue des intérêts agricoles. — Réponse aux Conférences de Vincennes. — Examen des résultats obtenus par M. ROHART, chimiste-manufacturier. 1 vol. in-18. 3 fr.

Trilogie agricole. — Force et faiblesse de l'agriculture française. — Services rendus par la chimie à l'agriculture. — Les engrais chimiques et le fumier de ferme, par M. J.-A. BARRAL. 1 vol. in-18. 3 fr. 50

Traité des graines, de la grande et de la petite culture, par M. P. JOIGNEAUX. 1 vol. in-18, avec figures . . . . 3 fr.

Lettres sur la vie rurale, par M. Victor DE TRACY, 2ᵉ édition. 1 vol. in-18 . . . . 1 fr.

Ampélographie française, ou traité de la vigne, comprenant la statistique, la description des meilleurs cépages, l'analyse chimique du sol et les procédés de culture et de vinification des principaux vignobles de la France, par Victor RENDU, inspecteur général de l'agriculture. 1 vol. de texte in-folio et un atlas de 70 planches magnifiquement coloriées. 200 fr.
— *Le même ouvrage*, le texte seul. 1 beau volume grand in-8°, avec une carte. . . . . 6 fr.

Le Verger, publication périodique d'arboriculture et de pomologie, dirigé par M. MAS et paraissant depuis janvier 1865.

LE VERGER publie mensuellement une livraison de 16 pages de texte, contenant la description et la culture de huit variétés et la représentation de chacune d'elles par la chromolithographie.
Prix de l'abonnement annuel . . . . 25 fr.
Chacune des années complètes . . . . 25 fr.

Pomologie générale. Suite de la publication *Le Verger*. Tome I. Poires. 1 vol. grand in-8° avec 48 planches. Prix . . . . 12 fr.
La *Pomologie générale*, par M. Mas, formera quinze volumes in-8°, qui traiteront de toutes les espèces de fruit.

Arbres et arbrisseaux à fruits de table, par M. A. DU BREUIL. 6e édition du Cours d'arboriculture. 1 volume in-18, avec 513 figures intercalées dans le texte et planches gravées . . . . . 8 fr.

Arbres et arbrisseaux d'ornement, plantations de lignes d'ornement. Parcs et jardins, par M. A. DU BREUIL. 6e édition du Cours d'arboriculture. 1 vol. in-18, avec tableaux, plans et 196 figures, représentant les principales espèces. . . . . 6 fr.

Instruction élémentaire sur la conduite des arbres fruitiers. Greffe, — taille, — restauration des arbres mal taillés ou épuisés par la vieillesse. — Culture, — récolte et conservation des fruits, par M. A. Du Breuil. 8ᵉ édition. 1 vol. in-18, avec 191 figures. . . . . 2 fr. 50

Culture du chasselas à Thomery, par Rose-Charmeux, 1 vol. in-18 avec 41 figures. . . 2 fr.

Culture des poiriers, comprenant la plantation, la taille, la mise à fruit et la description des cent meilleures poires, par M. Ch. Baltet, horticulteur à Troyes. 4ᵉ édition. In-18, avec figures. . . 1 fr.

Les fruits à cultiver, leur description, leur culture, par M. F.-J. Jamin, horticulteur à Bourg-la-Reine. 1 vol. in-18. . . . . 1 fr. 50

L'art de greffer. par M. Ch. Baltet. 1 vol. grand in-18, avec 113 figures dans le texte. . . . . 3 fr.

Histoire et culture des orangers, par A. Risso et A. Poiteau. Nouvelle édition, entièrement revue et augmentée d'un chapitre nouveau sur la culture dans le midi de l'Europe et en Algérie, par M. A. Du Breuil. Ouvrage orné de 110 planches gravées, tirées en couleur et retouchées au pinceau, et de 30 figures dans le texte. — Un beau volume grand in-4° cartonné à l'anglaise avec écusson doré. 130 fr.

Atlas des champignons comestibles et vénéneux, représentant les cent espèces ou variétés les plus répandues, avec un texte explicatif contenant la description détaillée des cent espèces, l'indication des lieux où elles croissent, leurs qualités alimentaires ou nuisibles, par J. Roques. Extrait de la 2ᵉ édition. 1 atlas grand in-4° de 24 planches coloriées. 15 fr.

Les veillées de la ferme du Tourne-Bride, ou entretiens sur l'agriculture, l'exploitation des produits agricoles et l'arboriculture, par J. DE VARENNES (P. JOIGNEAUX). 2ᵉ édition. 1 vol. in-12, avec figures dans le texte . . . . 1 fr.

Conseils à la jeune fermière, par P. JOIGNEAUX. 2ᵉ édition. 1 vol. grand in-18, avec figures dans le texte . . . . 1 fr.

Catéchisme de l'agriculture, par MM. BAUDRY et JOURDIER. 2ᵉ édition revue et corrigée. 1 vol. in-18, avec 89 figures. . . . . 1 fr.

Traité de pisciculture pratique, ou des procédés de multiplication et d'incubation naturelle ou artificielle des poissons d'eau douce, par M. KOLTZ. 3ᵉ édition. 1 vol. in-18, avec de nombreuses figures. 2 fr. 50

Almanach de l'agriculture, publié chaque année par J.-A. BARRAL, secrétaire perpétuel de la Société centrale d'agriculture de France avec le concours des principaux collaborateurs du *Journal de l'Agriculture.*

Années 1867 — 1868 — 1869 — 1870 — (1871 et 1872). Prix de chaque année, 50 cent. Franco par la poste, 65 c.